AF603532

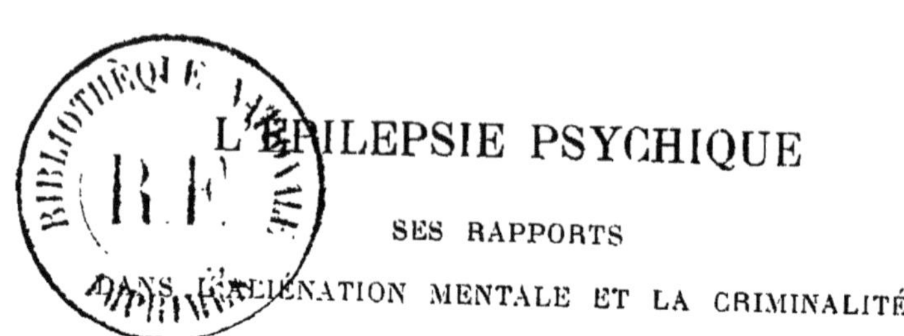

# L'ÉPILEPSIE PSYCHIQUE

SES RAPPORTS

DANS L'ALIÉNATION MENTALE ET LA CRIMINALITÉ

# DU MÊME AUTEUR

LES ANOMALIES DES URETÈRES. UN CAS NOUVEAU D'URETÈRE DOUBLE. — In *Nouveau Montpellier Médical*; 1894.

DE LA CATARACTE NOIRE. Revue générale. — *Nouv. Montpellier médical*, 1896.

ULCÈRE PERFORANT DE LA CLOISON NASALE. — *Nouv. Montpellier médical*, 1896.

FRACTURES DU STERNUM AU POINT DE VUE MÉDICO-LÉGAL (En collaboration avec M. le professeur *Sarda*). — *Nouveau Montpellier médical*, 1897.

CONSIDÉRATIONS MÉDICO-LÉGALES SUR LES PLAIES PÉNÉTRANTES DE POITRINE PAR ARMES A FEU (En collaboration avec M. le professeur *Sarda*). — *Nouveau Montpellier médical*, supplément bimensuel, n° 45, 1897, t. IV.

SUR QUELQUES SUBSTANCES RÉPUTÉES ABORTIVES (Armoise. absinthe. 1re note). En collaboration avec M. le professeur *Sarda*. — *Nouveau Montpellier médical*, 1897.

FRACTURES DU CRANE AU POINT DE VUE MÉDICO-LÉGAL (En collaboration avec M. le professeur *Sarda*). — *Nouveau Montpellier médical*, 1897.

EMPLOI DE L'AIROL DANS L'OPHTALMIE DES NOUVEAU-NÉS.— *Presse médicale*, 1897, n° 76, et *Semaine médicale*, 1897, n° 47.

LAVEMENTS D'ANTIPYRINE DANS LE TRAITEMENT DE LA DYSENTERIE AIGUE. — *Nouveau Montpellier médical*, 1897, n° 42, et *Semaine médicale*, 1897, n° 50.

INJECTIONS DE SÉRUM ARTIFICIEL CHEZ LES TUBERCULEUX (En collaboration avec M. le professeur *Carrieu*). — Communication au IVe Congrès français de médecine.

TUBERCULOSE CUTANÉE A MANIFESTATIONS MULTIPLES ET VARIÉES (En collaboration avec M. le professeur-agrégé *Brousse*). — Communication au IVe Congrès français de médecine.

HÉMIPARAPLÉGIE D'ORIGINE SYPHILITIQUE (En collaboration avec M. le professeur-agrégé *Brousse*). — Communication au IVe Congrès français de médecine.

INÉDIT

PRINCIPES DE MÉCANIQUE ANIMALE, par le R. P. S. Haughton. Traduit de l'anglais. — Un vol. in-8°, 700 pages.

SOUS PRESSE

ÉPILEPSIE LARVÉE (Équivalents moteurs, sensitifs, viscéraux et sensoriels). — Ce volume est destiné à compléter notre étude de l'*Épilepsie larvée*.

ÉPILEPSIE LARVÉE ET ÉQUIVALENTS ÉPILEPTIQUES

---

# L'ÉPILEPSIE PSYCHIQUE

## SES RAPPORTS

## DANS L'ALIÉNATION MENTALE ET LA CRIMINALITÉ



PAR

LE Dr P. ARDIN-DELTEIL

PRÉPARATEUR DE MÉDECINE LÉGALE
ANCIEN INTERNE DES HOPITAUX DE MONTPELLIER
LAURÉAT DE LA FACULTÉ DE MÉDECINE

> Nous avons conquis, au Palais, une certaine place; nous pouvons maintenant déclarer qu'un individu est malade et nous faire écouter lorsque nous expliquons comment il a dû céder à certains entraînements. Si, tout d'un coup, nous faisons un bond dans l'inconnu, nous risquons de perdre, en un jour, le terrain que nous avons mis soixante ans à conquérir.
>
> (Brouardel. *Le Criminel*, IV.)

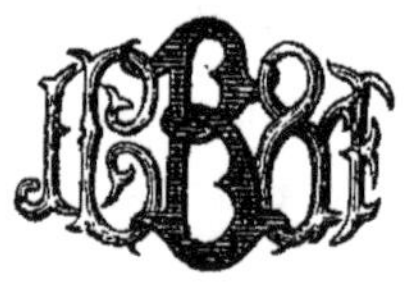

PARIS
LIBRAIRIE J.-B. BAILLIÈRE ET FILS
RUE HAUTEFEUILLE, 19, PRÈS DU BOULEVARD SAINT-GERMAIN

1898

MONTPELLIER. — IMPRIMERIE GUSTAVE FIRMIN ET MONTANE

# PRÉFACE

Les matériaux concernant l'épilepsie larvée sont innombrables, comme en témoigne la bibliographie que nous avons pu amasser. Il s'est fait, dans ces dernières années, en faveur de cette question, un mouvement scientifique très important, dont le signal a été donné en France par Morel et la phalange des brillants aliénistes ses contemporains, et dont l'écho s'est puissamment répercuté à l'étranger, où l'École italienne notamment a contribué dans une large part à lever bien des doutes, à faire cesser bien des obscurités.

Nous avions entrepris tout d'abord de réunir et de coordonner tant d'éléments disséminés. Mais force nous a été de laisser momentanément de côté les chapitres ayant trait aux *équivalents moteurs, sensitifs, viscéraux et sensoriels de l'épilepsie,* chapitres cependant terminés et qui seront ultérieurement publiés, pour compléter notre travail et lui conserver son unité en partie détruite par des circonstances toutes matérielles.

Nos efforts se sont concentrés sur l'étude de l'*épilepsie psychique,* qui confine d'une part à la criminalité, de l'autre à l'aliénation mentale et dont l'importance sociale, dont l'intérêt médico-légal ne le cèdent en rien aux problèmes les plus élevés de la métaphysique ou de la sociologie contemporaine.

S'il est, en effet, un homme fatal, justifiant pleinement les théories déterministes, c'est sans contredit l'épileptique. Dans maintes circonstances, ce pauvre malade, transformé en fou intermittent, est condamné par le mal à se porter aux actes les plus répréhensibles, aux violences les plus terribles, et à les répéter périodiquement. S'il est un homme dont les actions sont écrites à l'avance dans le livre du destin, c'est assurément ce malheureux, voué à commettre toujours les mêmes crimes, les mêmes délits. Son échine se courbe sous le pesant fardeau de l'ἄναγχὴ, qu'une injustice de la nature le convia seul à porter. Tandis que le reste de l'humanité continue à jouir du privilège de la libre détermination de ses actes, seul, le pauvre névrosé cesse de s'appartenir, sans cesser pour cela de vivre et d'agir.

Avec une sublime horreur, les grands tragiques grecs ont dépeint les angoisses torturantes de l'être humain livré à la fatalité, écrasé sous le poids du destin, expiant des forfaits dont l'accomplissement avait été tracé à l'avance dans le livre de sa vie. A quelque moderne tenté de renouveler l'antique fiction, les éléments ne manqueraient pas d'une tragédie non moins triste et non moins émouvante, puisés, non plus dans le domaine de la fable, mais, hélas ! dans celui de la désespérante réalité. Les situations qu'il pourrait nous dépeindre égaleraient les plus poignants des chefs-d'œuvre de l'antiquité ; mais, plus que celles-ci, elles seraient aptes à ouvrir nos cœurs à une trop juste pitié.

Les héros d'Eschyle et de Sophocle, au milieu de la plus terrassante adversité, sous les coups les plus terribles du destin, conservent encore intacte leur personnalité ; ils peuvent tendre toutes leurs énergies dans un effort surhumain pour rejeter le poids qui les anéantit ; ils ont un dérivatif dans la réaction, et trouvent dans une lutte inégale des forces sans cesse renouvelées ; dans leur virile révolte, ils s'insurgent contre la fatalité, s'exaspèrent dans de superbes imprécations, proclamant à grands cris la liberté humaine sur les ruines de la leur ! Mais ils sont et ils restent des hommes, et comme tels, méritent notre admiration plus encore que notre pitié.

Le pauvre malade offert au talent du peintre moderne, lui, ne pourrait que susciter une immense pitié. Incarnation vivante de l'être fatal, il se dresse dans une rouge vision, l'arme rivée au poing par le mal, semant autour de lui le meurtre et la désolation, dans un insatiable besoin d'éteindre sa fureur dans le sang. Cependant, cet être terrible n'est que le spectre de lui-même ; ce n'est plus un homme : c'est l'instrument docile du mal, un automate, presque une chose. Sa volonté n'existe plus ; elle a sombré avec son libre arbitre, avec les plus grandioses manifestations de sa conscience, sous un vent de tempête déchaîné par la névrose !

Faute d'avoir connu plus tôt les altérations de la conscience inhérentes à cette maladie, on a laissé pendant des siècles, et on laisse trop souvent encore de nos jours, le bras vengeur de la Justice s'appesantir sur ces malheureux, dont tout cependant démontre l'irresponsabilité, sinon l'innocence, dont tout le crime est d'être malades. Longtemps on s'est laissé prendre à des dehors trompeurs simulant la conscience ; l'on n'a pas su reconnaître que l'on se trouvait en présence d'êtres au moi estropié. Et on leur a laissé porter tout le poids de châtiments injustes.

Avec juste raison, Royer-Collard affirmait « qu'il est dès cas où la volonté cesse d'être libre sans cesser d'être active ». C'est là ce qui caractérise l'atteinte au mens de l'épileptique, bien plus que les modifications de la conscience ; c'est là ce qu'il ne faut jamais oublier. Aussi nous sommes-nous attaché à l'analyse de ces altérations, pour essayer de faire une étude psycho-pathologique aussi exacte que possible, des formes psychiques de l'épilepsie.

Dans une première partie de notre travail, après un rapide

historique, nous fixons les limites exactes que l'on doit assigner à l'épilepsie larvée.

La deuxième partie est consacrée à l'étude des équivalents psychiques de l'épilepsie. Nous nous sommes spécialement arrêté sur les formes de la névrose donnant lieu à des actes criminels, et nous avons tenté de dégager les caractères généraux de ces actes.

La pathogénie de pareils accidents nous a paru intéressante à esquisser, et nous avons essayé d'y introduire quelques considérations originales.

Dans une troisième partie, nous étudions le diagnostic et la médecine légale de l'épilepsie larvée à type psychique.

Le diagnostic nous a longuement arrêté, à cause des nombreuses difficultés qu'il présente. Nous avons essayé de les résoudre en démontrant la valeur d'une méthode nouvelle qui a apporté des éléments de différenciation précieux, méthode suggérée par les nombreux travaux contemporains sur les modifications imprimées par la névrose aux échanges et aux divers milieux organiques des comitiaux.

---

# ÉPILEPSIE LARVÉE

## (ÉQUIVALENTS PSYCHIQUES)

---

## PREMIÈRE PARTIE

### HISTORIQUE. — GÉNÉRALITÉS

---

## CHAPITRE PREMIER

### HISTORIQUE

*Avant Morel.*— Bien avant l'œuvre d'éclaircissement accomplie dans la question de l'épilepsie larvée par ce savant aliéniste, l'attention des observateurs avait déjà été attirée par certains faits bizarres, par des balancements qui semblaient s'établir entre quelques affections et l'épilepsie, par quelques substitutions qui leur avaient frappé l'esprit. De ces premières observations, les unes sont rudimentaires, très grossières, les autres témoignent d'une grande finesse d'investigation et de déduction, et prouvent que si l'épilepsie larvée n'était pas encore baptisée, son existence était déjà plus que soupçonnée.

Hippocrate, puisque tout historique qui se respecte doit faire intervenir le Père de la médecine, avait attribué à la fièvre intermittente le pouvoir de juger l'épilepsie, ce qui lui avait fait dire : « *Quartana epilepsiæ vindex* ». Cette antique observation n'était pas d'ailleurs restée isolée, puisque Frank (1821), Georget (1831), Sauvages et Bartholin devaient plus tard faire la même remarque, puisque Falret lui-même, au dire de Billod, constatait des accès d'épilepsie alternant avec des accès de fièvre intermittente, « de manière à constituer de véritables accès sans convulsions ni perte de connaissance ». Schultze (1846) faisait les mêmes constatations concernant la fièvre intermittente, remplacée d'abord par une esquinancie périodique, puis par l'épilepsie.

Mais, bien avant ces dernières, des observations plus délicates avaient déjà été faites. Dans son *Traité de l'épilepsie* (1742), Brescon dit « qu'il y a des auteurs qui ont vu des épileptiques qui restaient debout, d'autres qui couraient. Et Müller même en aurait vu un danser en rond et déchirer dans son paroxysme ses habits et sa chemise ». On voit même Renaudin, à propos d'une observation où le mal caduc, suspendu pendant la suppuration causée par une blessure, reparaissait avec la cicatrisation sous forme de trouble mental annonçant de prochaines crises, comprendre et analyser ce trouble mental par lequel se traduisait le génie épileptique. « Aussi considérait-il ce trouble mental comme une convulsion interne, se substituant à la convulsion enrayée au moment de naître, et il recommande cette circonstance comme une chose à laquelle on doit penser dans les expertises médico-légales ». Toute la théorie de l'épilepsie larvée est dans ces quelques mots, le nom seul y manque. Renaudin, par cette finesse d'analyse, par son flair de clinicien, se montre donc le véritable précurseur de Morel.

En 1838, Esquirol décrivait magistralement la fureur des épileptiques.

En 1843, Billod, dans un article sur l'épilepsie publié dans les *Annales médico-psychologiques*, rapportait un certain nombre de faits qui sont des exemples typiques d'épilepsie larvée. Nous lui en avons emprunté quelques-uns ; que l'on retrouvera dans le courant de cet ouvrage.

En 1845, Piorry publiait la première observation d'épilepsie purement sensitive, caractérisée par des fourmillements parcourant le bras et la main, avec obscurcissement du souvenir.

En 1850, Billod, dans un travail sur la paralysie générale, se demandait quels étaient les rapports existant entre l'attaque d'épilepsie et les accès de fureur. « Les accès d'épilepsie et de fureur ne seraient-ils pas deux formes d'accès du même mal, deux effets différents de la même cause, au lieu d'être unis entre eux par une relation de cause à effet ? » On le voit, ce sont là plus que des soupçons. C'est le problème nettement posé, attendant sa solution de l'avenir.

Trois ans plus tard, en 1853, quelques faits importants se groupent à côté les uns des autres. Herpin, dans son traité sur les « *Accès incomplets* », rattache à l'épilepsie certains troubles moteurs et sensitifs qui en étaient distraits jusque-là. « Ces accès consistent en crampes d'un membre, en convulsions partielles, en spasmes viscéraux, en commotions ». — Bouchet et Cazauvieilh pensaient que « l'épilepsie est le symptôme d'une congestion du cerveau pouvant s'exprimer sous toute autre forme phénoménale ». Les mêmes auteurs signalaient une femme dont le haut mal avait été précédé d'attaques hystériques mélangées d'aliénation. — Vepfer citait un cas semblable. Bonnet rapportait l'observation d'une malade qui, antérieurement à son affection épileptique, avait éprouvé de nombreux paroxysmes de catalepsie. — Tissot soignait une dame qui, atteinte subitement, à la suite d'une frayeur, d'extinction de voix et de délire, vit son trouble mental remplacé par des accès d'épilepsie.

L'année suivante, en 1854, Delasiauve faisait paraître son *Traite de l'épilepsie*, où il citait çà et là des cas ayant beaucoup d'analogie avec l'épilepsie larvée. Il mentionnait des attaques alternant avec des paroxysmes bizarres, de diverse nature ; dans d'autres observations, il voyait le trouble mental survenir à si grande distance des accès qu'il se demandait si ce trouble en était bien la conséquence.

A la même époque, Cavalier (1854), se basant sur des absences, des vertiges, remontait à la cause de certains troubles psychiques, prévenant ainsi le désideratum ultérieument exprimé par Falret (1860), à savoir que, au lieu de conclure de l'épilepsie au délire, il fallait, au contraire, chercher à remonter du délire à l'épilepsie.

En 1859, dans son livre *Aliénés et enquêtes médico-légales*, Dumesnil rapportait « qu'il avait traité beaucoup de malades qui n'avaient des crises qu'à de longues distances, et qui, après une attaque, éprouvaient un irrésistible besoin de blesser quelqu'un, de voler, d'incendier, etc., puis bientôt tout rentrait dans l'ordre ». Il mettait en garde contre ces troubles psychiques soudains qui embarrassent beaucoup le médecin légiste, surtout lorsqu'ils existent seuls, comme cela arrive quelquefois.

Enfin, peu de temps avant la publication du mémoire de Morel, Trousseau (1868), après avoir produit sa thèse de la *Congestion apoplectiforme*, qui souleva de si violentes discussions à l'Académie de Médecine, donnait sa description du petit mal, qui est à bon droit restée classique et a fait faire un grand pas à la connaissance des formes anormales de l'épilepsie. Ainsi, Trousseau, avec son grand sens clinique, avec son coup-d'œil clairvoyant, avait nettement posé, à côté de l'épilepsie convulsive, l'épilepsie vertigineuse, l'absence, en un mot l'épilepsie sans convulsions. Il a vu ces formes anormales ; il les a étudiées d'abord chez des épileptiques francs, puis chez les malades présentant ces symptômes à l'exclusion de tout autre signe convulsif; et malgré ce, leur nature comitiale lui a paru si nette, s'est tellement imposée à son esprit, qu'il ne lui est même pas venu l'idée de créer un terme spécial, et qu'il les a faites entrer d'emblée dans un immense groupe, encore mal coordonné, qui n'était que l'épilepsie dépouillée de la convulsion. Il émet même l'hypothèse « que certains troubles cérébraux semblent quelquefois être la seule manifestation de l'épilepsie ».

Et, à partir de ce moment, tout le monde a repris, copié, recopié, répété les mêmes paroles empruntées à Trousseau. Pendant que les uns décrivaient ultérieurement certains troubles sous le nom d'épilepsie larvée, les autres, copiant servilement Trousseau, s'évertuaient à faire rentrer ces mêmes formes dans le cadre si commode et si élastique de l'absence et du vertige. Ce n'est pas à dire que toute l'épilepsie larvée se résume dans ces états. Loin de là ; il y a dans le vertige et l'absence de Trousseau des états épileptiques purs; mais, à côté de ceux-ci, il y en a un grand nombre qui sont des faits d'épilepsie larvée.

Trousseau poussait encore plus loin ses investigations et, touchant à tous les groupes nosologiques voisins du mal sacré, montrait les attaques nocturnes méconnues, les fausses angines de poitrine, les névralgies épileptiformes, et tâchait d'en démontrer la nature sacrée.

A la même époque, Semelaigne publiait un fait curieux relaté dans le *Journal de médecine mentale*, où, sans accès convulsifs, on avait observé un délire périodique qui, dès cette époque, était mis sur le compte de l'épilepsie.

Les esprits étaient préparés amplement, on le voit, à la révolution qu'allait opérer Morel. Cependant, tandis que les uns cherchaient à tâtons la vraie voie, sans parvenir à la trouver, les autres par leurs travaux, contribuaient à les égarer davantage, en rattachant à des groupes vésaniques connus des manifestations de nature comitiale. Pinel, Calmeil, Bouchet et Cazauvielh s'occupaient dans leurs ouvrages de la folie transitoire, de la folie intermittente, de la folie spontanée ; ces auteurs, comme Esquirol lorsqu'il traçait les grandes lignes de la manie homicide, étaient dans l'erreur ; ils maniaient à pleines mains l'épilepsie larvée sans s'en apercevoir. Plus tard, Falret prendra leurs observations comme des types d'épilepsie larvée.

*Depuis Morel.*— C'est à ce moment que Morel (1869), joignant à sa grande expérience personnelle l'appui de faits épars dans la science, formule et établit d'une façon magistrale sa théorie de l'*épilepsie larvée*. Dans son mémoire, il réunit treize observations et tous ses efforts se portent sur les troubles psychiques du mal comitial qui ne sont point en rapport avec un état convulsif antérieur. C'est lui qui, le premier, a décrit l'*épilepsie exclusivement psychique*.

L'éveil lui fut donné par une malade qui présentait des troubles psychiques purs à allures si spéciales, qu'il crut voir dans leur mode d'apparition et leur enchaînement, des indices formels d'épilepsie, qu'il résumait ainsi : « excitation périodique suivie de prostration et de stupeur ; irascibilité extrême, exaltation de la sensibilité ; impulsions violentes, subites et irrésistibles ; tendances à l'homicide et au suicide ; conceptions délirantes corrélatives à l'excitation cérébrale ; idée exagérée des forces, des richesses, de la beauté, de l'intelligence ; contraste des penchants érotiques et des entraînements religieux ; sensation d'une atmosphère lumineuse ; insomnie, cauchemars, rêves épouvantables et hallucinations terrifiantes ; obscurité graduelle du discernement et de la mémoire des faits accomplis dans les paroxysmes ; même physionomie délirante à chaque recrudescence ».

Et immédiatement il conçoit l'existence « d'une variété d'épilepsie qui ne se révèle pas par les vertiges et les convulsions proprement dites, mais bien au contraire par tous les autres symptômes qui accompagnent ou précèdent l'épilepsie ordinaire avec ictus et convulsions ». C'était la première définition de l'épilepsie larvée.

Ainsi, les analogies présentées par certaines formes vésaniques non associées avec les troubles mentaux consécutifs à l'épilepsie, que Falret (1860) avait magistralement étudiés sous le nom de folie épileptique, de grand mal et de petit mal intellectuel, avaient permis à Morel de dégager la réalité d'une épilepsie exclusivement psychique ; c'est cette épilepsie psychique, c'est cette épilepsie larvée qui alimentait presque à elle seule depuis des années l'aliénation dite transitoire, qui faisait tous les frais des séduisantes théories de la monomanie homicide, de la folie instantanée et de l'aliénation périodique, rémittente, instinctive ou impulsive !

Et depuis ce jour, infatigable, il ne cesse d'accumuler les faits, dont il communique un grand nombre à la Société médico-psychologique, où ses collègues, tout en restant favorables à sa manière de voir, demandent cependant de nouvelles preuves, en présence des difficultés d'interprétation diagnostique créées par les formes psychiques pures.

En 1873, à l'instigation de MM. Berthier et Lasègue, une savante et féconde discussion s'engageait sur l'épilepsie larvée à la Société médico-psychologique. Dans ce tournoi scientifique Morel, Delasiauve, Falret, Baillarger, Lasègue, Brière de Boismont, Legrand du Saulle, Billod, Voisin, prirent tour à tour la parole, apportant des preuves nouvelles, limitant un enthousiasme exagéré en récusant des faits discutables, mais reconnaissant d'un accord unanime l'existence certaine et démontrée de l'épilepsie larvée.

C'est ce que Billod exprimait en disant :

« Du moment où l'on admet que le délire et la convulsion constituent deux expressions symptomatiques d'un même mal, ce qui a conduit M. Jules Falret à admettre un mal intellectuel qu'il distingue, comme le mal convulsif, en grand et petit mal ; et de même qu'il existe des cas d'épilepsie dans lesquels la maladie est indéfiniment caractérisée par des attaques du mal convulsif, on se demande pourquoi il n'en existerait pas dans lesquelles elle ne le serait pendant très longtemps, si ce n'est toujours, que par le mal intellectuel, c'est-à-dire par le délire ».

Et Legrand du Saulle pouvait s'écrier dans un élan dithyrambique :

« Le moment est venu de dresser l'acte mortuaire des hardiesses historiques et des excentricités sentimentales. Il importe de rompre ouvertement avec tout un groupe de prétendues aliénations, en quelque sorte insaisissables, et qui ne se prolongent pas au delà du temps nécessaire à la perpétration du crime... Les vésanies de circonstance disparaissent donc, les voilà qui ont disparu !... Les nuages d'une argumentation prévue font place à la saine observation de l'espèce. La théorie psychologique est morte, la clinique se lève.

» L'épilepsie larvée est une réalité clinique, et il faut désormais qu'elle soit une réalité médico-légale. Plus cette question sera creusée et plus elle conduira à des résultats frappants, vrais et certains. La discussion doit donc être appelée sur elle sans trève ni merci ».

Peu après la mort de Morel, Delasiauve résumait et critiquait dans un remarquable mémoire ce qui avait été dit sur ce sujet.

Et, dès lors, les travaux se précipitent, les matériaux s'accumulent, innombrables, non classés, difficiles à coordonner et à compulser. A une réserve extrême fait même suite un abandon excessif, sur lequel d'ailleurs on est rapidement revenu.

Legrand du Saulle publie son *Etude médico-légale sur les épileptiques ;* Magnan consacre à l'épilepsie une série de leçons désormais classiques, où il étudie la responsabilité criminelle des malades atteints des diverses formes de cette névrose; Tardieu étudie le même sujet. Brouardel, dans son étude sur le *Criminel*, leur réserve une place importante ; A. Voisin, Charcot, Joffroy, s'appliquent à relever les modalités innombrables sous lesquelles l'épilepsie peut se manifester ; Féré accorde une place importante aux paroxysmes psychiques dans son livre si complet sur *Les épilepsies et les épileptiques;* quelques thèses, assez incomplètes d'ailleurs, de Jannin, Aussoleil, Combret, paraissent sur le sujet qui nous occupe. Voilà pour la France.

A l'étranger, le mouvement n'est pas moins actif. Successivement Griesinger, Leidesdorf, Schrœder van der Kolck, Althaus Mosher, Kadar, Jancken, Westphal, publient d'importantes recherches sur la question. Samt, Krafft-Ebing s'appliquent à analyser les variations de la conscience chez les épileptiques larvés, créant les *états hypnagogiques,* et l'épilepsie avec conscience, ou épilepsie de Samt.

Gowers, Hamilton, Hammond, Jackson, Jacoby, venaient apporter chacun leur pierre à l'édifice ; Maudsley étudiait les *équivalents épileptiques*.

Enfin l'école italienne, grâce aux travaux de Lombroso, prenait une place prépondérante dans la psychiâtrie et dans l'histoire naturelle de la criminalité. Mais son chef avait le tort de trop généraliser et de contraindre à l'identité le fou moral, le criminel-né et l'épileptique, en se basant sur des données anthropométriques, biologiques et psychologiques. Autour de Lombroso se groupe une pléiade de chercheurs : Algeri, Tonnini, Roncoroni, Celotti, Tamburini, Bonfigli, en sont les étoiles de première grandeur. Ottolenghi se distingue parmi eux, avec ses *états crépusculaires*, qui ne sont autre chose que les états hypnagogiques subconscients de Krafft-Ebing, et son *second état épileptique* (secondo stato epilettico), qui est un état crépusculaire prolongé, avec conservation à peu près complète de la conscience et du souvenir.

Mais au milieu de ces innombrables travaux, souvent le doute surgissait, car on n'était jamais sûr, en se basant sur les seuls caractères cliniques des troubles observés, de pouvoir poser avec certitude un diagnostic. Aussi certains en étaient-ils venus à n'admettre comme épilepsie larvée, c'est-à-dire comme accidents de nature certainement comitiale, que les cas qui se trouvaient jugés par l'existence antérieure ou actuelle, ou l'apparition ultérieure d'accidents convulsifs caractéristiques ; les cas d'épilepsie larvée pure, qui restaient toujours purs de toute connexion avec les accidents convulsifs, étaient donc rejetés, à grand tort, par ces auteurs.

Au Congrès des aliénistes de Bordeaux, V. Parant, dans un rapport remarquable sur les *impulsions irrésistibles des épileptiques,* essayait bien de dégager un syndrome clinique capable de lever tous les doutes, et s'attachait à mentionner les éléments du diagnostic ; mais le doute restait permis.

Enfin, en 1890, M. le Professeur Mairet et son élève M. Vires démontraient l'existence d'un stigmate permanent de l'épilepsie, se rencontrant aussi bien au cours de l'épilepsie ordinaire que dans l'épilepsie larvée. Ce signe est capable de déceler chez un sujet donné l'existence d'une épilepsie latente, et doit être un auxiliaire précieux pour éclairer, le cas échéant, la nature véritable de certaines manifestations. Il donne donc une portion capitale de la solution du problème de l'épilepsie larvée ; ainsi que nous le verrons plus tard, l'on peut aisément démontrer, grâce à lui, qu'un individu est épileptique ; mais il ne peut nous servir pour prouver que tel ou tel acte a été commis sous l'influence de l'épilepsie. Malgré cette restriction, ce signe n'en a pas moins une grande importance.

Tel est, très bref, l'historique de l'épilepsie larvée. Les travaux des trois écoles : française, allemande et italienne, exigeraient de trop longs développements pour être passés en revue. On les retrouvera dans l'*Index bibliographique*, ainsi qu'au cours de ce travail.

---

# CHAPITRE II

## CONSIDÉRATIONS GÉNÉRALES

SOMMAIRE : I. L'affection larvée. — Nécessité d'un critérium. — Les critériums de l'épilepsie (critériums cliniques, critérium thérapeutique, critérium anatomique, critérium biologique) — II. Conceptions diverses de l'épilepsie larvée. — Epilepsie fruste. — Epilepsie larvée. — Equivalents épileptiques.

I. AFFECTION LARVÉE.— Une affection est dite *larvée* lorsqu'à son expression symptomatique habituelle, normale, typique, se substitue une expression symptomatique nouvelle, anormale, atypique, qui lui imprime des allures cliniques singulières, et la dissimule sous le masque d'une nouvelle affection pour la rendre méconnaissable. L'affection, dans ces cas, ne se ressemble plus, en effet, à elle-même, tant sa traduction phénoménale est métamorphosée ; et notre esprit, habitué à ne connaître la maladie que par ses manifestations extérieures sensibles, est porté, en présence de pareilles transformations, à mettre des étiquettes différentes sur des états si disparates en apparence ; en apparence seulement, car la maladie ne cesse, au fond, de rester la même, de conserver son unité. C'est à la recherche de cette unité de fond qu'il faut s'attacher, pour arriver à démontrer scientifiquement son existence, l'établir sur des preuves irrécusables et avoir le droit d'affirmer l'identité de nature d'états, que tout semble proclamer différents. Il n'y a rien d'étonnant d'ailleurs, et la clinique nous le montre tous les jours, à voir une même cause se traduire par des effets divers, lorsqu'elle agit sur des organismes essentiellement différents dans leurs tendances aussi bien que dans leurs modes de réaction. L'organisme ne joue pas un rôle purement passif à l'égard des causes extérieures ; la même cause ne produit pas chez tous les sujets les mêmes effets pathologiques ; la forme et l'évolution de la maladie restent l'œuvre exclusive du malade ; c'est la spontanéité morbide qui crée et permet ces traductions symptomatiques si multiples, ces manifestations si hétéromorphes d'un même mal sans en altérer pour cela l'essence.

Une névralgie, une fluxion sous forme de coryza, d'amygdalite, d'œdème, de diarrhée, d'arthralgie, d'épistaxis, une névrose (migraine, hoquet, toux spasmodique), ne peuvent-elles pas être l'expression d'une infection palustre? Et n'y aurait-il pas de quoi se laisser dérouter par l'étrangeté de pareilles manifestations si une certaine périodicité, un engorgement plus ou moins considérable de la rate, des antécédents paludéens, l'heureuse influence de la médication quinique, ne venaient lever tous les doutes, en l'absence des symptômes fondamentaux ?

Ne diagnostique-t-on pas tous les jours la goutte chez l'enfant atteint de gravelle, chez l'adolescent qui a des accès d'asthme, ou chez l'adulte sujet à des migraines ? Les manifestations articulaires qui constituent l'attaque de goutte aiguë ou chronique, sont l'expression la plus franche et la plus évidente de la diathèse goutteuse ; mais cette diathèse goutteuse peut se traduire également par d'autres manifestations, telles que : la migraine, l'asthme, la gravelle, les hémorrhoïdes, les éruptions eczémateuses. Ces diverses modalités, dit Dieulafoy, peuvent apparaître chez un individu qui n'a pas encore eu l'accès de goutte articulaire ; elles peuvent même rester à l'état de goutte larvée, sans aboutir jamais aux manifestations plus franches de la goutte articulaire. Habituellement, la goutte articulaire est précédée, de longue date, par quelques-unes des manifestations de la goutte larvée : adolescent, on a la migraine et les hémorrhoïdes ; adulte, on a l'asthme, la dyspepsie, la gravelle, l'eczéma ; plus tard, on a la goutte articulaire. Dans quelques cas, la goutte articulaire alterne avec des accès d'asthme ou des accès de colique néphrétique....

Nécessité d'un criterium des affections larvées. — Mais lorsqu'une affection est ainsi métamorphosée, au point d'être rendue méconnaissable, quel fil conducteur peut-on prendre pour retrouver sa nature véritable, son essence propre ? Il ne suffit pas de soupçonner cette nature, de la pressentir, de la dépister sous le masque emprunté par le mal ; il faut plus qu'une affirmation lancée, semble-t-il, au hasard : il faut une démonstration rigoureuse, une preuve certaine, un criterium infaillible, établissant un contrôle indéniable des faits. Certaines analogies, une certaine communauté d'allures, une marche identique, certaines particularités d'évolution, la connaissance de faits semblables, peuvent bien servir à établir un commencement de démonstration, avec quelques chances de probabilité.

Nous avons vu tout à l'heure le retour périodique de certaines manifestations, joint à un engorgement plus ou moins considérable de la rate, à un séjour ancien dans des pays marécageux, à des antécédents plus ou moins nettement paludéens, permettre de dépister le paludisme. Mais ce ne serait là qu'une affirmation sans valeur, si les effets de la médication quinique ne venaient jeter une éclatante clarté de certitude sur ce qui n'était d'abord que probabilités. A la lumière de ce critérium, grâce à cette pierre de touche révélatrice, la vérité éclate, s'impose ; la démonstration est évidente et certaine.

Ainsi nous apparaît la nécessité absolue d'un criterium, permettant d'établir la nature véritable, l'essence d'une maladie métamorphosée, larvée, comme on dit.

Ce que nous venons de dire sur le paludisme et la goutte, nous pourrions le généraliser et l'étendre à bien des maladies. Mais dans le cadre nosologique, il est certaines entités qui se prêtent plus volontiers à de telles transformations, à d'aussi profondes métamorphoses : j'ai nommé les névroses, dont le tableau, quoique fixé dans ses grandes lignes, ne s'en prête pas moins, avec une souplesse incroyable, aux changements les plus inattendus, aux variations les plus étranges, créant ainsi d'innombrables formes cliniques.

Criteriums de l'épilepsie. — Chacun est familiarisé avec les multiples manifestations de l'hystérie, dont les avatars ne se comptent plus cependant ; et dans le public, même non initié, on sait parfaitement décerner, souvent fort à propos, l'épithète d'hystérique à qui la mérite bien, et cela en dehors de toute convulsion caractéristique. Non moins protéiforme est l'épilepsie et tout aussi étendue est sa richesse de manifestations. Mais notre esprit n'est pas encore aussi bien adapté pour elle que pour ce qui concerne l'hystérie à la compréhension exacte de faits aussi singuliers. Il est inutile de parler du vulgaire ; même dans le milieu médical, des esprits rebelles à de telles conceptions ne se comptent plus. Quelle analogie peut-on trouver entre un simple vertige, que l'on peut mettre sur le compte de tant de causes différentes, et une convulsion classique ? Aucune, évidemment, pas plus qu'entre une scène insensée de carnage et la convulsion. C'est qu'en effet, le public, et beaucoup après lui, ne voient et ne veulent voir dans l'épilepsie que le haut mal, le mal caduc. L'imagination n'a été frappée que par l'horrible vision de l'homme foudroyé, terrassé, se tordant, les poings crispés, les membres raidis, la face grimaçante, l'écume aux lèvres, dans d'affreuses convulsions, au milieu d'un cercle de badauds qui satisfont leur curiosité malsaine.

1° *Criteriums cliniques.* — Le mot *épilepsie* entraîne dans l'esprit du public, et, il faut le dire, dans l'esprit d'un grand nombre de médecins, l'idée d'une maladie caractérisée par cet ensemble symptomatique qui constitue la grande attaque. Mais, dit Trousseau, cette grande attaque n'est qu'une des formes de l'épilepsie ; à côté de celle-ci, il en est d'autres qui se rencontrent plus communément peut-être, et qui, toutes différentes qu'elles paraissent être au premier abord, ont, entre elles, la plus grande analogie. Malgré leurs variétés, elles sont, en définitive, l'expression d'une seule et même maladie.»

Cette tendance à vouloir faire de la convulsion le fait typique de l'acte épileptique sera l'obstacle le plus difficile à renverser pour faire éclater au grand jour la nature nettement comitiale de troubles morbides classés par erreur à côté d'espèces nosologiques tout à fait différentes dans leur essence, et proclamer l'unité de fond de ces manifestations si multiples et si diverses. Si la convulsion est le fait qui frappe le plus l'imagination, elle n'est pas pour cela exclusivement caractéristique : les convulsions peuvent être, en effet, l'expression d'autres maladies, qui, si différentes qu'elles soient de celle que nous étudions, sont fréquemment confondues avec elle. Ainsi chez les femmes, les accès d'hystérie ressemblent quelquefois à s'y méprendre aux accès d'épilepsie ; et les personnes qui ont eu l'occasion d'observer un grand nombre d'hystériques savent combien chez quelques-unes la distinction est difficile à établir.

Bien plus, si l'on envisage dans leur expression la plus générale l'ensemble des manifestations reconnues aujourd'hui comme nettement comitiales, on arrive à cette conclusion que la convulsion, si importante aux yeux de certains, est loin d'être un phénomène épileptique constant; même si nous ne craignions de paraître paradoxal et de réveiller une explosion de protestations pareille à celle qui accueillit les premières tentatives de Trousseau dans la même voie, nous dirions que la convulsion est le symptôme le moins constant du mal sacré; l'acte convulsif n'est pas nécessaire à la manifestation paroxystique comitiale. Même chez l'épileptique avéré, dont l'existence est à tout moment troublée par l'apparition du paroxysme convulsif, ce n'est pas ce dernier qui est l'expression la plus fréquente de l'épilepsie: chez ces sujets, les vertiges répétés, les absences ne se comptent plus, sans parler des attaques pour ainsi dire avortées où avec un peu de sagacité, on finit par découvrir un phénomène convulsif si limité, si atténué, qu'il passe presque inaperçu: c'est un léger tremblement de la lèvre, avec ou sans traction de la commissure, c'est un strabisme temporaire, ou quelques contractions de l'orbiculaire des paupières.

La convulsion peut donc être effacée entièrement, et elle l'est bien plus souvent qu'on n'est porté à le croire, sans que les autres manifestations soient pour cela changées de nature, et sans que le sujet qui les présente cesse d'être malheureusement un épileptique. Aussi, Berlureaux a-t-il raison quand, dans son article du *Dictionnaire encyclopédique*, il distingue deux variétés d'épilepsie : l'épilepsie convulsive, celle que tout le monde connaît, et l'épilepsie non convulsive, celle qui échappe au plus grand nombre. Lors donc qu'on se trouve en présence de manifestations paroxystiques desquelles la convulsion est exclue, on n'est pas en droit d'affirmer que le sujet qui les présente n'est pas épileptique. La convulsion n'est que la traduction dans le domaine moteur des modifications apportées par l'ictus épileptique dans les centres nerveux. Mais l'action épileptique peut se porter sur des points du système nerveux tout à fait étrangers aux centres moteurs; la convulsion sera dès lors supprimée; mais les effets de l'ictus épileptique pourront se localiser sur des zones nerveuses nouvelles et donner naissance à des formules symptomatiques autres. Et nous pourrons alors trouver dans le domaine de la sensibilité générale, aussi bien dans celui de la sensibilité spéciale, aussi bien que dans le domaine purement psychique, des équivalents de ce qu'est la convulsion dans le domaine moteur. Mais aucune de ces modalités nouvelles ne pourra acquérir, pas plus que la convulsion, une valeur pathognomonique en l'espèce. Ce qui est pathognomonique dans l'épilepsie, ce n'est pas tel ou tel symptôme prédominant, c'est leur association, c'est le syndrôme.

La perte de connaissance, l'absence, qui sont peut-être des constantes d'une plus grande valeur que la convulsion, sont elles-mêmes soumises à des variations telles, qu'elles n'ont plus désormais aucune valeur absolue. Les faits publiés par Ball, Lemoine, Hénocq, démontrent que la perte de connaissance, pas plus que l'amnésie consécutive aux actes, ne sont la marque distinctive de l'épilepsie. Donc, prises isolément, ni la convulsion, ni la perte de la conscience, ni la perte du souvenir ne peuvent être élevées à la dignité d'un criterium. Leur ensemble est un peu plus pathognomonique, mais n'impose pas à l'esprit d'une manière positive la notion d'épilepsie, comme en témoignent de fréquentes erreurs de diagnostic, dont certaines dues à la simulation.

La clinique, la seule analyse des symptômes, est donc insuffisante pour permettre d'asseoir une affirmation précise concernant la nature de ces troubles. Il n'y a pas de criterium clinique certain.

2° *Criterium thérapeutique.* — On pourrait bien invoquer, dans quelques cas, l'heureuse influence de la médication bromurée sur les accidents de nature suspecte. Et l'on est d'autant plus autorisé à employer le bromure de potassium comme pierre de touche, que l'on procède d'une manière analogue avec le sulfate de quinine en ce qui concerne les manifestations larvées du paludisme. Mais si la médication quinique est hautement spécifique du paludisme, dont elle parvient à triompher, on ne peut en dire autant du bromure, dont l'application aux accidents comitiaux reste maintes fois sans effet et qui devient, dès lors, un criterium aussi illusoire que les critériums tirés de la symptomatologie.

3° *Criterium anatomique.* — Pour s'adresser à des éléments soustraits autant que possible à la fraude, on a recherché des stigmates de ce que l'on pourrait appeler la constitution épileptique. Lombroso et l'Ecole italienne, par l'application qu'ils firent des méthodes anthropologiques à l'étude des dégénérés, donnèrent une impulsion féconde à la recherche des stigmates somatiques, des particularités structurales des épileptiques en particulier. Les asymétries, les vices de conformation, les arrêts de développement, les anomalies de toute sorte, furent pourchassés avec ardeur dans toutes les régions du corps ; mais tous ces efforts, toutes les mesures, toutes les statistiques ne purent parvenir à la formule tant désirée, à l'édification d'un type anatomique de l'épileptique. On n'aboutissait qu'à se faire une idée un peu plus nette de la prédisposition, à la conclusion si vague formulée par Herpin : « Il est impossible de ne pas voir une prédisposition à l'épilepsie dans un retard marqué du développement général. » Il existe bien un habitus épileptique, mais on ne le rencontre que dans les cas accentués où le diagnostic ne fait aucun doute. En présence des résultats médiocres fournis par l'étude de la structure de l'épileptique, il fallait diriger les investigations dans un autre sens.

4° *Criterium biologique* — On a fouillé alors dans le domaine des manifestations fonctionnelles soustraites à toute action volontaire pour voir s'il n'existait pas des perturbations caractéristiques. Tour à tour, la pression artérielle, les modifications oculaires, les variations de la force musculaire, les troubles de la sensibilité générale, furent étudiés par de nombreux auteurs. Enfin, des recherches de la plus haute importance, qui paraissent devoir donner en partie la solution du problème pathogénique soulevé par l'épilepsie, portaient sur les modifications des échanges nutritifs, sur les modifications apportées à la composition et aux qualités des milieux organiques et des produits de sécrétion et d'excrétion. La composition de l'urine, les modifications du suc gastrique, la toxicité de ces liquides, ainsi que celle de la sueur, du sang, les modifications de la température donnaient entre les mains de différents auteurs des résultats assez encourageants pour que l'on puisse entrevoir dans ces recherches la possibilité d'un criterium satisfaisant, criterium scientifique, échappant à toute simulation, puisqu'il est tiré de l'expression fonctionnelle de l'organisme épileptique.

II. Conceptions diverses de l'épilepsie larvée. — L'épilepsie peut subir de telles altérations dans l'expression de sa formule symptomatique habituelle, qu'elle peut en devenir méconnaissable. Cette épilepsie ainsi métamorphosée est dite *épilepsie larvée*.

Tous les auteurs n'emploient pas cette expression dans le même sens. Aussi y a-t-il deux conceptions classiques de l'épilepsie larvée : l'une très étroite, et l'autre trop large.

La *conception étroite* (je me hâte de dire qu'elle n'est étroite qu'en apparence) est celle adoptée par l'École italienne et par la plupart des psychiâtres. Pour ceux-ci, l'*expression d'épilepsie larvée doit être réservée aux manifestations exclusivement psychiques de la névrose*. C'est dans le seul domaine des manifestations psychiques que la névrose comitiale peut, d'après ces auteurs, se dépouiller entièrement de sa physionomie habituelle, et, bouleversée dans sa morphologie clinique, métamorphosée, transfigurée, épouser des formes étranges, adopter des allures inattendues, simuler des affections diverses, au point de dérouter les plus sagaces, de provoquer les erreurs les plus grossières et de rester absolument méconnue. Le mal sacré se dissimule alors tantôt derrière une manie, tantôt derrière une folie hallucinatoire, poussant à des actes terrifiants ; il se montre ailleurs sous forme de délire des persécutions, de délire religieux, etc. Le fait capital est donc la *transfiguration*, la métamorphose de l'épilepsie, qui prend le masque (*induit larvan*) d'une vésanie.

La compréhension de l'épilepsie larvée est ainsi très limitée. Mais, malgré cette restriction, son domaine reste encore immense, et innombrables en sont les régions inexplorées. Depuis que Morel attira pour la première fois l'attention sur ces modalités insoupçonnées de l'épilepsie, chaque jour est venu apporter sa contribution à leur étude, un éclaircissement nouveau à la pathologie mentale, en faisant rentrer de plain-pied dans l'épilepsie, nombre de manifestations vésaniques artificiellement rattachées jusque-là à d'autres groupes du cadre nosologique mental.

La *conception large*, inexacte à cause de sa compréhension trop étendue, est celle de beaucoup d'auteurs. Grâce à des limites flottantes et imprécises, elle embrasse les modifications de l'épilepsie dans ce qu'elles ont de plus général ; elle comprend, en outre de l'épilepsie larvée vraie, de l'épilepsie transfigurée, des états répondant à une simple réduction symp-

tomatique de l'attaque normale, reconnaissable malgré cette mutilation : elle englobe en un mot à la fois l'épilepsie larvée et l'épilepsie incomplète, l'épilepsie fruste. Elle répond à la définition primitive et un peu vague donnée par Morel : « L'épi-
» lepsie larvée est une variété d'épilepsie qui ne se révèle pas
» par les vertiges et les convulsions proprement dites, mais
» bien au contraire par tous les autres symptômes qui accom-
» pagnent ou précèdent l'épilepsie ordinaire avec ictus et
» convulsions ».

Le problème de l'épilepsie larvée, envisagé d'une manière aussi lâche, n'est pas nettement posé ; ses limites ne sont pas précises, ses termes ne sont pas exactement définis. Il en résulte une grande obscurité, qui est devenue la source d'erreurs nombreuses dues à un vice d'interprétation, faute d'une base solide d'appréciation.

Nous tenons particulièrement à éclaircir ce point, origine d'une foule de mécomptes et de malentendus, qui n'ont servi qu'à embrouiller la question. Pour ce faire, nous voulons établir une distinction que l'on n'a pas assez fait sentir jusqu'ici et qui nous permettra de définir d'une manière exacte les limites de l'épilepsie larvée. Pour cela il nous faut séparer l'épilepsie larvée d'une série d'états avec lesquels elle a été confondue sous le nom d'*épilepsie fruste*.

Épilepsie fruste. — Le terme *fruste* s'applique habituellement à une médaille ou à une pierre antique dont les caractères ont été effacés par le temps (italien : *frusto,* usé ; latin : *frustum,* morceau). Il a été étendu par les médecins à certaines formes de quelques maladies qui, pour se manifester, se réduisent à un très petit nombre des symptômes habituels à ces maladies.

En ce qui concerne l'épilepsie, il faut envisager les formes frustes, non-seulement dans leurs rapports avec l'épilepsie en général, mais encore avec le genre d'épilepsie particulier à un individu donné. C'est faute d'avoir suffisamment dégagé ce point que l'on a pu prendre pour de l'épilepsie larvée des manifestations qui, en dernière analyse, se réduisaient à un accès fruste d'épilepsie.

Ainsi un malade, dans l'accès d'épilepsie qui lui est ordinaire, présente quelque symptôme qui ne figure pas dans le tableau habituel de l'épilepsie considérée, en général, comme une crise de vomissements, par exemple. Si parfois sa crise se trouve réduite à ces vomissements, il a alors un accès fruste, et non un accès larvé d'épilepsie. On sait que le vomissement rentre dans le genre d'épilepsie particulier à ce malade, et quand ce trouble se produit isolément, on sait le juger à sa juste valeur; on sait tout de suite que c'est un accès d'épilepsie réduit à ce symptôme.

On peut donc dire que :

*Une épilepsie est fruste lorsqu'elle se borne à un des symptômes caractéristiques de l'épilepsie en général, ou à un des symptômes habituels (même non caractéristique) de l'épilepsie d'un individu donné.*

C'est, en somme, une épilepsie très incomplète.

Epilepsie larvée.— L'épilepsie fruste se produit par mutilation. L'épilepsie larvée, elle, se produit par transfiguration, par métamorphose de la formule symptomatique de l'attaque. Cette formule peut être réduite, malgré sa modification de forme ; mais le plus souvent elle se développe, riche, chatoyante d'aspects multiples, composée de symptômes entièrement neufs.

Ce qui la caractérise, c'est une manifestation symptomatique anormale, qui, loin d'éveiller l'idée d'épilepsie par elle-même, suscite au contraire la pensée d'une affection tout autre. L'épilepsie paraît avoir changé de forme ; elle a pris le masque d'une autre entité nosologique, elle est *larvée*.

Mais ceci peut se produire dans deux conditions différentes :

1° Le sujet ne présente que ces troubles anormaux qui peuvent être rapportés à l'épilepsie. Il a une *épilepsie larvée pure ;*

2° Le sujet présente les mêmes troubles que précédemment, mais intercalés avec des accès d'épilepsie ordinaire, accès convulsifs dans lesquels d'ailleurs aucun symptôme ne rappelle les troubles spéciaux constituant les accès anormaux. C'est un épileptique qui a de temps à autre des *accès larvés d'épilepsie ;* ou comme on l'a dit encore, ce sujet présente une *épilepsie larvée combinée* ou *associée*.

L'épilepsie larvée pure est excessivement rare, parce que rien ne permet de juger avec certitude de la nature des troubles présentés dans ces cas.

En un mot, l'épilepsie larvée nous apparaît comme un fonds morbide, une constitution morbide effacée, se traduisant par des symptômes anormaux étrangers au cadre de l'épilepsie ordinaire. Lorsqu'elle survient à titre de manifestation nouvelle chez un sujet atteint d'épilepsie ordinaire, elle doit ne se manifester par aucun des symptômes habituels à l'épilepsie ordinaire du sujet. Le fonds de la maladie ne change pas ; sa nature reste toujours la même. Seules, les manifestations qui la traduisent à l'extérieur sont transformées. Une affection n'est pas larvée par elle-même ; c'est un non-sens. Elle est larvée parce que ses manifestations ne sont plus ce qu'elles étaient habituellement et ressemblent aux manifestations d'autres maladies.

Si l'on veut maintenant mettre en parallèle l'épilepsie fruste et l'épilepsie larvée, on voit, d'après ce que nous en avons dit, que l'épilepsie fruste, quoique étant une épilepsie incomplète, reste toujours *typique* par rapport à l'épilepsie ordinaire ou par rapport à l'épilepsie habituelle à un malade pris en particulier. L'épilepsie larvée, elle, est toujours *atypique* dans les mêmes conditions. Elle est même plus; elle est *hétérotypique*, tandis que l'épilepsie fruste est toujours *homotypique.*

En résumé :

*L'épilepsie est dite larvée lorsqu'elle emprunte pour se manifester des caractères étrangers à l'épilepsie ordinaire* (épilepsie larvée pure) *ou des caractères non habituels à l'épilepsie d'un individu déterminé si celui-ci présente de l'épilepsie ordinaire, en outre de ses accès larvés* (épilepsie larvée combinée).

Equivalents épileptiques. — Le fonds morbide qui existe à la base de toute épilepsie larvée emprunte pour se manifester des symptômes nouveaux, inaccoutumés, concourant encore davantage à dissimuler sa nature vraie. Ces manifestations, avons-nous dit, sont des formes symptomatiques anormales qui ne rappellent en rien les formes symptomatiques normales servant à traduire l'épilepsie ordinaire, l'épilepsie banale; mais elles leur *équivalent* au point de vue de l'expression, de la traduction extérieure du fonds épileptique. Aussi à ces manifestations anormales traduisant l'épilepsie larvée a-t-on donné le nom d'*équivalent clinique de l'accès épileptique ordinaire*, ou par abréviation, celui d'*équivalent épileptique.* (Maudsley.)

L'*équivalent épileptique est donc la manifestation simple ou complexe, mais toujours hétérotypique de l'épilepsie larvée.*

L'épilepsie larvée est l'affection dont les manifestations symptomatiques prennent le nom d'équivalents épileptiques. L'épilepsie larvée est le fond; l'équivalent est sa traduction extérieure. Le terme d'épilepsie larvée s'adresse à la nature, à l'essence même de l'affection; celui d'équivalent épileptique s'adresse à de simples symptômes.

Pour résumer ce qui précède d'une manière abstraite, mais

peut-être plus simple et plus claire, on pourrait s'exprimer de la façon suivante :

1° L'attaque *complète* d'épilepsie, considérée en général ou chez un sujet particulier, est constituée par une série de manifestations A, B, C, D. Sa formule est (A B C D.)

La disparition d'un ou plusieurs symptômes la rend *incomplète.* La formule devient alors suivant le cas (A B C), (B C D), (A B D), (A C D), ou (A B), (B C), (C D), (A C), (A D.)

Si presque tous les symptômes disparaissent, s'effacent, et s'il n'en reste plus qu'un seul ou un très petit nombre pour reconstituer l'attaque considérée en soi ou chez un individu particulier on a l'*accès fruste.* Sa forme très réduite sera (A), (B), (C), (D).

2° (A B C D) étant la formule de l'épilepsie ordinaire, l'épilepsie larvée aura une formule annalogue, équivalente, composée d'unités de même ordre que A, B, C, D, mais non identiques à celles-ci. Nous les appellerons A', B', C', D'. La formule (A B C D) sera transformée en la formule (A' B' C' D') *équivalente.*

De même, si chez un malade il existe en même temps des attaques ordinaires (A B C D) et des attaques anormales (A' B' C' D'), on dira que (A' B' C' D') est l'équivalent de (A B C D).

Pour étudier l'épilepsie larvée, il faut donc examiner avec soin les manifestations qui la font connaître, c'est-à-dire les *équivalents épileptiques.*

Ces équivalents sont de divers ordres : les uns sont du *domaine des manifestations* motrices de l'épilepsie ; les autres sont du *domaine sensitif*, du *domaine sensoriel.* Notre plan primitif était de présenter une étude de tous ces troubles, afin que notre synthèse de l'épilepsie larvée fût complète. Mais des circonstances toutes matérielles nous obligent à retrancher cette partie importante de notre travail, pour la réserver à une publication ultérieure, qui sera le complément de notre étude. Nous aurons ainsi condensé les documents actuellement connus *sur toutes les formes de l'épilepsie larvée.*

Puisque nous n'avons le loisir d'étudier ni les équivalents moteurs, ni les équivalents sensitifs, ni les équivalents sensoriels de l'épilepsie, nous concentrerons tous nos efforts sur les *équivalents psychiques*, les seuls vraiment intéressants par leurs rapports avec la médecine légale, la criminalité et l'aliénation mentale.

---

# DEUXIÈME PARTIE

## ÉQUIVALENTS PSYCHIQUES

---

## CHAPITRE PREMIER

### GÉNÉRALITÉS. — CONSCIENCE ET SOUVENIR CHEZ LES ÉPILEPTIQUES

SOMMAIRE : § I. Définition de l'équivalent psychique. — § II. La conscience et le souvenir chez les épileptiques. — Amnésie primitive. — Conservation de la conscience et du souvenir. — Amnésie secondaire. — Amnésie retardée. — États hypnagogiques. — Amnésie rétrograde.

« Il existe, dit Legrand du Saulle, une catégorie d'individus qui, à des époques jusqu'à un certain point périodiques, sont susceptibles de présenter tout à coup des anomalies intellectuelles d'une durée très brève, des étrangetés de caractère, des violences de langage, des écarts de conduite ou des impulsions fâcheuses, avec ou sans troubles hallucinatoires de la vue, avec une véritable aura, mais invariablement avec une perte absolue du souvenir de tout ce qui a pu se passer pendant ces éclipses partielles de raison, de volonté et de liberté morale. Ces individus, qui accomplissent parfois les actes les plus inattendus, ne sont excentriques, immoraux, extravagants ou malfaisants qu'à leur heure, et chaque fois qu'ils sont repris de leur sorte d'absence, ils disent identiquement les mêmes mots, s'emportent de la même façon, profèrent les mêmes injures, commettent les mêmes actes et obéissent aux mêmes impulsions. Il y a là quelque chose comme un mécanisme à répétition, et, en face de ces retours d'une similitude uniforme, il semble, en vérité, qu'un objectif photographique ait surpris, circonscrit et immobilisé la manifestation vésanique, qu'il en reste un cliché indélébile, et qu'une épreuve nouvelle soit tirée de temps en temps.

» ....... Ces individus sont fréquemment pris, dans leurs moments de trouble, du besoin automatique de marcher tout droit devant eux, sans but défini, sans direction arrêtée, et ils sont parfois loin de leur domicile ou du centre de leurs affaires lorsqu'ils reviennent à eux; ils abandonnent aussitôt leur course inconsciente et reprennent logiquement le droit chemin. Qu'on le sache bien, ces hommes qui, à des intervalles plus ou moins éloignés, vagabondent ainsi sans le savoir, sont affectés d'épilepsie larvée. Chez eux, la symptomatologie est réduite au côté intellectuel de la terrible névrose. Le vertige, l'accès incomplet et la grande attaque convulsive font défaut, ne se produisent que beaucoup plus tard ou ne se montrent jamais. »

Dans ces quelques lignes, tracées avec autant de fermeté que de précision, l'éminent médecin légiste a caractérisé d'un trait les manifestations intellectuelles de la névrose.

Nous avons assisté, dans les chapitres qui précèdent, à une série de transitions, de modifications successives substituant des expressions nouvelles à la formule ordinaire de l'épilepsie. Mais c'est ici, dans le groupe des équivalents psychiques, que la transfiguration est portée à son degré le plus élevé, le plus fini. Aussi, conçoit-on que les psychiâtres aient réservé le titre d'épilepsie larvée aux manifestations exclusivement psychiques de l'épilepsie, qui incarnent en quelque sorte, qui personnifient cette métamorphose de la névrose. Caractérisées par un véritable retour de l'être humain vers la bestialité, la plupart de ces modalités psychiques du mal sacré se font remarquer par une tendance à accomplir des actes étranges ou profondément délictueux. Leurs rapports avec la criminalité et la folie sont si étroits, que Lombroso essaya d'en dégager une théorie pathogénique originale de la délinquence, dans laquelle il eut le grave tort de trop généraliser et d'arriver à des conclusions extrêmes.

Sans suivre aussi loin le chef de l'école d'anthropologie criminelle, nous devons nous attacher à l'étude attentive et approfondie d'une maladie qui devient si souvent l'origine d'expertises médico-légales, pour essayer d'en dégager les notions véritablement sûres qui nous permettront d'apporter une opinion basée sur des preuves et des convictions capables de réprimer sur leurs lèvres sceptiques le sourire miséricordieux des magistrats.

Nous nous appliquerons successivement à la description des formes cliniques adoptées par l'épilepsie larvée à type psychique, description qui nous amènera à dégager les caractères fondamentaux de celle-ci. Ensuite, nous rechercherons les conditions de production de ces formes spéciales de la névrose, et nous nous efforcerons de trouver dans leur étiologie les raisons vraies de ces particularités. Nous nous essaierons, enfin, à esquisser une théorie du mécanisme de production de ces troubles spéciaux, à laquelle conduit fatalement, nous semble-t-il, l'étude des équivalents épileptiques, à quelque ordre qu'ils appartiennent.

§ 1. — Définition de l'équivalent psychique. — « C'est l'état sous lequel se présente l'épilepsie quand ses accès se composent exclusivement de manifestations psychiques. »

D'autres dénominations ont servi à le désigner : *Epilepsie psychique ; psychose épileptique ; épilepsiphrénie ; épilepsie larvée.*

Ottolenghi le définit de la façon suivante :

« *L'équivalent psychique* caractérise l'épilepsie psychique. Il consiste en une convulsion localisée dans les centres corticaux, qui se manifeste par des actes impulsifs étranges ou délictueux. Cet accès psychique *équivaut*, comme on sait, à l'accès complet convulsif moteur ; il représente dans le champ psychique ce que l'accès classique représente dans la sphère purement motrice. »

Il existe non seulement pour l'épilepsie vulgaire, mais encore pour l'épilepsie jacksonnienne, comme l'a démontré Pitres.

Schüle et Christian ne considèrent comme équivalents psychiques que *ceux qui se manifestent chez des individus présentant quelque autre accident attestant l'épilepsie* (accès vulgaires, petit mal, morsures à la langue, incontinence d'urine, absences, etc...) C'est, d'ailleurs, ce qui arrive dans un grand nombre de cas. Ils n'admettent donc que l'épilepsie larvée combinée.

Mais il existe de nombreuses variétés d'*altérations psychiques qui existent seules, pures de toute promiscuité avec l'épilepsie vulgaire,* qui sont cependant des manifestations de la névrose, quoique rien ne permette au premier abord de les y rattacher, et qui, plus que les autres, méritent l'appellation d'équivalents psychiques (Épilepsie larvée pure).

Samt considère ces formes comme épileptiques, mais il faut pour cela qu'elles répondent à certaines conditions.

Ainsi, les uns, soucieux des caractères confirmatifs, ne donnent le nom d'équivalent psychique qu'aux cas dans lesquels les attaques délirantes se combinent à des attaques d'épilepsie convulsive. Les autres, parmi lesquels Samt et Leidesdorf, trouvent ces formes si caractéristiques en soi, qu'ils en font une maladie *sui generis*, qu'elle soit marquée au sceau de l'épilepsie par la coexistence d'attaques convulsives, ou qu'elle en soit exempte. Nous retrouvons dans ces deux manières de considérer l'équivalent psychique les divisions que nous avions admises au début dans l'épilepsie larvée, à savoir : l'*épilepsie larvée pure*, sans autres manifestations comitiales, et l'*épilepsie larvée combinée*, avec coexistence d'accidents sacrés ordinaires.

Il est des auteurs qui refusent obstinément à ces manifestations le caractère d'équivalence que nous leur accordons si volontiers. Pour eux, ce ne sont pas des manifestations équivalant à l'accès ordinaire d'épilepsie ; — *c'est tout bonnement l'accès ordinaire lui-même, dans lequel l'atteinte convulsive existe, mais si rapide, si atténuée, si fugace, si légère, qu'elle reste inobservée*. Dès lors, tous les accidents décrits ne représentent plus que des épiphénomènes, des accidents pré ou post-épileptiques qui absorbent toute l'attention et dominent la scène, le paroxysme convulsif se bornant à une esquisse motrice. Pour Legrand du Saulle, notamment, « toutes les fois que l'intelligence se trouve soudainement compromise *chez un convulsif*, c'est qu'il y a eu auparavant une manifestation épileptique convulsive qui a échappé, dont on n'a pas tenu compte, et qu'on n'a pas reconnue. En prenant la peine d'examiner minutieusement le malade, en faisant une enquête sévère et en visitant au besoin le couchage, on ne tarde pas, d'ordinaire, à se convaincre qu'il s'est produit, à l'insu de tous, un vertige, un accès incomplet, ou une attaque nocturne. La description qui a pu être faite des désordres psychiques dans l'intervalle des attaques, ne repose que sur une erreur de diagnostic ».

En un mot pour ces auteurs, l'épilepsie larvée se rapproche de l'épilepsie fruste, au point de se confondre avec elle. Notre épilepsie psychique n'est plus autre chose que la folie épileptique. C'est là l'opinion de H. Jackson, Savage, Witkowski. Lasègue citait l'exemple d'une jeune femme qui, faisant son voyage de noces en Suisse, eut deux fois en huit jours des accès de délire ; et le mari avait remarqué que chaque fois elle remuait convulsivement le quatrième doigt de la main. C'était chez elle le seul signe convulsif.

Aussi aurait-on mauvaise foi à nier les cas de ce genre. *Ce sont des formes de transition reliant l'épilepsie ordinaire à l'épilepsie psychique*, formes dans lesquelles les convulsions se bornent à une légère déviation des yeux ou à une rigidité transitoire des membres, à une ébauche motrice.

Mais elles n'empêchent pas l'*existence d'accès d'épilepsie sans aucune espèce de convulsion*; l'*absence*, le *vertige*, ne sont pas autre chose que des accès d'épilepsie psychique rudimentaires. Cette suspension brutale, isolée, de l'idéation, est l'amorce de tous les états psycho-épileptiques. Cette interruption de la vie intellectuelle, du contrôle du moi sur les actes de la bête, est nécessaire au déchaînement des passions de celle-ci. Mais cette forme est facile à dépister, parce que l'absence est un fait trop saillant pour qu'il puisse passer inaperçu des personnes qui se trouvent en contact avec le malade.

Que l'absence, au lieu de se manifester à titre isolé, soit accompagnée d'un délire des actes léger ou grave, et la suspension de la conscience passera inaperçue; le malade ne paraîtra pas avoir été brusquement retranché du monde; et alors, suivant le caractère revêtu par ses actes, il conservera tantôt des allures presque normales, tantôt il prendra celles d'un grossier personnage, d'un fou ou d'un criminel.

Tous connaissent le jeune vertigineux de Trousseau. Ce jeune homme, passionné pour la musique, va jouer sa partie dans des orchestres de théâtre. Quelquefois ses accès se déclarent pendant qu'il joue du violon, au milieu du morceau qu'il exécute. Cependant il continue de jouer et, chose remarquable, quoique restant absolument étranger à ce qui l'entoure, quoiqu'il ne voie et n'entende plus ceux qu'il accompagne, il suit la mesure, exécutant sans se tromper sa ligne de musique qu'il vient de lire au moment où son esprit s'est troublé. Voilà une absence bien peu saisissable pour un observateur non prévenu. Eh bien ! qu'au lieu de continuer à jouer du violon, un malade saisi par une absence continue d'effectuer les actes qu'il était en train d'accomplir, et rien ne viendra révéler le trouble, cependant intense, qui vient de bouleverser son économie. Cet homme continuera de paraître normal.

Mais qu'un autre, au moment de l'absence, se mette à exécuter des actes étranges, et celui-là sera immédiatement regardé comme malade ou coupable. Ainsi ce prêtre, qui n'interrompait ni son sermon, ni le chant liturgique, ni les cérémonies qu'il célébrait, mais qui laissait alors échapper des paroles si incohérentes, chantait de si étrange façon ou accomplissait des actes si peu en harmonie avec la dignité du sacerdoce, que l'on fut obligé de lui interdire l'exercice de son ministère.

Depuis l'absence pure, sans actes secondaires, jusqu'à l'absence associée à un simple délire des actes, jusqu'aux actes délirants les plus terribles, il n'y a qu'une question de gradation, les différents stades étant réunis par de nombreux et insensibles échelons intermédiaires.

*Force nous est donc d'admettre, greffés sur l'absence, qui est un acte épileptique essentiellement vierge de convulsions, une série d'états graduellement complexes, bâtis de manifestations psychiques, et constituant l'épilepsie équivalentaire psychique ou l'équivalent psychique pur.*

Seulement l'œil exercé de l'observateur doit savoir, dans des circonstances aussi délicates, soulever le voile trompeur qui revêt ces actions aux apparences spontanées et réfléchies, et derrière ce mirage d'intellectualité, déceler la désorganisation du moi, montrer la déroute et le naufrage de la conscience et de la volonté, et proclamer le caractère fatal des actes accomplis par l'être ainsi enchaîné par le mal. Seul le clinicien est suffisamment armé pour se diriger à travers mille écueils, et entreprendre au milieu de ces manifestations complexes, la recherche et la démonstration de l'absence, c'est-à-dire des altérations du moi, de la conscience et de la volonté, des éléments primordiaux de toute liberté individuelle.

Ces succédanés psychiques de l'épilepsie, comparés par Maudsley à une convulsion mentale assimilable aux convulsions somatiques, sont admis par un grand nombre, parmi lesquels Morel, Samt, Delasiauve, Spitzka, toute l'école italienne, etc.....

Ce que nous venons de dire montre toute l'importance d'une étude approfondie de l'état de la connaissance de ces malades. Aussi avant d'étudier les diverses modalités des équivalents psychiques, et pour mieux les comprendre et les classer, allons-nous d'abord étudier succinctement les troubles de la conscience chez les épileptiques.

§ 2. — La conscience et le souvenir chez les épileptiques (1). — Parmi les différents éléments d'appréciation des actes en rapport avec la crise épileptique, il en est deux auxquels, à juste titre, on attache une grande importance : c'est l'*inconscience* qui accompagne l'exécution de l'acte, et l'*amnésie* consécutive. Ces deux criteriums, pour si excellents qu'ils soient, sont sujets l'un comme l'autre à de nombreuses variations.

Un premier tort a consisté à vouloir les contrôler l'un par l'autre. Rien ne paraissait aussi simple, au premier abord, que de rechercher si un individu avait conservé ou non le souvenir des actes accomplis pendant une crise, pour savoir s'il était ou non conscient pendant celle-ci. Si dans certains cas particu-

(1) Consulter : Concernant l'amnésie : 209, 233, 241.
— Concernant la conscience : 23, 25, 62, 84, 119, 207 228, 240, 253.

liers, que nous examinerons tout à l'heure, cette manière de procéder est sinon logique, au moins exacte dans ses résultats, nous sommes, d'autre part, convaincu que vouloir faire de la conservation du souvenir le criterium de l'existence de la connaissance est une erreur complète. A en juger par la somme colossale de choses oubliées, combien de fois chacun de nous n'aurait-il pas pu être convaincu d'inconscience ! C'est, selon nous, aller beaucoup trop loin que de croire, parce qu'un homme a perdu le souvenir de certains actes, qu'il devait fatalement ne pas en avoir conscience quand il les exécutait.

Si parfois on peut rapprocher et mettre en parallèle l'inconscience et l'amnésie, le plus souvent il faut, au contraire, les dissocier. L'amnésie qui peut s'étendre plus ou moins loin sur les faits accomplis à un moment donné, leur donne une couleur apparente d'inconscience, si, dans un interrogatoire, on veut faire de celle-là le criterium de celle-ci. Or, c'est une manière de procéder absolument fausse, et qui ne peut conduire qu'à de grossières erreurs. — L'inconscience pas plus que l'amnésie ne sont des critériums certains de l'épilepsie. Ce sont des éléments inconstants. Nous en avons déjà parlé dans notre introduction ; nous allons y revenir un peu plus en détail.

Les variations de la conscience ont été particulièrement étudiées par Lombroso, Tamburini, Bonfigli, en Italie, Ball, Lemoine, Hennocq en France. L'amnésie a été l'objet de travaux de la part de Tamburini, Ball, Séglas, qui ont attiré sur elle l'attention des observateurs. Elle est, en effet, à peine signalée dans les auteurs les plus classiques.

1. *Amnésie primitive.* — Dans l'épilepsie convulsive généralisée, au moment de l'accès, survient une *perte de connaissance* caractérisée par la chute, et pendant laquelle la *conscience* du sujet est complètement abolie. Pendant la crise, l'être intelligent, pensant ou sentant fait défaut, l'être physique seul sub-

siste et il se produit une véritable lacune dans sa vie intellectuelle. La conséquence inévitable est *la perte du souvenir*. C'est l'*amnésie primitive*. Dans le vertige et l'absence, des phénomènes identiques avec la même suspension de la conscience et une amnésie complète et parallèle, se reproduisent. De même, dans certaines formes d'épilepsie psychique, où l'individu est absolument inconscient, où il y a la même perte de connaissance sans chute, la mémoire n'existe pas, ne peut pas exister. Le moi n'a perçu aucun des actes accomplis. La conscience ne peut donc les reproduire sous forme de souvenir. Des épileptiques présentant de l'automatisme ambulatoire au cours de leurs crises ont été suivis, surveillés, interpellés, protégés au cours de leurs pérégrinations par leurs proches. Ils ne reconnaissaient absolument personne, étaient plongés dans la plus profonde inconscience. Ils se dirigeaient, mûs par leur *sensorium commune*, évitant les obstacles, comme la grenouille et le pigeon privés de leurs hémisphères cérébraux. Au réveil, la mémoire n'existait pas plus que dans le cas de grande attaque convulsive.

On peut donc affirmer que *toutes les fois que la perte de la connaissance est complète, la pause de la conscience et l'amnésie consécutive sont la règle.*

Mais la réciproque n'est pas vraie ; *amnésie ne signifie pas toujours qu'il y ait eu perte de connaissance et suspension de la conscience.*

En effet, si les actes compris dans la perte de connaissance sont inconscients et englobés dans l'amnésie, il n'en est pas de même des actes pré et post-paroxystiques. Tous les faits connus sous le nom d'aura, et antérieurs à la perte de connaissance, paraissent être conscients. Ils le sont si bien que dans dans un grand nombre de cas le sujet les connait parfaitement et sait tirer profit de ces symptômes avertisseurs. Mais ces faits peuvent, dans certains cas, être effacés par une véritable *amnésie rétrograde*, sur laquelle nous reviendrons plus loin, qui leur donne tous les caractères apparents de faits inconscients. Le sujet n'en a aucune notion et ne peut en retirer aucun profit.

De même, les faits postérieurs à la perte de connaissance, les phénomènes post-épileptiques ont peut-être plus que les précédents la réputation d'être conscients. Mais comme les faits ante-paroxystiques, ils peuvent voir peser sur eux l'amnésie développée au cours de la perte de connaissance, qui par un effet résidual, les efface et leur donne le cachet de faits inconscients. C'est une *amnésie antérograde*. Dans un cas comme dans l'autre, des faits conscients ont disparu de la mémoire du sujet. Amnésie ne peut donc signifier inconscience.

2. *Conservation de la conscience et du souvenir.* — Il existe un certain nombre de faits dans lesquels l'épilepsie ne s'accompagne pas de perte de connaissance. C'est une notion vulgaire, (et on en a même fait un caractère distinctif important) que l'épilepsie partielle dite Jacksonnienne ne s'accompagne jamais ou presque jamais de perte de connaissance. Le malade assiste à sa crise convulsive, localisée à un membre ou à un segment de membre ; il a, pendant toute sa durée, sa connaissance absolument intacte; il a conscience de tout ce qui lui arrive et en conserve un souvenir très exact. Des phénomènes identiques ont été signalés dans le domaine de l'épilepsie vulgaire. Ball et Lemoine ont cité des exemples remarquables d'*épilepsie avec conscience*. Hennocq en a réuni un certain nombre dans sa thèse. L'ictus épileptique est peut-être plus léger dans ces cas et n'est pas suffisant pour entrainer la perte de connaissance, ni celle du souvenir.

M. Lemoine (119), assistant à une crise convulsive classique d'une de ses malades, et voyant qu'elle conservait toute sa connaissance, lui pose quelques questions, auxquelles elle répond, les dents serrées, mais d'une façon distincte: «Où avez-vous mal?

A la tête.—Souffrez-vous beaucoup?—Oui.—Combien sommes-nous devant vous? — Vous êtes trois. » Quand les convulsions eurent cessé, la malade tomba dans un état d'abattement profond ; elle demandait qu'on la laissât tranquille, qu' on ne lui parlât pas, disant qu'elle voulait dormir. Mais il n'y eut pas chez elle de période stertoreuse. Le lendemain, voulant savoir si elle avait gardé le souvenir de sa crise et de ce qui s'était passé pendant qu'elle l'avait, M. Lemoine l'interroge à cet égard. Elle lui en rappela tous les détails, sans rien omettre, montrant ainsi qu'il n'y avait chez elle *ni perte de la conscience pendant l'accès, ni amnésie consécutive.* Presque toutes les crises de cette femme évoluaient comme celle qui vient d'être décrite. Ce n'était que de temps en temps qu'elle présentait des crises classiques avec perte de connaissance. Il n'y avait pas d'hystérie,et la nature des crises qui viennent d'être décrites n'a pas pu être mise en doute.

Ball (23) a publié une observation analogue se rapportant à une femme qui présentait des crises appartenant à trois catégories distinctes : accès convulsifs ; absences ; délire d'action. C'est uniquement dans les attaques de cette troisième catégorie que se produit la conservation des souvenirs intimément liée à la conservation de la connaissance. Lorsque la perte de connaissance est incomplète ou absente, il y a donc conservation partielle ou totale de la conscience et du souvenir. L'inconscience et l'amnésie pendant les accès ne sont donc pas la marque distinctive de l'épilepsie. Nous sommes convaincus qu'en appelant l'attention des observateurs sur ce point, nous multiplierons rapidement le nombre des faits publiés à cet égard et dans lesquels on constate une exception à une règle trop générale, il est vrai, mais qu'on avait formulée jusqu'ici dans des termes trop absolus (Ball).

On peut déduire de ce qui précède que quand il y a conservation du souvenir, c'est que la conscience a pu exercer son contrôle grâce à une perte de connaissance incomplète ou absente.

*Conservation du souvenir signifie donc qu'il n'y a pas eu perte de connaissance, ou que celle-ci a été incomplète.*

3. *Amnésie secondaire.* — Il existe un troisième groupe de faits dans lesquels l'épilepsie n'étant pas accompagnée de perte de connaissance complète ou incomplète, les actes accomplis sont effacés par une perte du souvenir consécutive plus ou moins complète. L'ictus épileptique, insuffisant à produire la perte de connaissance, a été néanmoins assez énergique pour produire l'amnésie, pour détruire les images perçues par la conscience pendant la crise. Cette *amnésie secondaire* se rencontre le plus souvent dans l'épilepsie psychique.

Des épileptiques ambulatoires exécutent des actes inséparables d'un degré marqué de conscience ; ils entrent dans des magasins, montent dans des omnibus, paient le conducteur, se rendent à la gare, prennent leur billet au guichet, accomplissent des trajets plus ou moins considérables en vivant de la vie ordinaire sans attirer l'attention tant qu'ils ne commettent pas d'actes délictueux ; ils entrent en conversation, répondent avec quelque logique ; et subitement, au moment où ils reviennent à eux, ils oublient tout ce qui vient de se passer. Peut-on dire que ce soient là des inconscients ?

4. *Amnésie retardée.* — Au lieu de se produire au moment du retour à soi, l'amnésie peut ne survenir que quelques heures, quelques jours plus tard. Pendant un certain temps l'épileptique se souvient de ce qu'il a fait pendant la crise pour l'oublier ensuite complètement, et le nier alors avec la plus grande énergie.

C'est l'*amnésie retardée*, très importante à connaître au point de vue médico-légal, car elle explique d'étranges différences entre les dépositions faites peu après le crime et celles qui sont faites plus tard pendant l'instruction ou aux débats. Dotto, cité par Roncoroni, a publié un cas dans lequel un épileptique, dans un accès psychique, tente de se suicider en se coupant la gorge avec un morceau de verre. Dans les trois premiers jours qui suivirent l'accès, il se rappelait encore le fait, mais plus tard il oublia tout. Kowalewsky a publié une observation analogue.

Observation (Kowalewsky 137). — L.., âgé de 21 ans, vient à minuit chez M..., se met à frapper, à crier, exige qu'on le laisse entrer, se disant agent de la police secrète. Un agent de police survient et prie L... de s'en aller. L... répond par des injures et des menaces, se jette sur l'agent, veut le frapper, lui arracher les épaulettes. Conduit au poste, L... dépose le tout en détail et par écrit ; quinze jours après il ne se souvient pas du délit. Il ne se rappelle que vaguement avoir été au poste, avoir écrit une déposition, et plus rien.

5. *Etats hypnagogiques.* — Tous ces actes ne peuvent pas être traités d'inconscients ; les malades se sont conduits en tenant compte des nécessités des situations où ils se sont trouvés. Et cependant, tout est effacé dans la conscience, dans le souvenir de l'individu revenu à la normale. On croirait qu'une *seconde conscience*, conscience pathologique, a surgi chez le malade en état de crise. Il semble qu'il y ait dans l'existence de l'épileptique à crises psychiques deux phases, deux conditions de son intelligence : l'*état naturel*, ou condition première, comme dit M. Azam, pendant lequel la mémoire s'étend à tous les évènements de sa vie normale ; puis l'*état épileptique*, ou *condition seconde*, pendant lequel la mémoire s'étend à la fois aux évènements de la vie normale et à ceux de la phase épileptique actuelle. Ce dernier état est l'*état crépusculaire* des auteurs italiens, c'est l'*état hypnagogique* de Krafft Ebing et des allemands.

Le malade se conduit comme dans un rêve ; il est dans un état analogue à celui dans lequel on se trouve plongé au moment où l'on va s'endormir et abandonner l'état de veille pour entrer dans le sommeil. Les idées lui échappent ; il en a quelque conscience ; mais il leur obéit passivement, sans leur résister. Son moi persiste, mais tout troublé. Sa conscience est comme obscurcie, obnubilée ; il en a assez pour agir, insuffisamment pour agir sainement. Il y a comme une perte de connaissance partielle ; au réveil, le souvenir des actes accomplis dans cet *état flottant* est imprécis. Souvent absent dès le retour à la normale, il lui arrive parfois de persister, vague, pendant quelque temps, pour disparaître plus tard ; il lui arrive aussi de persister plus ou moins net, partiel, ne portant que sur quelques-uns des points accomplis dans l'état second. Nous touchons ici, on le voit, à la question du dédoublement de la personnalité. Nous aurons d'ailleurs l'occasion de revenir sur ces faits d'un si haut intérêt en étudiant les formes équivalentaires elles-mêmes.

Quoi qu'il en soit, de ce qui précède il résulte qu'il peut y avoir amnésie sans qu'il y ait eu perte de connaissance pendant la crise. En un mot, comme nous le disions plus haut, l'*amnésie ne répond pas toujours à la perte de connaissance, à la perte de conscience.*

6. *Amnésie rétrograde.* — L'amnésie consécutive à un paroxysme épileptique peut porter sur des faits accomplis *en pleine santé*, en pleine conscience, et antérieurs au paroxysme considéré. C'est ce qu'on a appelé l'*amnésie rétrograde* qui, comme son nom l'indique, efface des actes antérieurs à l'ictus, combinés et exécutés en toute connaissance de cause.

Séglas (233) en a publié deux exemples remarquables.

Dans l'un d'eux, un jeune homme pris vers midi et demi d'une crise convulsive ne se rappelle absolument rien des évènements de la matinée qui l'a précédée. Il avait alors rangé des livres dans une bibliothèque, écrit quelques lettres et était sorti faire diverses courses. De tout cela, il ne restait aucune trace dans sa mémoire.

Dans le second, cet auteur est en train d'interroger une malade, à la Salpétrière. Au milieu de l'interrogatoire, celle-ci a un « étourdissement » qui est suivi de l'accomplissement de divers actes automatiques. Après un quart d'heure, la malade revient à son état normal. Elle n'a alors gardé aucun souvenir de ce qui vient de se passer ; mais, de plus, elle semble très étonnée de se trouver dans le cabinet du médecin ; elle lui demande ce qu'elle est venue faire ici et ce qu'il lui veut. Il est facile de s'assurer que la malade a gardé le souvenir très précis des jours précédents. Elle se rappelle également ce qu'elle a fait depuis son lever jusqu'à une certaine partie de dominos qu'elle a jouée avec une autre malade. A partir de là, elle ne se souvient plus de rien, ni d'avoir vu passer la visite, ni d'avoir causé avec le médecin à ce moment-là, ni de l'avoir entendu dire à la surveillante de la lui faire amener dans son cabinet ; elle a oublié totalement y être venue, lui avoir parlé de ses étourdissements, s'être déshabillée pour se faire ausculter.

Le caractère rétrograde de ces amnésies nous paraît indiscutable. On pourrait soulever une objection. Lorsqu'on dit que l'amnésie comitiale commence et finit avec la période épileptique, on admet ainsi qu'elle peut comprendre, à l'occasion, la période d'aura prémonitoire de l'ictus. Mais cette période d'aura n'est pas indéfinie. Il est certain que des malades ont une aura qu'ils ignorent totalement ; constatée nettement par des tiers au début d'une attaque convulsive, l'existence de cette aura est effacée dans la mémoire du malade par l'amnésie comitiale qui, survenue théoriquement avec la perte de connaissance, empiète quelque peu sur la période préépileptique, de même qu'elle peut se prolonger dans les heures qui suivent l'accès, sous forme d'obnubilation post-épileptique. Mais l'aura ne dure pas toute une matinée. Elle n'est pas compatible avec l'exécution d'actes parfaitement sains. Et lorsqu'on voit, comme dans les cas cités par Alzheimer, l'amnésie rétrograde englober des périodes de une semaine, vingt jours et même un an et demi dans une série d'accès, on ne peut raisonnablement prétendre que ce soient là des périodes d'aura. L'amnésie rétrograde existe donc et porte sur des faits accomplis en état hygide, en parfaite conscience, qu'elle efface pour un temps plus ou moins long, parfois d'une façon permanente. Le sujet était-il inconscient quand il accomplissait ces actes, dont il a perdu complètement le souvenir? Certainement non.

Pareils faits sont gros de conséquences médico-légales. Un sujet peut avoir commis un crime véritable, et ce crime peut être compris dans une amnésie rétrograde survenue à l'occasion d'une prochaine crise d'épilepsie. L'expert, s'il se base sur ce seul fait que le coupable ne se souvient plus de son délit, peut conclure qu'il l'a accompli en état de crise et le déclarer irresponsable, alors qu'il mérite une punition ; ou il pourra conclure à la simulation s'il ne se tient pas sur ses gardes. Jusqu'à présent, il ne s'est pas présenté de cas d'amnésie rétrograde devant les tribunaux ; mais cela n'est pas impossible. Plus que jamais, nous assistons ici à la séparation de l'idée d'amnésie et de l'idée d'inconscience.

Si nous voulons résumer, en quelques lignes, tout ce que nous venons d'exposer, nous dirons :

1° *Toutes les fois qu'il y a perte de connaissance, il y a amnésie* (amnésie primitive) ;

2° *Toutes les fois que le souvenir est complètement ou incomplètement conservé, la perte de connaissance a été elle-même absente ou incomplète, et la conscience a subsisté en totalité ou en partie* (on a donné le nom d'*épilepsie de Saint* à l'épilepsie avec conscience plus ou moins conservée, sans amnésie) ;

3° *Toutes les fois qu'il y a amnésie, cela n'implique pas qu'il y ait eu perte de connaissance et altération de la conscience pendant l'accès* (amnésie secondaire, amnésie retardée) ;

4° *L'amnésie peut porter sur des faits conscients, non pathologiques, accomplis un certain temps avant un accès épileptique* (amnésie rétrograde).

De tout ceci, se dégagent deux notions importantes, à savoir :

1° *Que la conservation de la conscience n'est pas incompatible avec l'épilepsie, et que l'inconscience est un critérium attaquable ;*

2° *Que la conservation du souvenir est elle-même possible dans l'épilepsie, et que l'amnésie ne peut être invoquée pour établir si un acte a été accompli ou non avec conscience.*

Ce ne sont point hypothèses que tout cela. Nous nous sommes borné à tirer des déductions de faits scientifiquement établis, sans chercher pour le moment à expliquer ces anomalies apparentes. Ces données vont nous permettre d'étudier sans trop d'étonnement et de classer avec quelque méthode les faits eux-mêmes ; nous serons plus aptes à les comprendre et, armés de ces quelques principes, nous n'aurons pas cette tendance à l'incrédulité, qui fait rejeter par les ignorants, les non prévenus, des observations instructives et positives, malgré leurs apparences d'erreur.

---

# CHAPITRE II

## FORMES PSYCHIQUES ÉQUIVALENTAIRES

SOMMAIRE : A. *Formes avec excitation.* — § 1. Epilepsie criminelle et délictueuse. — Manie avec fureur. — Impulsions à l'homicide et au suicide. — Impulsions à l'incendie et au vol. — Exhibitionnisme. — Formes délictueuses multiples, — § 2. Epilepsie délirante simple avec excitation. — Manie épileptique simple. non délictueuse (manie, idées de persécution, épilepsie politique, manie épileptique religieuse). — Impulsions diverses non délictueuses (dipsomanie, onomatomanie). — Automatisme comitial ambulatoire (Fugues).

B. *Formes avec dépression.* — § 1. Stupeur comitiale. — Paralysie psychique. — Pauses de la conscience. — Stupeur épileptique proprement dite. — § 2. Narcolepsie épileptique.

C. *Doubles formes.* — Alternatives d'excitation et de dépression. — Folie circulaire.

**Formes psychiques équivalentaires.** — Le champ de l'épilepsie psychique est bien étendu, comme le démontre la richesse considérable de faits amassés dans ces dernières années par la pléiade italienne, Lombroso, Venturi, Tonnini, Frigerio, Maccabruni, Ottolenghi, Brancaleone, par Krafft Ebing, Kowalewsky, Laurent, pour ne citer que les principaux auteurs qui ont contribué à l'étude de cette question. Les formes ont été multipliées ; chacun leur a attribué une dénomination spéciale et personnelle ; de nombreuses classifications partielles ont été établies, toutes peu soucieuses les unes des autres ; aussi est-il bien difficile de se retrouver dans ce dédale de faits accumulés presque sans ordre.

Nous allons essayer d'apporter quelque méthode dans leur étude. La tendance générale de l'épilepsie est la production d'une agitation plus ou moins intense, se traduisant par des actes désordonnés, violents, impulsifs. Aussi s'est-on surtout occupé de ces délires dont les connexions sont étroites avec la criminalité, et a-t-on décrit avec soin des formes multiples que l'on faisait rentrer, avec Falret, dans deux groupes principaux : le grand mal intellectuel et le petit mal intellectuel. A côté de ces états avec agitation marquée, en existent d'autres où la tendance à agir se retrouve encore, mais se manifeste avec calme, avec tranquillité, donnant naissance à des délires encore impulsifs, mais moins tapageurs que les précédents. Ainsi les fugues, les impulsions au vol, à l'exhibition, etc.., qui s'accompagnent rarement d'actes véhéments. Mais si l'épilepsie se manifeste dans la grande majorité des cas par un délire expansif, quelquefois celui-ci fait place à un état de concentration tout à fait opposé, à une stupeur plus ou moins prononcée, d'une durée plus ou moins considérable, qui peut se manifester sous des formes diverses. Ces états d'agitation et de dépression peuvent exister seuls séparément pour représenter l'accès épileptique. Ils peuvent aussi se combiner, alterner et donner naissance à des formes doubles, rémittentes, à de véritables folies circulaires.

Ainsi, l'équivalent psychique de l'épilepsie se caractérise tantôt par de l'*excitation*, tantôt par de la *dépression*.

Les *formes avec excitation*, par une série d'intermédiaires insensibles, vont depuis une agitation légère, une simple suractivité, jusqu'à la surexcitation la plus violente, la fureur la plus terrifiante et la plus désordonnée. Dans cette sphère, la plupart des auteurs ont séparé les faits en deux groupes. Le premier comprend les accès dans lesquels le déchaînement de l'orage épileptique est poussé à ses dernières limites de violence et de soudaineté. C'est le *grand mal intellectuel* de Falret, la *manie épileptique furieuse* de certains auteurs, encore appelée *fureur épileptique ;* c'est le *délire hallucinatoire de persécution* de Krafft Ebing, l'*épilepsia psychica gravis* de Bessière, Engelhorn, Kowalewsky. C'est cette forme qui répond à l'idée que l'on se fait habituellement de la folie dans le gros du public, le fou étant l'être qui se livre à des actes incohérents, aussi dangereux qu'épouvantables.

Le second groupe, immense celui-ci, et aussi mal défini que le premier était précis, comprend tous les états épileptiques qui ne sont pas compris dans celui-ci. C'est le *petit mal intellectuel* de Falret, l'*epilepsia mitis* de quelques auteurs, l'*état hypnagogique avec angoisse* de Krafft Ebing, l'*état crépusculaire* des Italiens, l'*équivalent psycho-épileptique* de Samt.... Nous lui trouverions sans peine d'autres dénominations.

Ce groupe comprend, à côté des impulsions à l'homicide et au suicide, à côté d'états rentrant en plein domaine de la criminalité, à côté de l'impulsion au vol, à l'incendie, à l'exhibition..... etc..., la simple agitation maniaque, la simple surexcitation intellectuelle, se traduisant par une alacrité particulière de l'esprit ; à côté de courses folles, échevelées, ne connaissant aucun obstacle, l'automatisme comitial tranquille ; à côté du crime, du délit, l'acte non répréhensible ; à côté de l'excitation, la dépression ; de la manie, la stupeur. On est obligé de faire des efforts considérables avant de parvenir à s'orienter dans ce chaos de documents. Les *formes avec dépression* sont donc englobées dans ce même groupe, et confondues, décrites avec des états tout à fait dissemblables.

Pour plus de simplicité, nous décrirons successivement :

A. Les formes avec excitation ;

B. Les formes avec dépression ;

C. Les formes doubles, avec alternatives d'excitation et de dépression.

Le chapitre de beaucoup le plus important est le premier,

qui comprend des états devenant fréquemment l'origine d'interventions judiciaires et médico-légales. C'est lui qui comprend toute l'*épilepsie criminelle.* Nous nous appesantirons sur cette étude si intéressante, source de tant de travaux originaux, et qui a jeté quelque clarté sur des points encore obscurs de la psychiâtrie et de la criminalité.

La classification des formes multiples que nous allons envisager est particulièrement difficile à établir. Le défaut de concordance entre celles que l'on a déjà créées en trop grand nombre, vient du défaut d'unité de vues. Les unes sont basées sur la forme du délire, les autres sur sa couleur, d'autres sur les variations de la conscience, etc... Toutes sont également défectueuses, manquent d'ordre logique et de précision. Aussi ne tenterons-nous pas d'en édifier une nouvelle, faite des défauts de toutes les autres. Dans un but purement didactique, nous proposerons quelques divisions, d'un caractère un peu schématique, mais en faisant cette restriction que les formes simples que nous allons décrire restent rarement à l'état de pureté individuelle, s'épousent plus ou moins les unes les autres, en donnant naissance à des types mixtes, qu'il est difficile de placer dans tel ou tel groupe; c'est là le véritable obstacle à la facilité de la classification. A propos de chacune de nos divisions, nous tenterons de souligner les faits caractéristiques, importants au point de vue de la recherche des caractères ; nous nous attacherons surtout à montrer la diversité des états de conscience, à en faire une analyse minutieuse, car c'est la pierre d'achoppement de toutes les expertises, la source de toutes les objections soulevées au cours de l'instruction, de toutes les dénégations opposées aux affirmations des médecins experts.

A.— Dans le groupe des équivalents psychiques avec excitation, nous considérerons successivement :

§ 1. L'ÉPILEPSIE CRIMINELLE ET DÉLICTUEUSE. — Elle comprend un certain nombre de degrés que nous établirons comme il suit :

1. *Manie avec fureur.*
2. *Impulsions à l'homicide et au suicide.*
3. *Impulsions à l'incendie ou au vol.*
4. *Exhibitionnisme.*
5. *Formes délictueuses multiples.*

§ 2. — EPILEPSIE DÉLIRANTE SIMPLE AVEC EXCITATION. — Elle comprend divers degrés d'agitation n'aboutissant pas à la criminalité.

1. *Manie épileptique simple non délictueuse.*
2. *Impulsions diverses non criminelles.*
3. *Impulsion à voyager* (Fugues, Automatisme comitial ambulatoire).

B. — Dans le groupe des équivalents psychiques avec dépression, nous étudierons deux états :

§ 1. — *Stupeur.*
§ 2. — *Narcolepsie épileptique.*

C. — Le troisième groupe, des formes doubles, ne comporte aucune subdivision.

Entreprenons maintenant l'étude documentée de tous les états psycho-épileptiques que nous venons d'énumérer.

### A. — Formes avec excitation

§ 1. — ÉPILEPSIE CRIMINELLE ET DÉLICTEUSE. — La plus importante à connaître des épilepsies psychiques est sans contredit l'épilepsie criminelle ; elle forme un anneau de la chaîne qui relie la folie morale et le crime, et éclaire tout un côté jusqu'ici inconnu de la criminalité. Mais parce que beaucoup de crimes ont été, sont et seront commis sous l'empire de la terrible névrose sacrée, il ne faut pas en déduire que toute la criminalité se résume dans l'épilepsie. Ç'a été là un des plus graves torts de l'école d'anthropologie criminelle et de son chef Lombroso, et c'est à cette tendance par trop généralisatrice que l'on doit d'avoir suscité l'incrédulité de beaucoup, et d'avoir fait comprendre pour quelque temps encore dans le même ostracisme l'erreur et la vérité.

Un pas en arrière, une concession a été faite avec la théorie du criminel-né. Mais ici encore, si l'on admet que certains criminels soient une résultante monstrueuse de conditions antérieures accumulées, on ne peut assimiler complètement l'épileptique et le criminel-né. Que l'épileptique criminel soit un criminel-né, cela est fort possible ; ce qui est certain, c'est qu'il ne peut se dérober au crime ; c'est l'homme sinistre voué au mal. Cette tendance au crime, que l'on voudrait faire résulter uniquement de l'hérédité, est un état pathologique qui peut aussi être acquis, et n'en revêt pas moins le même caractère d'inéluctabilité que lorsqu'il résulte d'une prédisposition ancestrale. Le crime épileptique ne relève donc pas toujours de la criminalité native. L'étude de l'épilepsie a fait éclater au grand jour cette vérité longtemps méconnue : *que le crime peut résulter d'une maladie.*

Bien avant le succès d'incrédulité créé par les innombrables travaux des écoles d'anthropologie criminelle contemporaines, bien avant la proclamation hâtive de conclusions basées sur des recherches sincèrement scientifiques, mais sur des déductions trop promptes et trop hasardées, le même résultat avait été obtenu il y a quelques cinquante ans par la médecine aliéniste française. Mais, si Lombroso et ses disciples ont péché par excès de travail, à cette époque la médecine aliéniste péchait par ignorance. La psychologie pathologique et légale des épileptiques était parfaitement inconnue ; aussi pour justifier certains crimes manifestement dus au délire, on a créé et décrit avec complaisance des types morbides vraisemblables mais hypothétiques. Et ce n'est pas sans étonnement que l'on constate, à la lumière des travaux actuels que l'épilepsie méconnue et l'épilepsie larvée se trouvent avoir fait tous les frais des séduisantes théories de la monomanie homicide, de la folie instantanée et de l'aliénation transitoire, périodique, rémittente, instinctive ou impulsive ! Ces restrictions étaient nécessaires pour poser nettement la question et montrer que nous avons l'intention de ne donner droit de cité ici qu'à un groupe limité, tout à fait spécial de délits, commis sous l'influence évidente de la maladie, de la névrose sacrée, sans vouloir en rien les généraliser ultérieurement.

Pour plus d'ordre et plus de méthode, pour éviter les complications et les défauts d'une classification rarement exempte de critique, nous avons établi une série de groupes simples, espérant par là nous rapprocher davantage de la réalité, et nous rendre plus directement utile. Ici, comme en clinique, comme en médecine légale, il n'y a plus de types, il y a des cas particuliers qui doivent être directement examinés, chacun dans son histoire naturelle et dans les éléments fournis par une observation complète et détaillée. L'idéal serait évidemment de créer un type pour chaque cas isolé ; mais c'est là chose impossible.

1. *Manie avec fureur. Grand mal intellectuel.*— Cette forme d'épilepsie larvée est caractérisée par des accès de manie furieuse, qui surviennent sans cause appréciable et bouleversent l'organisme du malade. Elle a pour caractère d'apparaître brusquement et de disparaître de même. Quelquefois précédée de phénomènes précurseurs tantôt vagues et mal déterminés, tantôt assez caractéristiques pour constituer, soit pour le

malade, soit pour son entourage, un avertissement précieux, plus souvent elle débute brutalement, comme un orage dans un ciel serein, et son invasion est beaucoup plus rapide que celle des autres variétés de la manie.

Le malade devient tout à coup irritable ; sans occasion, au milieu du calme en apparence le plus parfait, il se prend d'un accès de colère furieuse contre les choses et contre les personnes, même contre celles qui lui sont chères ; il s'agite violemment, devient loquace, grossier, injurie toutes les personnes qui l'entourent sans paraître les reconnaître. Ses yeux brillent d'un éclat inaccoutumé et prennent une expression de férocité qu'il est impossible d'oublier quand on l'a observée une fois ; la face est congestionnée et couverte de sueur. Les idées se succèdent avec une grande rapidité. Le malade parle sans cesse, passe sans interruption par les séries d'idées les plus variées, et ses actes sont aussi désordonnés que ses paroles. Un trait particulier de cette agitation consiste dans la *violence* des actes commis. Les malades sont portés à frapper et à briser avec une sorte de rage tous les objets qui les entourent, à mordre, à déchirer, à crier sans interruption, à se frapper eux-mêmes avec un véritable acharnement la tête contre les murailles. Leur violence devient inouïe si l'on cherche à s'opposer à leurs mouvements ; leur force et leur résistance à la douleur devient extraordinaire, témoin le malade de Cavalier qui s'ouvre l'abdomen avec un couteau de poche, déroule son intestin grêle et le détache par fragments, pour ne mourir que le lendemain !

Cet état d'agitation poussée jusqu'à la fureur est quelquefois porté si loin, que les malades deviennent les plus dangereux de tous les aliénés, sont redoutés de tous, et ne peuvent être protégés et contenus qu'à l'aide des moyens coërcitifs les plus énergiques, tels que la camisole ou le séjour prolongé dans la cellule. Ils se livrent alors aux actes les plus terrifiants. Féré a vu un malade de Legrand du Saulle qui, enfermé dans une cellule, arracha jusqu'à la dernière pièce du parquet sans autre instrument que ses mains ! L'aspect de cet individu était véritablement tragique ; ses sourcils projetés par une contraction énergique des muscles donnaient à son regard étincelant une expression sauvage. Au milieu de sa fureur aveugle, ce malade répondait aux interpellations, lançait à chacun une objurgation appropriée. C'est, d'ailleurs, un caractère de la fureur épileptique, que les paroles prononcées par les malades sont en général beaucoup moins incohérentes que celles de beaucoup d'autres aliénés ; on est étonné de pouvoir suivre assez facilement la logique du délire, la série des idées exprimées. Les malades comprennent les questions qui leur sont adressées, ils y répondent d'une manière exacte ; ils s'aperçoivent de ce qui se passe autour d'eux. Le malade est capable de tout voir et de tout observer, et il sait choisir le moment convenable pour frapper à coup sûr, comme l'a bien prouvé la mort de Geoffroy, médecin de l'asile d'Avignon, qui est tombé sous les coups d'un épileptique furieux. Cette *incohérence moins grande* du délire et la netteté plus prononcée des idées pendant les accès de délire épileptique, sont d'autant plus curieux à signaler qu'elles contrastent singulièrement avec l'absence presque complète de tout souvenir de l'accès après sa cessation, *absence de souvenir* qui est un symptôme presque constant des accès de manie épileptique avec fureur.

Un fait également très remarquable, c'est la nature terrifiante des idées qui dominent ces maniaques, et la fréquence des hallucinations de même nature qui se produisent chez eux, hallucinations de l'ouïe, de l'odorat et surtout de la vue. Ces malades ont des visions presque continuelles ; ils voient des objets effrayants, des spectres, des fantômes, des assassins, des hommes armés qui se précipitent sur eux pour les tuer ; ils aperçoivent sans cesse des objets lumineux, des flammes, des cercles de fer, et, chose digne de remarque, la couleur rouge et la vue du sang prédominent fréquemment dans leurs visions. C'est poussés par ces hallucinations terrifiantes qu'ils commettent les crimes les plus épouvantables, dont l'atrocité ne peut être dépassée. En général, cet état ne dure que quelques heures ; mais, même lorsque les accès sont courts, l'état général paraît grave. Sous l'influence des vociférations permanentes et des mouvements violents, de l'excitation psychique et physique, la langue se dessèche, la voix devient rauque ou éteinte, la peau est couverte de sueur, la température s'élève légèrement. Quelquefois, cependant, la fureur épileptique dure une journée entière et même plusieurs jours. Alors la température peut s'élever jusqu'à 39° et 40°.

La cessation de ces accès est habituellement aussi brusque que l'a été leur invasion. En quelques heures, quelquefois même plus rapidement, ces maniaques reviennent presque sans transition à leur état normal. C'est à peine si, dans quelques cas, ils présentent une courte période de légère stupeur ou de torpeur physique et morale avant le retour complet à la raison. Ils guérissent de leurs accès comme on sort d'un rêve; ils se réveillent comme à la suite d'un cauchemar pénible, en ne conservant aucun ou presque aucun souvenir des faits qui ont eu lieu pendant toute la durée de la maladie.

Un autre caractère également très important de la manie épileptique, c'est la *ressemblance absolue* de tous les accès chez le même malade, non seulement dans leur ensemble, mais encore dans chacun de leurs détails. Le malade, à chacune des périodes de chaque nouvel accès, procède à la reproduction d'un même cliché photographique, en exprimant les mêmes idées, proférant les mêmes paroles, se livrant aux mêmes actes, éprouvant, en un mot, chaque fois, les mêmes phénomènes physiques et moraux.

Ces équivalents intellectuels peuvent se présenter chez des

sujets qui n'éprouvent dans l'intervalle aucun trouble psychique et dont le caractère égal contraste avec la violence de leurs paroxysmes. Ils surviennent à des intervalles plus ou moins éloignés, et lorsqu'ils se reproduisent avec fréquence, ils entraînent une déchéance intellectuelle rapide, tout comme la répétition des attaques ou des vertiges.

En résumé : délire hallucinatoire d'une extrême intensité surgissant avec brutalité, avec idées assez coordonnées, actes d'une violence inouïe, cessation brusque, amnésie et répétition d'accès toujours semblables, sont les caractères essentiels de la manie épileptique avec fureur.

Voici quelques exemples assez typiques de cette fureur :

Observation I. (Lasègue 145). — Un maréchal-ferrant est occupé avec son compagnon à ferrer un cheval. Tout à coup, sans provocation, il frappe à coups redoublés sur la tête de son camarade, qui tenait le pied de l'animal ; il s'acharne sur lui : on l'arrête ; on lui demande pourquoi il a frappé. Il répond qu'il ne pouvait sentir cet ouvrier, qu'il avait voulu s'en débarrasser. Il prétend que les querelles entre eux se renouvelaient chaque jour, qu'il lui créait des difficultés incessantes. Informations prises, il n'y avait pas un mot de vrai : je fus chargé de l'examiner, et déjà frappé par la rage avec laquelle les coups avaient été portés, par cet acharnement tout particulier aux épileptiques, je dirigeai mes recherches dans ce sens....

Cet homme, enfermé à Mazas, ne présenta aucun trouble, si léger qu'il pût être, pendant quinze jours. Tout à coup il est pris d'un accès de délire d'une violence inouïe ; ses forces sont décuplées ; il démolit le plancher de sa cellule avec ses mains, il émiette le ciment très résistant avec lequel sont jointes les briques qui forment les voûtes de chaque étage, il creuse un trou assez large pour qu'il y puisse passer et il tombe dans la cellule située au-dessous de la sienne. Il se précipite sur le détenu qu'elle renferme et se met à l'assommer de coups ; une lutte s'engage ; les surveillants accourus ont la plus grande peine à le maintenir. Pendant 7 jours il reste dans un état de délire continu dont la violence ne peut être comparée qu'à celle des accès les plus aigus de delirium tremens. C'était une attaque épileptique.

Observation II. (Kowalewsky 137).— S.., 36 ans, marié, était écroué en prison par arrêt du tribunal. Le cinquième jour de sa réclusion, le soir, S... sentit l'approche de l'attaque d'épilepsie dont il souffrait depuis longtemps ; ayant chaud il demanda à boire, mais on ne lui donna pas d'eau. S... perd alors connaissance, et ne se souvient plus de rien ; quand il revient à lui, il se sent ligotté et meurtri de coups. Voici ce qui s'est passé : S... partageait la chambre avec un autre accusé B... Ils ne se querellaient pas et jusque-là avaient vécu en bonne intelligence. Quand S... eut soif, il demanda à boire et en même temps s'étendit sur son lit. Tout à coup il saute à bas du lit, et se met à courir dans la chambre ; il arrache le pied du lit et roue de coups le malheureux B... Puis il le saisit à la gorge pour l'étrangler. Aux cris de B... les gardiens accourent et le délivrent. Quelques minutes après, S... passe dans une cellule voisine et bat l'accusé P... qui dormait et contre lequel il n'avait aucun grief. Alors on isola S.. et on l'enferma seul. S... démolit la cloison qui sépare sa chambre de la chambre voisine, où il pénètre après s'être armé de deux pieds de lit. Il y trouve une femme inconnue, R..., se rue sur elle et se met à la battre avec une férocité inouïe. Il lui tord les bras et lui fait six blessures à la tête... Revenu à lui, il ne se souvient de rien.

La mère et la sœur de S... déposèrent qu'il souffrait dans l'enfance d'attaques d'épilepsie convulsive, qui cessèrent pour quelque temps pour se renouveler quatorze ans après. Il avait plusieurs attaques par mois. Dans les intervalles, il était bon travailleur. Après l'attaque, la mémoire était abolie.

Observation III.—(Kowalewsky 137) B... paysan, marié ; ne sait pas lire ; pas de syphilis, pas d'alcoolisme. Homme franc et honnête, ni rusé, ni dissimulé, ni effronté, ni insolent. Caractère doux, tranquille docile, soumis, obligeant. Antécédents héréditaires négatifs.

Un dimanche matin, il était chez lui. Etaient présents, sa femme, ses trois enfants et l'amie de sa femme, la nommée D... Tout à coup B.., qui jusqu'à ce moment ne s'était fait remarquer par rien d'anormal, sans faire aucune attention à sa femme et aux enfants, s'élance sur la femme D... pour consommer le crime d'adultère. Il se met à ses genoux, rampe à ses pieds, la supplie d'accéder à son désir passionné. D... refuse. B... s'adresse alors à sa femme et exige sur place une satisfaction complète et immédiate. Nouveau refus. Alors B... fait un pas en arrière, s'affaisse en poussant des gémissements ; sa face blémit. Les deux femmes s'enfuient, les enfants restent. B... se relève, commence à briser les vitres, à déchirer ses vêtements ; il saisit un enfant de trois ans qu'il aimait beaucoup et le jette dans le poële allumé. Trois robustes paysans ne peuvent venir à bout de B..., qui est cependant chétif et de petite taille. Il lance sur tout le monde de l'eau bouillante. Son air est si terrible qu'on a peur de le désarmer, On n'en peut venir à bout que par la ruse. B... revenu à lui, ne garde aucun souvenir de ce qu'il a fait. Avant cet accès, B... n'avait eu ni attaques convulsives, ni vertiges; plus tard j'ai observé chez lui une attaque d'épilepsie convulsive.

Tels sont ces accès de fureur dont la durée est bien moindre que celle des accès de manie ordinaire. Mais leur durée est bien plus considérable que celle des accès convulsifs ordinaires. Il semble que la décharge épileptique se fasse plus rapidement par les convulsions que par le délire.

2. *Impulsions dangereuses* (*homicide et suicide*). — La psychopathie épileptique peut parcourir toute la gamme maniaque. Ici nous la retrouvons sous forme de délire violent, accompagné d'angoisse, d'idées de grandeur, le plus souvent d'idées de persécution ou d'idées religieuses, d'impulsions à l'homicide, au suicide, se déroulant au milieu des états de conscience les plus divers. Souvent abolie, avec amnésie complète, la conscience n'est que partiellement altérée dans d'autres circonstances. Le malade agit alors dans un état d'obnubilation intellectuelle prononcée, qui lui permet l'action sans permettre à la conscience ou à la volonté de s'y opposer ; il flotte comme dans un rêve ; ses idées vont à la dérive et il met ses actes en harmonie avec elles. Ce sont les *états hypnagogiques* de Krafft-Ebing, les *états crépusculaires* d'Ottolenghi, qui s'accompagnent d'une persistance incomplète du souvenir. Celui-ci souvent vague, indéterminé, ne porte que sur des fragments du délire, sur certains épisodes, certains actes que le malade se rappelle alors en partie; souvent encore,

malgré la semi-conscience, le souvenir des actes accomplis ne persiste nullement.

Sous le nom de *second état épileptique*, Ottolenghi (196) comprend les cas dans lesquels l'état crépusculaire se prolonge longtemps. Le malade se trouve alors dans une sorte de second état, dans lequel il a conscience de tout ce qu'il fait, et en conserve le souvenir ; mais il n'agit plus comme à l'état normal, il commet une série d'actes immoraux pour ainsi dire continus, plus ou moins évidemment morbides. Dans cet état, avec persistance de la conscience mais absence de discernement, se produit une décharge d'immoralité telle qu'un individu, auparavant vierge de tout acte délictueux, ne commet maintenant plus, pendant une certaine période, que des actes immoraux dirigés contre les personnes ou les choses.

Le délire peut survenir brusquement, et être immédiatement accompagné des actes qu'il commande. Mais souvent aussi il débute par une période prodromique, pendant laquelle le malade s'appartient encore un peu et résiste, avec assez de succès, aux impulsions maladives qui l'assaillent. Une idée fixe surgit dans son esprit, le poursuit, le pousse à l'acte qui va être commis tout à l'heure, et qui aura l'air d'avoir été raisonné, prémédité, accompli de sang-froid. Ainsi, tantôt impulsion subite, violente, suivie de près par le délire des actes ; tantôt impulsion plus paresseuse, mais prolongée.

Maudsley en trace le tableau suivant :

Au milieu d'une grande confusion d'idées, s'élèvent des accès subits de fureur. Sans motif, les malades deviennent tristes et moroses, en proie à une profonde anxiété : ils sont facilement irritables, se plaignent des défaillances de leur mémoire ; leur tête est lourde, pesante ; les idées leur échappent ; ils se sentent changés et ne sont plus ce qu'ils étaient jadis. Une force supérieure s'est emparée d'eux, invincible, fatale, à laquelle ils ne peuvent se soustraire et qui leur commande des violences atroces. Ils quittent leurs affaires, vaguent dans les rues, poursuivis par leurs idées noires, tout leur être englouti dans un sentiment d'inquiétude et d'effroi. L'esprit ainsi monté, ils accusent leurs amis d'hostilité ; des idées de persécution s'emparent d'eux, et c'est alors qu'ils commettent crimes, vols, incendies, homicides, détruisant autour d'eux les objets inanimés, aussi bien que les êtres. D'autres se suicident pour se soustraire à cet état intolérable ; d'autres se précipitent avec fureur sur les malheureux que le hasard a mis sur leur chemin ; la violence une fois commise, ils éprouvent un soulagement subit ; la vague inquiétude et l'incohérence des idées disparaissent. Ils reviennent à eux plus ou moins complètement, conservant encore parfois un certain degré d'excitation pendant lequel ils ont plus nettement conscience de leurs actes. Au moment de ce retour à la normale, leur mémoire peu sûre est embrouillée comme après un cauchemar. Alors, tantôt ils nient les faits accomplis, tantôt ils parviennent à les reconstruire partiellement, à les reconnaître, pour les oublier et les nier plus tard de la meilleure foi du monde ».

Cette mémoire vague des faits accomplis, ces souvenirs incertains, cette inexactitude d'appréciation des actes ont été et sont encore pris souvent, mais à tort, pour de la dissimulation ; elles existent réellement et caractérisent cet état pathologique qui rappelle le réveil au sortir d'un songe pénible. Les mobiles principaux de l'accès échappent au malade ; aussi les voit-on parfois réfuter d'abord les faits imputés, pour se souvenir plus tard de quelques détails d'abord oubliés.

L'état de la conscience peut donc passer par tous les degrés au cours de l'acte épileptique : tantôt absente, tantôt assez présente pour assister impuissante au déchaînement des passions de la bête féroce, dans un anéantissement complet de la volonté. L'état du souvenir marche à peu près parallèlement, tantôt effaçant toute trace du terrible délire, tantôt le laissant subsister par parcelles ou dans sa totalité, en présence de l'effarement complet de la conscience maintenant normale, qui se demande, hébétée, comment elle a permis de tels actes. Aussi le crime épileptique revêt-il des aspects multiples, qui se déroulent autour d'un élément central, l'impulsion, l'enchaînement de la volonté, qui se soustrait à l'action de la conscience normale. Et pour qui ne peut démêler ce fonds impulsif, ce caractère fatal de l'acte maladif, ce dernier prend l'aspect du crime le plus horrible, le mieux ourdi, le mieux préparé, le mieux exécuté.

Cependant quelques caractères généraux, mais non absolus, sont capables de faire reconnaître le délit épileptique. Legrand du Saulle les résumait ainsi : « Absence de motif ; absence de préméditation ; instantanéité et énergie dans la détermination des actes ; férocité dans leur exécution ; développement d'une violence insolite et multiplicité des coups ; aucune dissimulation dans l'attentat, et aucun soin de se cacher après le méfait ; indifférence absolue ; absence de tout remords ; oubli ou réminiscences confuses et partielles ; absence de complices ».

Cette doctrine, vraie jusqu'à un certain point, ne possède pas la valeur absolue que l'on serait tenté de lui attribuer et ne peut être acceptée sans de nombreuses et importantes restrictions que nous signalerons chemin faisant. En ce qui concerne notamment, l'absence de motif et l'absence de préméditation, une foule de faits paraissent venir à l'encontre d'une pareille manière de voir. Rien n'est plus difficile que de saisir le moment exact où l'épileptique change de conscience, où il entre dans cette condition seconde de Azam, où il se livre aux actes en apparence les plus conscients et cependant les plus étrangers à la perception saine de son moi normal. C'est faute de tenir compte de ce changement subit de la conscience que rien ne rend palpable, que rien ne vient déceler à l'observateur, que l'on commet les plus déplorables erreurs en laissant peser sur un pauvre déséquilibré le poids d'une lourde responsabilité criminelle. Certainement, la plupart du temps les actes morbides sont accomplis avec conscience, mais avec une conscience nouvelle, vermoulue, minée de toutes parts, le plus souvent complètement extérieure, étrangère à la conscience normale. Ce n'est plus le moi qui agit, c'est l'autre, c'est la bête, la bête humaine. Zola a décrit d'une façon magistrale cet état de maladie de la conscience, a suivi l'évolution du mal dans son héros Jacques, de la « Bête humaine ». Il nous fait assister à l'envahissement lent de l'être par cette impulsion fatale, devant laquelle il se sent d'une faiblesse d'enfant, à laquelle il résiste à grand'peine, à laquelle il finit par céder. La vie tourmentée de son pauvre mécanicien, avec le réveil périodique de son instinct de férocité maladive, est un modèle de criminalité épileptique.

Le crime épileptique, suivant les conditions où il est commis, revêt plusieurs modalités. Nous en relèverons quatre principales, que nous décrirons successivement :

*a*) L'acte surgit brusquement, inattendu. C'est une fureur subite, inexpliquée, illogique, dont la soudaineté rappelle celle de l'attaque convulsive, et au cours de laquelle l'homicide, le suicide, sont accomplis avec une rapidité s'opposant à toute intervention secourable.

Ainsi le maréchal-ferrant de Lasègue, qui se met tout à coup à écraser de coups de marteau la tête de son camarade.

*Homicide.*— Ainsi les malades dont les observations suivent :

Observation IV (Morel, 185). — F..., 24 ans, faillit tuer un de ses camarades avec un pilon de pharmacie. On le voyait tour à tour gai et prostré. Irritable, plusieurs fois il avait commis des violences soudaines. Ses souvenirs, à cet égard, étaient très vagues, et, le premier à déplorer ces agressions irrésistibles, il s'en défiait et s'isolait volontairement. Un jour, passant près du seul ami qui lui restât dans la fabrique où il travaillait, il l'embrassa avec effusion de larmes, puis il alla s'asseoir à sa place. Un moment après, repassant derrière lui, il lui assène un coup terrible jugé d'abord mortel, mais qui ne le fut heureusement pas. Dans la prison, le meurtrier, impassible et sans remords, paraissait n'avoir gardé aucun souvenir de son méfait. On constate des vertiges nocturnes. — La famille comptait des aliénés, des apoplectiques, des épileptiques.

Observation V (Legrand du Saulle, 149). — Un garçon crêmier assassine son meilleur camarade, rue Saint-Roch, à Paris, et lorsque je l'interroge, il ne se souvient de rien ; il demande où il est, ignore ce qui s'est passé, et ne se rend compte de rien. Il réclame la visite de son camarade et lui écrit une lettre très affectueuse. Il est tellement troublé et malade, qu'on arrive à lui cacher pendant longtemps le meurtre dont il est l'auteur. Cet épileptique, sous l'influence du bromure de potassium, est rétabli au bout de trente mois, quitte l'asile Sainte-Anne et est rendu à sa famille.

Observation VI (Kowalewsky, 137). — V..., 38 ans. Homme d'une haute stature et d'une vigoureuse constitution, marié, aime beaucoup sa femme, qui lui rend son affection. Caractère bon, doux, aimable. Un jour, sans aucun prétexte, V... tue sa femme, et cela, de la façon la plus atroce : tout le corps est défiguré, crâne brisé, côtes fracturées en masse, foie et autres organes en bouillie. Le meurtre accompli, il s'endort d'un sommeil tranquille. Au réveil, il ne se rappelle rien. On me l'envoie à l'asile. Pendant toute la durée de son séjour à l'asile, V... ne se souvient pas de son crime. En Cour d'assises, on amène V... Il est émotionné, excité, pris de fureur. Chose remarquable, à ce moment il raconte le crime tel qu'il est décrit dans le procès-verbal, et ajoute même quelques détails... On a à peine le temps d'appeler les gardiens qu'une violente attaque de fureur se déclare. On ligotte V... avec peine, on le ramène à l'asile. Il s'endort, et, au réveil, ne se rappelle ni son interrogatoire, ni sa déposition.

Observation VII (Kowalewsky). B..., enfant naturel, délaissé dès son enfance. Santé toujours faible ; intelligence peu développée ; souffre depuis des années d'attaques épileptiques. Dans les périodes de lucidité, il était aimé de ses camarades pour sa douceur et sa bonhomie. Un jour, après avoir bu un peu de vin, il va rôder dans les environs. Il trouve un homme endormi. A l'instant même, il a un désir irrésistible de le tuer. Il prend une pierre et fracasse la tête au malheureux. Lui-même s'endort à côté de sa victime. Amnésie.

Observation VIII (Legrand du Saulle). — Phil. V..., 20 ans.

*Antécédents héréditaires.* — Père atteint de manie furieuse. Interné dans un asile parce qu'il avait failli étouffer, dans une de ses crises, son plus jeune enfant et sa femme.

*Antécédents personnels.* — Bonne santé. Il est interné en mai 1867 pour avoir assassiné un paisible père de famille qu'il n'avait jamais vu auparavant. La veille du crime, Philibert V... avait travaillé comme de coutume. Il s'était levé, le matin du crime, très exalté ; s'était habillé avec bruit, avait injurié sa mère, puis il s'était emparé d'un couteau de cuisine et avait tué la première personne qui s'était présentée à lui. Il n'a gardé aucun souvenir de son acte lorsqu'il a repris l'usage de sa conscience.

Placé dans un service d'aliénés, il paraît doux, raisonnable, très honnête, et s'étonne fort d'être interné. La mère du jeune homme, interrogée, affirme qu'il est sobre et travailleur. Parfois, pourtant, il est original, bizarre, irascible et fait volontiers des « coups de tête ». Par exemple, il disparaît pendant vingt-quatre heures, et de la meilleure foi du monde, il ne peut dire, ni où il est allé, ni ce qu'il a fait, ni où il a couché, ni ce qu'il a mangé. A son retour, il se remet à travailler comme si rien ne s'était passé d'anormal. Traité par le bromure de potassium, quitte l'asile très amélioré.

Observation IX (Kowalewsky). — V...., soldat, entre de lui-même à l'hôpital. Il disait que sa tête était en feu, que son corps brûlait. Il accusait une faiblesse générale. Après un séjour de quelques heures à l'hôpital, V... tente de s'évader quoiqu'il y soit entré de son plein gré. Il vole ses vêtements, et ce n'est que le lendemain qu'on le retrouve à l'église, priant avec ferveur. Après sa réintégration, on redouble de surveillance. Pendant quatre jours, on observe des vertiges avec et sans perte de connaissance. V... était en général tranquille, affable et prévenant envers son gardien. Le soir du cinquième jour, le gardien invite le malade à souper dans sa chambre. V... s'y rend, prend une pomme de terre ; mais, au lieu de la manger, il saisit un couteau et en un clin d'œil porte au gardien cinq coups de couteau dont l'un était mortel. V... s'enfuit dans la rue, tout ensanglanté. Deux surveillants accourent aux cris du gardien mourant. Quand ils veulent saisir V..., celui-ci, en se défendant avec le couteau, se fait deux blessures. Ligotté et ramené, V... disait d'abord que le gardien voulait l'étrangler et qu'il l'avait tué en se défendant. Mais il perdit bientôt tout souvenir de son crime. Grand fut son étonnement quand il apprit le lendemain ce qui s'était passé.

*Suicide*.— Au lieu de se livrer à des voies de fait sur autrui, le malade peut brusquement, sans que l'on s'y attende, diriger contre lui-même une arme meurtrière, ou tenter le suicide par les moyens les plus divers.

Observation X (Magnan 165). — Edmond P..., 21 ans, en novembre 1877 se perce la poitrine de trois coups de tire-point, sous l'influence d'un vertige. En août 1879, se promenant sur la place de la Bastille, tout à coup, au milieu de la foule, sans se préoccuper des gens qui l'entourent, il entr'ouvre sa chemise et se plonge son couteau dans la région précordiale ; porté dans une pharmacie, il revient à lui, et se voyant blessé et couvert de sang, il demande avec étonnement ce qui s'est passé. L'année suivante, il fait encore en public deux tentatives dans les mêmes circonstances. Un autre jour il frappe un camarade placé à côté de lui. Il ne conserve aucun souvenir de ces différents actes.

Un autre malade se jette dans la Seine ; d'autres se précipitent par la fenêtre. Une femme D... avale un jour des épingles sans s'être jamais souvenue de son acte ; une autre avale à deux reprises différentes de l'eau de cuivre et une préparation de strychnine. Un autre malade, cité encore par Magnan, au lieu d'accomplir son acte avec brusquerie, l'exécute tranquillement, combine avec une sage lenteur sa préparation, avec toutes les allures d'un phénomène somnambulique. Une voisine, l'entendant remuer et n'osant sortir de chez elle, regarde à travers le trou de la serrure et aperçoit Alfred (c'est le prénom du malade), qui plantait un clou sur le palier. Il va ensuite chercher une ficelle, et se pend en montant sur une chaise. La voisine, atterrée, se met à crier, les locataires interviennent et coupent la corde. Le soir, à Sainte-Anne, le malade interrogé répond : « Comment voulez-vous que je sois assez bête pour me pendre devant la porte quand il eût été si facile de se pendre chez moi ». Comme il portait encore autour du cou le sillon parcheminé caractéristique de la pendaison, et qu'il n'y avait pas à douter de la sincérité de ses renseignements, G..., sans se déconcerter, attribuait de très bonne foi cette marque au rasoir de son barbier, qui l'aurait coupé sans qu'il s'en aperçût.

On le voit, l'acte criminel de l'épileptique n'est pas toujours instantané. Si souvent le malade se rue sur la victime que le destin a placée sur ses pas, quelquefois il lui arrive de la suivre, de choisir son moment, ou même de se livrer à plusieurs poursuites, abandonnant successivement une victime pour une autre, jusqu'à ce qu'il cède à son instinct criminel. Ainsi était l'assassin Thouviot, pareil au Jacques de la *Bête humaine*.

Observation XI (Legrand du Saulle, 151). — Thouviot, né en 1851 d'une femme dissolue, hystérique. Il a à des intervalles réguliers le prurit de tuer quelqu'un. Ces crises durent de un à trois jours ; pendant ce temps, il est nerveux, irascible, vibrant, incapable de se maîtriser et prompt à commettre un acte violent.

En juin 1874, pris de son accès, il quitte sa maison, erre à travers les rues, achète une serpette, et va coucher avec une prostituée. Au moment de l'immoler, il songe que l'on pourra croire que son crime avait le vol pour mobile, et il se retient. Il sort. Il reprend son vagabondage à travers les rues, décidé à frapper la première personne qu'il rencontrera ; il cache la serpette ouverte dans la poche de son pantalon. Deux heures après, il entre dans un petit restaurant, prend une plume, et pendant qu'on lui prépare son repas, qu'il avale machinalement, il écrit : « que son destin est d'être emprisonné et de mourir sur l'échafaud, qu'il va commettre un crime parce qu'il ne peut résister ». Mais il ne sait pas s'il doit tuer la dame de comptoir ou la servante. Il se décide pour une jeune fille qui travaillait, prend un grand couteau et le lui enfonce dans le cœur. — Les aliénistes chargés de l'examen médico-légal (Bergeron, Blanche et Lasègue) le reconnurent irresponsable, mais ne pensèrent pas à l'épilepsie. Ils avaient fait le diagnostic de délire par accès avec impulsion homicide. Seul, un examen ultérieur et minutieux de M. Legrand du Saulle à Bicêtre établit le diagnostic d'épilepsie larvée, adopté par Berthier et Falret, et pleinement confirmé plus tard par des accidents et des manifestations somatiques du mal caduc. Thouviot se pendit au cours d'un accès.

Absolument analogue est l'histoire du malheureux Papavoine. C'était vers 1824 ; un nommé Papavoine, errant dans le bois de Vincennes, avait suivi une mère qui promenait ses deux enfants ; il s'était jeté sur les enfants et les avait poignardés tous les deux. On a cherché avec soin quel mobile avait pu l'animer : il ne connaissait pas cette femme et avait toujours eu, d'ailleurs, une conduite irréprochable. Cependant, lorsqu'il est venu en Cour d'assises et que son avocat a plaidé l'irresponsabilité, en alléguant qu'il avait eu un moment de folie, la thèse a paru trop jeune, et Papavoine a été exécuté. Mais maintenant que nous connaissons mieux les actes de cette nature, nous sommes certains que cet homme avait obéi à une impulsion épileptique (Brouardel).

Les impulsions sont chez le même malade, tantôt homicides, tantôt suicides.

Observation XII (Semelaigne). — X..., 50 ans. Remarié, bel homme, intelligent. Un jour, on doit dîner à Versailles. Sa femme, déjà prête pour partir, attend son mari. Celui-ci, en retard, entre furieux dans la chambre de sa femme, criant, hurlant, se frappant la tête contre les murs et proférant ces mots : « Je vais me tuer». Une heure après il se jette aux genoux de sa femme, implore son pardon et lui fait les protestations les plus tendres. A quelque temps de là, second accès, dans la nuit. M. X..., près du lit de sa femme qui s'éveille, pousse d'affreux hurlements ; il se roule par terre, menace de la tuer et de se détruire lui-même. Il va chercher un poignard ; sa femme se barricade ; il menace alors de se tuer. Puis la crise cesse brusquement. — Scène identique pendant une promenade à cheval au Bois de Boulogne. — De fréquentes scènes de violence se reproduisent, au cours desquelles X... aurait immolé sa femme si celle-ci ne se fût soustraite à sa rage par la fuite.

Le dénoûment approchait ; un matin il va à Paris, fait ses affaires comme de coutume, rentre morose, grondeur. Il dîne néanmoins ; mais, tandis que silencieusement assis devant le feu, il savourait une tasse de café, il se lève, va à toutes les portes où il s'imagine qu'on l'écoute, puis, pâle comme la mort, revient vers sa femme qu'il invective et saisit par les cheveux. Prévenus et au guet, les domestiques accourent : « Soyez témoins, s'écrie-t-il, que je vais me tuer ». Là-dessus, il rentre dans son cabinet ; une détonation se fait entendre ; on trouve ce malheureux renversé sur son fauteuil et privé de connaissance. Il s'était suicidé. Le diagnostic porté avait été celui de vertiges épileptiques.

Les impulsions si violentes auxquelles nous venons d'assister sont irrésistibles. Parfois le malade en sent l'approche et conserve assez de sang-froid pour exiger que l'on prenne les précautions nécessaires.

Observation XIII (Gal, cité par Esquirol, 89). — Un paysan souabe, âgé de 27 ans, était sujet, depuis l'âge de 8 ans, à de fréquents accès d'épilepsie. Il éprouve depuis deux ans, au lieu de ses attaques anciennes, un penchant inévitable pour le meurtre. Sentant monter l'accès, il demande qu'on l'attache. « Lorsque cela me prend, dit-il, il faut que je tue, que j'étrangle, ne fût-ce qu'un enfant... Ma mère, s'écrie-t-il parfois d'une voix terrible, sauve-toi, ou il faut que je t'étouffe ». Etant lié, il souffre beaucoup, se tord, et sa physionomie prend une expression d'épouvante. Pendant l'accès, il conserve le sentiment de sa propre existence ; il sait parfaitement qu'en tuant il se rendrait coupable d'un délit. L'accès dure deux jours. Remis en liberté, le malade se félicite beaucoup de n'avoir tué personne.

On voit par là de quel caractère d'irrésistible fatalité est empreinte l'impulsion épileptique. Si le plus souvent elle est aidée dans son déchaînement par les altérations de la conscience, souvent aussi celle-ci est intacte, et la psychose épileptique n'est plus une maladie de la conscience, mais une *maladie de la volonté,* toujours amoindrie dans des proportions considérables, quand elle n'a pas complètement sombré comme dans l'automatisme pur.

*b*) Nous venons d'assister au crime s'élevant soudain comme une tempête, sans que rien le fasse prévoir, sans cause permettant de l'expliquer, sans motif suffisant pour nous donner sa raison d'être. C'est un acte inattendu, inutile, inexplicable, surprenant brusquement l'individu comme l'attaque d'épilepsie ordinaire, et venant un moment interrompre plus tragiquement encore le calme de son existence. Mais si la crise d'épilepsie survient souvent inopinément, sans cause, elle peut aussi être rappelée par une cause irritante quelconque, une émotion vive, un chagrin, un rien. De même, la crise d'épilepsie criminelle peut être provoquée par une irritation de même nature, une discussion, une querelle, une contrariété. Et comme alors l'acte suit de près une provocation, comme il reconnaît une cause, le malade, dont la conscience vient cependant de faire naufrage à l'instant même où il commence à commettre ses violences, semble avoir obéi à un mobile, avoir agi volontairement. Ses actes prennent une couleur d'intention, de volonté que l'on sera peu tenté d'assimiler aux caractères habituels des actes épileptiques.

La conscience subit encore ici ses habituelles variations. Tantôt annihilée, elle persiste dans d'autres circonstances plus ou moins intacte, donnant aux actes accomplis une physionomie de plus en plus intentionnelle, sur laquelle il ne faut pourtant pas se méprendre. La conscience et le souvenir peuvent varier qualitativement et quantitativement, mais l'atteinte énorme à la volonté toujours au fond, présidant à l'impulsion, permettant le délire des actes. Mais le fait important, c'est que l'acte a un point de départ, un motif qui a agi pour provoquer le déclanchement du délire. Tantôt ce motif est palpable : c'est une querelle, une rixe ; tantôt il réside dans des idées de persécution ; tantôt des hallucinations de la vue, de l'ouïe, parfois dans un véritable délire religieux qui pousse le malade à exécuter certaines actions. Nous allons donner quelques exemples de ces diverses catégories :

Observation XIV (Legrand du Saulle, 151). — B... W. F..., âgé de 27 ans, secrétaire particulier de Lord X..., congédié par celui-ci pour son irascibilité et des inexactitudes de service, déchargea sur lui un revolver. Par bonheur le coup fut perdu. Arrêté à Paris, il ne se rappelait pas l'acte, et se félicita de ne pas avoir blessé le Lord, qu'il estimait beaucoup.

L'examen médical fait par Legrand du Saulle, établit la probabilité du diagnostic d'épilepsie, ultérieurement confirmé par les médecins anglais qui purent observer et assister le malade en d'autres circonstances.

Il s'agit bien là d'un acte violent, incontestablement épileptique, suivi d'amnésie absolue et motivé par le dépit éprouvé par le malade en recevant son congé.

Observation XV (De Mattos 179).— R.., trompant la vigilance des personnes qui le gardaient, et désirant des consolations spirituelles, se présente au presbytère de Loupé et demande de parler au curé. La domestique répond que le curé est à l'église. R... entre dans l'église, frappe au confessionnal, où il rencontre le prêtre, et lui demande les consolations qu'il désire. Le prêtre, qui ne l'attendait pas, l'invite à se retirer. R... insiste ; le curé sort du confessionnal en le menaçant d'appeler un garde. R... le suit, et n'obtenant d'autres réponses à ses instances, il tire de sa poche une serpette et frappe le prêtre avec une telle violence qu'il détermine une hémorragie mortelle.

Observation XVI (Kowalewsky). — O.... Père et frère alcooliques. Alcoolique lui-même. A des attaques d'épilepsie convulsive depuis son enfance. Le malade se prend un jour de querelle avec le nommé P... qu'il frappe ; puis il s'enfuit. P... se lance à sa poursuite avec d'autres personnes. Arrivé chez lui, O... s'empare d'un pieu et se jette sur P... qu'il étend à ses pieds, assommé. Puis O..., brandissant son pieu, crie : « Venez tous, que je vous tue ». Ensuite, il prend un bâton plus petit, en disant : « Il faut que j'en finisse », et se met à rouer de coups P... déjà immobile. Il le frappe avec son bâton, à coups de bottes ; puis, il le saisit par les cheveux, le traîne à 60 mètres de là sans cesser de le frapper et de le piétiner. Personne n'ose bouger autour de lui. En fin de compte, il abandonne sa victime, se dirige vers la rivière, prend un bain, va chez sa sœur, s'assied à table et s'endort tranquillement. Au réveil, il ne se souvient de rien.

Observation XVII (Ottolenghi 196) — Vill... a le crâne gros, arrondi (type de Néron) ; ultra brachicéphale. Face asymétrique, sinus frontaux saillants : zygomes développés, mâchoire inférieure volumineuse, sensibilité tactile, générale et dolorifique obtuses ; précocité sexuelle ; sensibilités affective et sens moral presque absents, apathie, abus de liqueurs, accès épileptique à 9 ans, fréquentes absences et amnésie des évènements récents. Un jour, se trouvant avec des compagnons après avoir bu généreusement, il éprouva le besoin de sortir de l'auberge, se plaignant d'avoir mal à la tête. Pour une petite impolitesse que lui fait un de ses camarades, il l'attaque et le blesse avec un couteau brutalement et essaye d'en blesser d'autres ; désarmé à grand'peine, il court chez lui, s'empare d'un autre couteau. Là il trouve le syndic qui était accouru, et qui se met à le réprimander. Vill... s'élance sur lui et le tue. Il s'enfuit. Souvenir conservé.

Observation XVIII ( Ottolenghi ). — Batt...... présente un œil vitreux ; le sourcil, qui se continue avec les cheveux, les zygomes et les sinus frontaux assez saillants pour imprimer à sa physionomie une expression sauvage et féroce ; sensibilités acoustique, olfactive et gustative obtuses ; vertiges et absences fréquentes ; énormément impulsif après libations, même très restreintes. Un dimanche soir, il se trouvait à l'auberge avec des compagnons. En retournant chez lui à la nuit close, il trébuche contre un vieil ivrogne étendu sur le sol, et tombe par terre. Il se relève furieux, lui porte plusieurs coups avec un clou qu'il avait sur lui et le laisse pour mort. Revenu chez lui, il dort toute la nuit ; le lendemain, il se rend au travail comme si de rien n'était. Il se rappelait à peine vaguement l'événement.

Observation XIX (Ottolenghi). — Sialli, 19 ans, modèle et prostituée. Mâchoire très développée ; arcades orbitaires, zygomes et sinus frontaux saillants ; type de bohémienne ; les incisives moyennes, énormes, paraissent de véritables défenses ; réflexes exagérés ; agilité et force musculaire exceptionnelles. Quant aux caractères psychiques, on note une excitabilité exagérée, de l'égoïsme,absence de sens moral, imprévoyance, obtusion intellectuelle ; tendances sexuelles excessives, besoin de vengeance et volupté dans l'accomplissement. Elle a cependant, dans les périodes de tranquillité, un certain bon cœur : elle aide ses compagnes, aime passionnément les enfants. L'exagération de l'excitabilité psychique se change facilement en elle en une terrible décharge psychique ; alors son impulsivité n'a pas de limites ; un officier lui réplique sur la voie publique et elle le soufflette ; en prison, on ne lui permet pas de satisfaire un caprice, et elle brise tous les objets qui se trouvent autour d'elle ; un peintre lui fait des propositions en rapport avec sa profession, mais il refuse de la payer, et elle le blesse de sept coups de couteau.

Ce cas se trouve sur la limite de l'épilepsie psychique et de la criminalité congénitale.

Dans les exemples qui suivent, le motif n'est plus un motif naturel, tiré de l'extérieur, c'est le plus souvent une hallucination, avec idées de persécution ou idées religieuses.

Observation XX (Féré, 29) — R.., 38 ans, ancien professeur d'anglais. Né de parents entre lesquels existait une grande différence d'âge. Mère migraineuse et très religieuse. Lui-même avait des idées de satisfaction très prononcées durant son enfance.

Il y a quatre ans environ, il commença à avoir des vertiges et des impulsions bizarres. Il a plusieurs fois perdu connaissance pendant sa classe, et faisait des grimaces. On l'aurait vu se rendant en plein jour dans une maison de tolérance, et il aurait été, pour ces diverses raisons, mis en congé. Rentré dans la maison paternelle, il a épousé les idées de sa mère, qu'il a poussées jusqu'au mysticisme. Il avait de temps en temps des vertiges et était sujet, la nuit, à des hallucinations d'un caractère généralement religieux. Il se réveille une nuit, entendant son père lui demander un verre d'eau ; il se lève pour le lui donner ; à peine s'est-il recouché que son père lui demande de ranger quelques objets ; il se relève et fait ce que son père désirait.

Après s'être recouché de nouveau, il raconte qu'alors il eut une hallucination dans laquelle il vit son père se tirer les dents les unes après les autres ; il éprouva un sentiment d'horreur inexprimable, se précipita sur un lourd crucifix avec lequel il frappa son père à coups redoublés, tellement que la mort s'ensuivit. Après les premiers coups, il a perdu connaissance et ne se souvient de rien, affirme-t-il.

Asymétrie faciale. Vertiges. Grandes irrégularités de caractère ; il se répand quelquefois en menaces, sans motifs, et va jusqu'à frapper des malades inoffensifs sous un prétexte futile.

Observation XXI. (Berthier 30). — Ed..., menuisier, 37 ans. Grand'-mère paternelle aliénée A eu deux crises convulsives, l'une en 1867, l'autre en 1869.

Vers 1870, l'état nerveux se transforma. On constata des accès de manie brusques, débutant par de la céphalalgie, de l'insomnie, et suivis d'actes violents ; puis survenaient immédiatement des hallucinations, des idées incohérentes de persécution, et souvent même des tentatives homicides sur sa femme et ses enfants qu'il aimait d'ailleurs tendrement. Il les accusait alors de le faire souffrir par le moyen de la physique. Ces accès se reproduisent tous les deux ou trois mois ; il ne comprend pas les faits morbides qui ont caractérisé ses accès. La seule chose dont il ait conscience est une impulsion fatale qui le provoque de temps à autre à tuer son médecin, le Dr Dagonet.

Observation XXII. (De Mattos). — S... est une mélancolique avec hallucinations et idées de persécution. Elle se croit accusée de délits invraisemblables, et pour se soustraire à ces accusations, elle nourrit des idées de suicide, qu'elle a tenté une fois de mettre à exécution en se faisant une blessure dans la région épigastrique. Elle désire tuer son mari et une fille qu'elle croit menacée d'une grande calamité. Après une frayeur dans un cirque, elle présente des crises convulsives, qui alternent avec des crises de fureur. Une fois elle blesse sa fille avec une faux ; une autre fois, elle s'approche de son mari qui dormait et lui passe une corde autour du cou pour l'étrangler. La malade ne conservait la mémoire d'aucun de ses actes.

Observation XXIII. (De Mattos). — A... est fils d'un aliéné. Il est marié, laborieux, et n'avait jamais donné signe de trouble mental.

En 1886, il commença à suivre avec ardeur les prédications des missionnaires. Il cessa de travailler, se livra avec ardeur à la lecture des livres mystiques perdit le sommeil et commença à disserter sur l'inanité des biens terrestres, en proclamant que son désir était de conduire les âmes en Paradis. C'est dans ces conditions qu'il entra un jour chez lui et avec une pierre frappa plusieurs coups sur la tête d'un bébé de deux ans, qui mourut sur-le-champ. Saisi et interrogé, il déclara qu'en tuant cette créature il avait voulu l'envoyer dans le ciel. Quand on le conduisit à l'hôpital il ne conservait pas le moindre souvenir du délit. Interrogée, sa femme déclara que le soir du délit, le malade était tombé sans connaissance sur une chaise, ne se rappelant plus le fait.

Observation XXIV. (Kowalewsky.) — Extrait du manuscrit d'un diacre malade qui a tué sa fille. Cet halluciné reçoit la visite d'un sexagénaire qui a lu dans sa vie et lui expose ses bonnes et mauvaises actions. Il lui parle de la vie des Apôtres. Sa présence le remplissait de terreur et de respect ; il était comme inspiré et une force divine guidait ses actes. La vision se donne comme un envoyé de Dieu. Le pauvre diacre tombe en extase. « Il me compara à Abraham et mit ma foi en parallèle avec la foi du patriarche, et finit par m'ordonner de sacrifier ma fille unique à l'instar d'Abraham. L'inconnu se mit à genoux et me dit de me déshabiller complètement. Je lui obéis ; je passai ma chemise à son cou et posai dessus ma fillette de quatre ans ; puis je la frappai avec un couteau. Alors l'inconnu dit : « Va, et dis à tout le monde qu'un Lithuanien t'a exhorté à égorger ta fille ». Je sortis immédiatement, tenant le couteau d'une main et ma fille de l'autre, et je me mis à crier. On accourut à mes cris : on m'ôta la fillette et on me ligotta ; le médecin me fit une saignée et me mit des sinapismes ; je m'endormis vers minuit. Le lendemain j'avais recouvré l'esprit ».

*c)* Le délire homicide ou suicide est motivé dans les cas précédents par une cause quelconque, dont l'action est rapidement suivie de l'acte. Dans quelques circonstances, le délire se reproduit toutes les fois que la cause qui a agi la première fois pour le déterminer vient à se représenter. Par exemple, un épileptique a eu une vive discussion avec une personne.

Toutes les fois qu'il se retrouve en présence de celle-ci, la même irritation se produit, et amène le même déclanchement, la même impulsion. Le malade qui, sans cela, sans les altérations de sa conscience et de sa volonté, parviendrait aisément à dissimuler son ressentiment et à réprimer la révolte de son être, est maintenant impuissant à s'opposer à la bourrasque. Et, cependant, il n'est pas plus coupable que l'épileptique qui, toutes les fois qu'il voit couler du sang, fait sa crise ; que l'asthmatique qui fait son accès toutes les fois qu'il respire une rose ; que le priseur qui éternue quand il bourre son nez de tabac !

Observation XXV (Lombroso). — M.., 58 ans. Peau couverte de verrues. Yeux enfoncés et obliques. Barbe rare ; crâne platicéphale ; dépression de la région fronto-pariétale droite. Sensibilité obtuse. Intelligence restreinte. Mère alcoolique, de mœurs dissolues (à 74 ans elle avait des relations amoureuses avec un homme de 50 ans). — Le malade, habituellement docile et relativement bon, a eu deux accès épileptiques moteurs. Ayant été congédié d'un emploi par l'intervention d'un abbé, il commença à le menacer et à procéder contre lui à des voies de fait. En septembre 1889, il le rencontre et le frappe avec un bâton ; le 3 mai 1890, il le frappe à la tête et au visage avec une bouteille qu'il tenait sous son bras. Une autre fois, il s'élança tout à coup contre l'abbé, maudissant la mémoire de sa mère morte depuis 15 ans, et qu'il prétendait être la cause première de toutes ses disgrâces ; quelquefois, ne pouvant se soulager contre la prétendue persécution de l'abbé, il en arrivait à frapper sa femme. Tout cela durait quelques heures, et l'accès passé, il demandait pardond à genoux, et se comportait avec la plus complète docilité.

*d)* Enfin, à la faveur de la crise épileptique psychique et de la désagrégation concomitante de sa conscience et de sa volonté, l'épileptique peut mettre à exécution des actes criminels conçus rudimentairement à l'état normal, mais qu'il n'exécuterait pas si l'état morbide ne survenait pas. Il en résulte que l'épileptique semble avoir prémédité son délit. Cependant celui-ci est accompli toujours au milieu du même obscurcissement du moi, dans le même état crépusculaire, avec le même souvenir, le plus souvent rudimentaire.

Des faits identiques, avec préméditation, peuvent se produire au cours d'un état psycho-épileptique prolongé, d'un second état d'Ottolenghi. Mais alors c'est le moi, le moi pathologique, l'autre, la bête féroce, qui prémédite à l'insu de la conscience normale, qui n'aura jamais connaissance de ces faits anormaux.

Une pensée mauvaise tyrannise le malade ; celui-ci après l'avoir longtemps étouffée, la met à exécution sous l'influence de l'épilepsie. Magnan expliquait de tels cas par la coexistence, l'association d'un délire et de l'épilepsie, association opérant comme le feraient deux individualités juxtaposées, et cependant distinctes, indépendantes : le motif et la préméditation seraient empruntés au délire, l'automatisme à l'épilepsie. Mais ce n'est qu'éluder la question sans la résoudre : ce délire qui peut venir d'ailleurs, ne peut-il pas prendre sa source dans l'épilepsie elle-même ? Quelques exemples montreront la nature épileptique de pareils faits, que l'on peut arriver à déceler en dépit de toutes les apparences.

Observation XXVI (Sighele 219). — Ma..., jeune homme robuste, front fuyant, bosse frontale droite aplatie, zygomes très proéminents, mâchoire inférieure volumineuse, sensibilités tactile et dolorifique très obtuses. Père épileptique. Mère morte d'une maladie cérébrale. Un frère et une sœur imbéciles. Lui-même est sujet depuis l'enfance à des accès de troubles psychiques. Il fuyait la maison avec un livre de dévotion et allait à l'église, se mettant à lire à haute voix et faisant rassembler les gens. Même actuellement, il est très religieux ; il a une affectivité peu développée ; il s'occupe peu de sa famille. Intelligence obtuse. Il n'est pas adonné au vin, mais une petite quantité de celui-ci le trouble et lui procure des attaques épileptiques. Deux ans avant son service militaire, il eut une crise psychique qui dura trois mois, pendant laquelle il attenta à sa vie. Il eut des accès analogues à deux ou trois reprises, après un excès de boisson ; pendant l'un d'eux, il essaya de se noyer dans une rivière, dans un autre il lança un verre à la tête de sa sœur.

Un jour, il était à jouer avec quelques-uns de ses compagnons, quand il s'aperçut que l'un d'eux cachait les cartes. Il l'invectiva, l'abreuva d'injures, le poursuivit et menaça de le tuer ; plusieurs personnes s'étant interposées, il jura de se venger à la première occasion. En effet, quelques heures après, il le blessa d'un coup de couteau au bas-ventre et s'enfuit. Ma..., qui avait été réformé dans l'armée pour aliénation mentale, déclara ensuite au juge d'instruction qu'il ne se souvenait plus de rien.

Observation XXVII (Ottolenghi). — Chiara Lor..., a les sinus frontaux, les zygomes saillants, mâchoire très développee, occiput aplati, prognathisme, asymétrie faciale, sensibilités dolorifique et tactile obtuses, absence de réaction vaso-motrice au nitrite d'amyle, réflexe rotulien exagéré, élimination de l'azote et de l'urée supérieure à la normale. Illusions et hallucinations terrifiantes fréquentes. Il a eu des accès épileptiques fréquents depuis sa huitième année.

En 1888, à la suite d'une rixe dans une auberge, un camarade nommé R..., lui lance un verre sur la tête. Chiara ne parut pas en éprouver de ressentiment, ni en avoir gardé rancune. Mais quelques mois après, dans un accès psychique d'épilepsie, il va acheter un revolver, s'enivre, court à la maison de R..., lui décharge deux coups à bout portant, puis tourne l'arme contre lui-même et se blesse à l'oreille. Après être resté quelques heures comme hébété, il se réveille et a un souvenir confus de l'évènement. Le Tribunal le déclara irresponsable et le fit enfermer ; mais, étant resté quelque temps dans un état d'apparente tranquillité, il fut rendu à la liberté, malgré tout le péril auquel on exposait ainsi la société.

Observation XXVIII (Legrand du Saulle). — Rœgiers est épileptique depuis l'âge de 7 ans ; il a des attaques répétées intenses.

A la suite d'une discussion avec le nommé I.., il fut condamné par le Tribunal à quelques mois de prison. Rœgiers soutenait son innocence relativement au fait dont il était accusé. En sortant du Tribunal, il avait donné à I... une poignée de main, en l'assurant qu'il ne lui tenait pas rancune et qu'il ne le croyait pas responsable de l'erreur des juges.

Il avait cependant médité de tuer I... à partir de ce moment. Le jour de l'attentat, on le vit affiler pendant plusieurs heures la lame d'une serpette en répétant le mot : « Je l'aurai bien ! » Il sort de chez lui, la serpette à la main et court à la demeure de I..., dans un faubourg populeux. Il se rue dans l'appartement ; I... voyant Rœgiers armé, s'enfuit par une porte de derrière. Rœgiers le suit, donne un coup au neveu de I..., qui s'interposait pour le défendre, rejoint enfin celui-ci, et se rue sur lui comme un tigre ; il lui ouvre le ventre d'un coup de tranchant, et avec ses ongles il agrandit la blessure en la dilacérant. Appréhendé et soumis à un interrogatoire, il ne fait que cette réponse : « Puisqu'on me l'assure, je le crois ; mais j'ignore tout ce qui est arrivé. »

Observation XXIX (Echeverria). — V..., soupçonné d'être un voleur, accusé de maltraiter sa propre femme, somnambule à 20 ans et pris de convulsions à 22, devint amoureux d'une femme qui le recevait bien tout d'abord, mais qui renonça à lui par la suite, le sachant marié. Pris de fureur, V... lui écrivit une lettre très insolente, la menaçant de tuer son rival. C'est dans cet état d'esprit qu'il pénétra un matin dans la maison de la pauvre femme, armé de deux pistolets qu'il prétendait lui avoir été donnés par la femme elle-même, et les déchargea sur elle et sur un domestique. Quand les voisins accoururent, son aspect était celui d'un homme qui ne se souvient pas de ce qu'il a fait. Pris, il ne délire plus ; cependant, peu de jours après, il est saisi en prison d'un accès de fureur au bout duquel il bat ses compagnons.

Ces observations montrent bien que l'influence de sentiments puissants et intenses, comme la vengeance et la haine, peut persister dans l'esprit et déterminer l'exécution d'actes violents et criminels déjà conçus, même quand l'ictus épileptique a produit l'inconscience absolue et l'altération des plus hautes facultés, exécution qui, nous le répétons, n'aurait pas eu lieu, si le malade était resté dans son état conscient normal.

La préméditation peut non seulement résulter du mécanisme précédent, mais encore, comme le démontrent les faits, elle peut s'accomplir en état épileptique. Mais ce n'est que dans les casoù celui-ci envahit lentement le sujet, sans donner lieu au déchaînement soudain qui est son fait ordinaire. C'est alors une préméditation du second moi, de la seconde conscience de l'épileptique, qui agit en état hypnagogique, en état crépusculaire. L'épileptique peut alors se créer des complices. Témoin le fait suivant :

Observation XXX (Clouston, 179). — H. G... est un épileptique rapace, qui manifeste, pour le docteur C. ., une vive affection dans son état normal, et le hait quand il est excité à l'occasion d'une attaque. Un jour, l'infirmier le surprit pendant qu'avec un autre aliéné, il était à combiner la manière dont ils attaqueraient Clouston ou le gardien-chef. Il avait fabriqué une espèce de fronde qu'il avait cachée dans la manche de sa chemise, attendant une occasion favorable pour s'en servir. La crise épileptique passée, il fut fort surpris quand on lui raconta ce qui s'était produit : il ne s'en souvenait plus ! Imaginons, dit Clouston, que cet homme soit en liberté, qu'il combine avec un autre la fabrication de l'arme, et que, dans une occasion favorable, il commette le meurtre ; imaginons qu'un médecin, appelé au Tribunal comme expert, démontre que l'assassin était irresponsable en vertu de l'état épileptique et de son inconscience véritable au moment du délit ; avec quel empressement le juge dirait cette démonstration invraisemblable ! Avec quel dogmatisme les journaux rapporteraient le cas, comme exemple d'un médecin cherchant à illusionner la justice pour défendre le délinquant !

De quel ridicule le public ne couvrirait-il pas une opinion si opposée au sens commun et aux lois ? Et tout cela, parce qu'un fait naturel, d'ordre pathologique, serait exposé à des ignorants ! »

Nous pourrions multiplier les exemples à l'infini ; tant les auteurs nous offrent de richesses à ce sujet. Mais force nous est de nous limiter pour pouvoir nous consacrer à d'autres points encore intéressants.

2. — *Caractères généraux de l'épilepsie homicide.* — Si maintenant nous essayons de dégager les traits principaux du meurtre, homicide ou suicide, accompli sous l'influence

de la névrose, nous voyons qu'il est difficile d'en donner d'absolument arrêtés. Aucun n'est absolu. Mais la réunion, l'ensemble de ces caractères peut devenir plus significatif, plus pathognomonique.

*a)* En ce qui concerne le *mode de production* de l'accès, nous trouvons les éléments suivants :

1° Quelquefois *prodromes* faisant prévoir l'imminence de l'accès homicide ;

2° Le plus souvent *invasion brusque ;* instantanéité dans la détermination ; absence de motif ;

3° Cependant la violence peut reconnaître pour origine une irritation quelconque souvent de source passionnelle, qui suffit à provoquer l'attaque et paraît avoir motivé les actes commis. Le *motif peut donc paraître exister ;* il relève d'une irritabilité excessive ;

4° Souvent il y a *absence de préméditation.* Celle-ci peut, cependant, paraître exister ; mais elle est alors, en général, une production de la conscience pathologique du malade. C'est une *pseudo-préméditation ;*

5° Il résulte des restrictions précédentes que, même en dehors des cas où il existe des prodromes, *il n'y a pas toujours instantanéité dans la détermination* des actes homicides.

*b)* En ce qui concerne l'*acte lui-même :*

1° *Grande brutalité* dans son exécution. Déploiement d'une violence considérable.

Souvent *férocité* remarquable, acharnement, multiplicité des coups ;

2° Très souvent, *aucune dissimulation* dans l'attentat et aucun soin de se cacher après le méfait. Cependant si l'état épileptique se prolonge, sous l'empire de sa seconde conscience, le malade *peut chercher à dissimuler son crime.* Cette dissimulation n'est plus recherchée dès que la conscience normale, vaguement informée de ce qui s'est produit, reprend le dessus ;

3° Souvent se manifeste, à l'occasion de l'acte criminel, un *besoin de marcher*, qui entraîne le malade dans d'autres lieux, où il peut commettre d'autres meurtres;

4° En général, *absence de complices ;*

*c)* En ce qui concerne les *suites de l'acte :*

1° Souvent *sommeil* aux côtés de la victime ;

2° *Oubli* ou *réminiscences* confuses et partielles ;

3° Dans le cas où le souvenir est conservé, en totalité ou en partie, le malade est dans *l'impossibilité d'expliquer* son acte ; ou bien il crée une *explication illogique*, qu'il oublie souvent plus tard ;

4° Défaut apparent ou réel de sens moral. Le malade manifeste une *indifférence absolue*, un égoïsme profond ; il y a absence de tout remords. Le malade s'incline, impuissant, fort de son inconscience et de son irresponsabilité, devant la fatalité.

Plus souvent qu'on ne le pense, il regrette amèrement les violences irréparables auxquelles il s'est livré.

Aucun des signes que l'on décrit comme propres aux délits commis sous l'influence de l'épilepsie, ne peut donc être considéré comme constant. Il en résulte qu'il n'y a pas de stigmates juridiques des actes violents ou criminels des épileptiques. Nous le répétons, il faut un ensemble clinique.

3. — *Impulsions au vol ou à l'incendie.* — La complaisance avec laquelle nous nous sommes étendu sur l'homicide épileptique nous permettra de passer plus rapidement sur les états qui vont suivre. Dans l'homicide, en effet, les relations du crime avec les états passionnels créent souvent des problèmes psychologiques dont la solution est hérissée de difficultés; aussi avons-nous tenu à signaler quelques-uns des écueils où l'on peut échouer tant par excès de prudence que par excès de complaisante crédulité.

Moins passionnante est l'étude du vol et de la pyromanie épileptique. Ce sont, plus souvent que l'homicide et le suicide, des actes purement impulsifs, machinaux, mécaniques, accomplis au cours d'une absence d'une durée variable. Ces actes délictueux compliquent souvent un état que nous étudierons plus loin, au cours duquel l'épileptique accomplit de longues marches, nous voulons dire l'automatisme comitial ambulatoire. Le malade va droit devant lui, absent de lui-même, et ostensiblement, niaisement, sans chercher à se dissimuler, il entasse dans ses poches les objets qui se trouvent sous sa main. Il est absolument inconscient, et à son réveil il ne se souviendra plus de rien.

D'autres fois, l'état hypnagogique est plus net ; le malade, sub-conscient, délire et cherche à frauder. C'est son moi malade qui lui joue ce mauvais tour. Il peut alors inventer des ruses plus ou moins compliquées. Mais toujours, ou presque toujours, quelque chose dans ses allures vient révéler son état anormal.

Les mêmes considérations s'appliquent aux impulsions incendiaires, qui sont tantôt sauvages, brutales, tantôt préparées avec une apparence de préméditation dans un but intéressé.

*Vol.* — Nous nous contenterons de donner quelques observations sans revenir sur l'étude des états de conscience au cours du délit. Nous ferons seulement remarquer que celui-ci est illogique ; il porte sur des objets insignifiants, de valeur nulle, et ne répondant nullement à un besoin d'utilité à l'égard du voleur. Témoin cette femme qui vole, dans la ville où son mari est premier président du Tribunal, deux ou trois cents cravates d'homme, qu'on a retrouvées ensuite, soigneusement rangées dans un tiroir. Ce n'était donc pas pour en tirer parti qu'elle les avait soustraites, et le mobile de cette action nous échappe complètement. La coupable était, d'ailleurs, fille d'un des grands magistrats du temps de Louis-Philippe et elle était très riche.

Voici une observation analogue :

Observation XXXI (Lasègue, 44). — Un cordonnier avait été arrêté pour avoir volé des pruneaux à la devanture d'un épicier, et cet homme disait n'avoir gardé aucun souvenir de l'acte délictueux qu'il avait commis. Sa femme, appelée en témoignage, déclara qu'elle avait trouvé souvent des pruneaux ou des figues dans ses poches, et que, chaque fois, elle remarquait qu'il avait pissé dans son pantalon. L'examen démontra qu'il était épileptique.

Observation XXXII (Legrand du Saulle, 149). — Voici un jeune homme très intelligent et qui appartient à une famille d'un rang très élevé. Il ne manque de rien et tous ses désirs sont comblés. Il a des goûts aristocratiques et des habitudes mondaines. Trois ou quatre fois par an, il éprouve à l'estomac une sensation particulière, toujours identique, et dans l'espace de quelques secondes, il se sent envahi par une sorte de vapeur, qu'il ne peut pas définir, et son intelligence se trouble aussitôt. Lorsqu'il recouvre sa lucidité, au bout de quelques heures et parfois d'un, de deux ou de trois jours, il est fort surpris de se trouver harassé de fatigue, très loin de chez lui, en chemin de fer ou en prison, les vêtements en désordre, couvert de poussière ou de boue, ne se souvenant de rien de ce qui a pu se passer, et ayant dans la poche des porte-monnaies, des portefeuilles, des bijoux, des foulards, des porte-cigares, des canifs, des couteaux, des dentelles, des billets de Banque, de l'or, des sous, des lettres, du papier à cigarette, des sondes en gomme, un hochet, une médaille de sauvetage, deux tabatières, un sifflet, des clés et des cure-dents. Un commissaire de police, qui a classé et numéroté tous ces objets, l'interroge sur leur provenance, et le jeune homme balbultie, et déclare, en rougissant, qu'il ne se rappelle rien, qu'il vient d'avoir sa *maladie*, et qu'il est bien malheureux.

La famille en pleurs intervient aussitôt, produit des pièces établissant que des faits analogues et tout aussi inexpliqués se sont déjà produits, que X... a volé dans les foules, à la sortie des théâtres, à son cercle, sur un bateau à vapeur, dans les hôtels ou dans les plus immondes réduits, et elle affirme que cela ne peut pas être une monomanie, puisqu'il n'a ni conscience, ni souvenir de l'acte commis, et que cela ne peut pas être non plus le résultat d'un crime, puisque, dans le milieu où il vit et dans sa position de fortune, ce crime serait d'une absurdité inadmissible. Ne sait-on pas, d'ailleurs, que ce jeune homme est d'une scrupuleuse droiture et d'une loyauté d'allures qui défient toute critique ?

Cet ensemble de troubles, cette amnésie, ces actes invariablement les mêmes, ont éclairé pour moi une situation que l'on trouvait embarrassante et scabreuse. J'ai été d'avis qu'une épilepsie larvée faisait tous les frais de cette vésanie insolite et de cette anormale criminalité.

Observation XXXIII (Ottolenghi, 196).— Il s'agit d'un soldat aisé, qui, pendant trois années de service militaire, n'avait donné lieu à aucune plainte, avec un état mental en apparence sain. Dans l'espace d'un mois, il commit une série de vols, enleva à ses camarades divers effets d'équipement (cuillers, fourchettes, couteaux, etc.), démonta le fusil de son caporal et en cacha le canon et la crosse dans la neige, envoyant les morceaux qui restaient, avec d'autres objets volés, dans un colis postal, à son frère, non besogneux. Cette phase passagère de folie morale remplaçait l'accès moteur typique, qu'il eut réellement quelques mois après et qu'il avait déjà présenté d'abord.

Magnan a cité le fait suivant, où le vol se produit d'une manière tout à fait impulsive et violente :

« Un épileptique, passant place du Château-d'Eau, est pris de vertige, s'appuie près d'un arbre pour ne pas tomber, puis se jette sur un promeneur, lui administre des coups de poing, lui enlève sa montre, la jette dans le ruisseau et prend la fuite. Les passants l'arrêtèrent, le prenant pour un pick-pocket qui n'aurait jeté l'objet de son larcin que pour se débarrasser d'une preuve convaincante, et on le conduisit au Dépôt de la Préfecture de police. Les circonstances particulières de ce vol, dont cet individu n'avait nullement besoin pour vivre, et la perte absolue du souvenir de cet acte accompli par un homme honorable jouissant de la meilleure réputation, frappèrent le juge d'instruction chargé de cette affaire, et le malade, car c'était bien un malade, fut envoyé dans mon service, où il eut de nouveaux vertiges, suivis d'un délire de plusieurs jours ».

Observation XXXIV (Laurent). — L..., 27 ans, fils d'un alcoolique ; abuse lui-même des liqueurs. Présente, depuis l'âge de 16 ans, des crises convulsives d'épilepsie. Il a une physionomie de brute; illettré ; son intelligence et sa mémoire sont des plus obtuses et paraissent endormies ou paralysées. Parole lente, hésitante, embarrassée. Déteste les rapports sexuels. Il a déjà subi six condamnations : la première fois pour vol d'un pâté dans le magasin d'un confiseur ; plus tard pour avoir volé quelques fagots de bois, quelques sous, etc... Ces vols d'objets de très petite valeur, sans qu'il ait besoin de voler, parce que sa situation financière lui permettrait de les acheter, sont dus à l'impulsion morbide épileptique.

Observation XXXIV *bis* (Lasègue). — On arrête un jour, chez un parfumeur, un Monsieur d'un extérieur très distingué, chef de bureau dans une administration de chemin de fer. Il avait acheté différents objets, et pendant que la demoiselle de magasin préparait le paquet, il prend et met dans ses poches des objets qui se trouvaient sur le comptoir. Il sort sans les payer. La demoiselle de comptoir court après lui, réclame ; le Monsieur refuse de payer, en disant qu'il ne sait pas ce qu'on veut de lui ; un sergent de ville intervient ; on trouve les objets volés, et ce Monsieur est conduit au Poste, puis au dépôt... J'eus à l'examiner, et, vivement intéressé par cette situation d'un homme dans une condition sociale relativement élevée, volant des objets d'une valeur presque nulle, je fis d'actives recherches ; j'avais le pressentiment que cet homme était un épileptique, et cependant je ne trouvais ni attaques, ni vertiges. Il accusait simplement un affaiblissement de la mémoire depuis trois ou quatre ans. Le garçon de bureau, interrogé avec insistance, dit qu'il avait, un jour, entendu tomber un corps lourd, et qu'il avait trouvé son chef étendu à terre. Je fus alors convaincu. Cet homme était un épileptique.

Observation XXXV (Liasse, 137). — K..., 17 ans. Mère morte de tuberculose ; huit jours avant sa mort, elle fut frappée d'aliénation mentale ; grand-père maternel aliéné, mourut à l'asile ; père et cousin alcooliques. Le malade, encore enfant, tombait souvent du lit, mouillait sous lui ; plus tard, il tombait souvent de cheval. Il aimait le vin, mais y était très sensible et s'enivrait très rapidement.

Le 5 juin, il est allé à la rencontre de son père, et depuis ce moment jusqu'au 30 juillet, il ne se souvient plus de rien. Cependant, le 25 juin, il va à l'épicerie et prend à crédit, sous un faux nom, du sucre et du thé. On livre la marchandise ; mais, soupçonnant une fraude, on prévient en même temps la police. La fraude est bientôt démontrée, et il est arrêté. Au juge, il ne donne pas son vrai nom, mais ses réponses sont satisfaisantes. Néanmoins, vu l'étrangeté de sa conduite, il est envoyé à l'asile.

Ici il est tranquille, sensé ; mais ce qui frappe, c'est le caractère mensonger de ses discours et l'oubli rapide de ce qu'il vient de dire. Le 31 juillet, il semble sortir d'un rêve et revient à lui. Mais il ne garde aucun souvenir de ce qui s'est passé depuis le 5 juin jusqu'au 31 juillet.

*Incendie.* — Les exemples sont assez nombreux d'incendies allumés à la suite d'une impulsion violente. Beaucoup de pyromanes sont des épileptiques, et un plus grand nombre doivent être des épileptiques larvés.

Observation XXXVI (S. Garnier, 179). — Un certain Vuillerot, né en 1861, avait allumé déjà, avant 1885, plusieurs incendies. Aux jours où il devenait pyromane, il souffrait de mal à la tête et éprouvait un « besoin de voir clair. » Quand il voyait la flamme, il était assailli par une joie folle... Enfermé à l'asile, il parvient à s'évader, et à se mettre au service d'une famille. Voyant ses patrons en désaccord, il s'imagina que s'il tuait le mari la femme lui en serait reconnaissante, et le récompenserait pécuniairement. Il assomma son patron à la chasse.

Nous trouvons ici associées l'impulsion à l'incendie et l'impulsion à l'homicide. Ce cas démontre aussi que chez l'épileptique le délit n'est pas toujours commis en vertu d'une violente impulsion morbide, mais que la raison de l'intéressé peut y avoir une part. Ici même le malade paraît parfaitement responsable de son crime, si l'on se rapporte aux longues et détaillées circonstances qui ont précédé celui-ci et sur lesquelles nous ne pouvons insister.

Observation XXXVI *bis* (Legrand du Saulle, 149). — Dans une grande propriété rurale, à l'extrémité ouest de la France, habitait avec sa famille, il y a quatre ans, un jeune homme d'intelligence faible, d'humeur taquine et d'habitudes bizarres. Il avait d'inexplicables pertes de mémoire, avait douze ou quinze fois tenté de mettre le feu, à six ou huit semaines d'intervalle chaque fois, de la même façon, et toujours entre sept et huit heures du matin. Un jour, il est subitement pris de délire maniaque avec hallucinations de la vue, et devient furieux. Sa famille est effrayée. Télégraphiquement mandé, je pars aussitôt, et, à mon arrivée, avant d'avoir vu le malade, on m'entretient très longuement d'une « monomanie incendiaire des plus dangereuses ». J'écoute, je n'émets aucune opinion, puis je pénètre dans l'appartement de ce jeune homme, qui était troublé, un peu effaré, courbaturé, et faisait sa toilette d'une manière toute machinale. L'accès maniaque avait duré soixante heures.

Ce jeune amnésique était un épileptique larvé. Je l'affirmai dans une pièce médico-légale que je rédigeai séance tenante, et que, en vue d'événements ultérieurs possibles, je fis légaliser par l'autorité locale.

Soumis depuis quatre ans à la médication bromurée, le malade n'a jamais essayé depuis de mettre le feu, n'a plus déliré, et est devenu doux, patient et affectueux. Seule, sa faiblesse intellectuelle persiste.

Observation XXXVII (Kowalewsky). — R..., paysan, 47 ans, est accusé d'avoir incendié son propre hangar, assuré, mais à un prix moindre que sa valeur. Il y a dix ans, R... a reçu des coups sur la tête ; consécutivement, il a souffert de céphalées et de vertiges. Dans des moments, il devient étrange, anxieux, évite les gens. Il lui arrive de vagabonder pendant trois jours sans en garder le souvenir. En général, il est doux et tranquille, travailleur, honnête, bon père de famille. Dans sa déposition, il raconte ce qui suit : Un soir il priait dans la cour. Tout à coup, il voit le toit de son hangar en feu. Il en a tellement peur qu'il s'enfuit et se cache. Les témoins disent : R... priait réellement ; mais, sa prière faite, il s'élança en présence de tout le monde dans le hangar, puis s'enfuit. Il a commis son crime au moment où il souffrait de maux de tête et de vertiges si intenses qu'il ne se rendait compte de rien.

Ces faits montrent bien que l'épilepsie larvée se manifeste fréquemment par des actions délictueuses toujours les mêmes chez le même individu. L'assassin épileptique, dans des circonstances autant que possible semblables, commettra son délit. De même pour le kleptomane ; de même pour le pyromane, qui seront toujours entraînés à répéter les mêmes délits. Cela correspond à ce que nous avons vu se produire dans l'accès moteur, où les différents phénomènes de l'accès ont l'habitude de se manifester toujours pareils chez le même individu. Mais cette reproduction photographique n'est pas nécesaire et fatale et de nombreuses exceptions se produisent à cette règle trop absolue.

Ces faits, et ceux qui suivront, démontrent aussi combien le groupe des impulsions, que l'on avait fait jusqu'ici rentrer dans la dégénérescence mentale, parce qu'on ne pouvait parvenir à en distinguer les formes et la nature véritable, est un groupe artificiel, édifié avec des matériaux essentiellement hétérogènes. C'est un symptôme bien plus qu'une entité nosologique ; et ce symptôme, l'impulsion, peut relever de causes diverses. Une des plus importantes est l'épilepsie, qui lui imprime des allures presque spécifiques. Aussi assisterons-nous peu à peu, dans l'avenir, au démembrement, à la désagrégation de cette accumulation de formes indécises qui constituent la plus grande partie de la dégénérescence mentale, et iront grossir des groupes nettement définis. Ce qui subsistera après ce triage, après cette séparation, sera la véritable dégénérescence mentale, dépouillée de tout ce fatras qui la surchargeait inutilement, et qui se dégagera maintenant avec une plus grande netteté. Ainsi en fut-il de la scrofule, dont le patrimoine s'est effrité au profit de la tuberculose, ne laissant qu'un fond immuable, un tempérament, une forme désormais indestructible, semble-t-il, que rien ne viendra plus renverser.

4. *Exhibitionisme* (1). — Les anomalies sexuelles offrent un très haut intérêt médico-légal, et, quoique mieux connues aujourd'hui, elles n'en présentent pas moins encore cliniquement des difficultés qui réclament de nouveaux faits (Magnan).

En 1887, Lasègue décrivait sous le nom d'*exhibitionnistes* tout un groupe de malades chez lesquels l'acte anormal consistait dans l'étalage des organes génitaux. Bientôt, sous l'influence de nouvelles recherches, le groupe se disloquait ; Magnan montrait que les exhibitionnistes se recrutaient dans tous les groupes morbides, dégénérés, déments, séniles, épileptiques, etc... qu'en un mot, suivant l'expression si juste de M. Paul Garnier, l'exhibition constituait une espèce délictueuse bien plutôt qu'une espèce nosologique, un symptôme, qui devait s'effacer devant la notion du fond dont il n'était qu'une manifestation.

Exhibition à distance, pas de manœuvres lubriques, pas de tentatives pour entrer en relations plus intimes ; retour du même instinct aux mêmes lieux et aux mêmes heures ; pas un acte répréhensible au point de vue génital en dehors de cette manifestation monotone ; accomplissement de l'acte non pas au hasard, devant les passants quels qu'ils soient, mais dans un endroit retiré, souvent devant les mêmes personnes ; contraste du caractère du délit avec l'honorabilité souvent reconnue du coupable, tels sont les caractères de l'exhibition reconnue par Lasègue, qui avait surtout les dégénérés en vue dans sa description.

Les choses se passent-elles ainsi chez les épileptiques ?

La plupart du temps, ainsi que nous le verrons tout à l'heure, le malade atteint de névrose comitiale accomplit ses actes en

---

(1) Consulter : 24, 107, 122, 144, 158, 210.

tout temps, en tous lieux, aussi facilement devant la foule indignée que dans un recoin où il a l'air de se cacher. Aussi a-t-il vite fait d'ameuter autour de lui la populace. Son acte est souvent empreint d'un calme serein, d'une inébranlable tranquillité, de la plus profonde indifférence, que l'on affuble de l'épithète infamante de cynisme révoltant, ou d'ignoble dévergondage.

Et souvent, cependant, c'est un automate, un inconscient, qui, dans une absence, pose ainsi tout ou partie de ses vêtements en présence d'un public assoiffé de curiosité malsaine, qui veut mieux voir et voir davantage pour avoir le droit de manifester plus fortement une indignation plus juste ! Quel est véritablement le coupable, du spectateur conscient arrêté pour contempler et s'obliger à rougir, ou du pauvre être absent de lui-même, qui ignorera toujours le scandale qu'il a causé?

C'est, en effet, souvent au cours d'une absence accompagnée d'automatisme ambulatoire que l'épileptique commet ces délits. Aussi quand ils reviennent à eux, les malades présentent-ils une attitude à peu près toujours la même. Dans le plus grand nombre de cas, ils ignorent complètement ce dont on veut leur parler ; ils ne se souviennent de rien de semblable ; ils ne peuvent pas s'expliquer qu'ils se soient livrés à des choses aussi insensées et aussi antinaturelles ; ils nient sans résistance, en faisant valoir moins la non-existence que l'improbabilité du délit. Du reste, ils sentent bien qu'il y a dans leur vie quelque chose d'anormal, d'inexplicable ; maintes fois déjà, ils ont remarqué par la marche de l'heure qu'il y avait certaines périodes dont ils ne pouvaient se rendre compte. Aussi comprennent-ils que si on les accuse, cela doit être vrai ; sans cela on ne les accuserait pas. Mais ils ne savent pas. Et ils restent là désolés, hébétés, anéantis par ce sentiment qu'ils ont d'une puissance mystérieuse, de quelque chose d'inconnu et de terrible, plus fort que leur volonté et contre lequel, ils le sentent bien, toute défense est impossible.

Mais l'acte épileptique n'est pas un, et nous avons eu l'occasion de le constater à propos de l'homicide. Il en est ici de même : la note dominante est la diversité, avec un fonds commun assez constant, mais parfois difficile à retrouver.

Tantôt, en effet, le malade, absolument inconscient, agit en automate au cours d'une absence complète ; tantôt c'est pour se débarrasser d'une angoisse, d'un sentiment de gêne pénible, qu'il est poussé à se déboutonner, respirant avec plus d'aisance aussitôt l'acte accompli ; d'autres fois, c'est poussé par une idée normale préconçue, qu'il continue d'accomplir au milieu de son absence, que le malade commet son délit ; dans d'autres circonstances, celui-ci est commandé par les idées délirantes surajoutées, et il n'est pas rare alors de voir poindre une idée sexuelle, un élément érotique dans ces actions qui, dans la grande majorité des cas, sont accomplies dans un but inconnu, mais qui n'a rien à voir avec l'instinct sexuel.

Souvent on raconte dans les journaux qu'on a trouvé, se promenant dans la rue, une personne en chemise, et on ajoute que c'était un somnambule : presque toujours, c'est un épileptique larvé. Magnan a rapporté l'observation d'un malade qui se promenait dans ce costume sur le toit de sa maison. Je ne sais où j'ai rencontré l'observation d'un commis d'un des grands magasins de Paris qui ôtait ainsi son pantalon devant tout le monde.

*a*) Quelquefois des hallucinations de la vue ou de l'ouïe commandent ces actes. Témoin l'observation suivante :

Observation XXXVIII (P. Garnier, 210). — Le nommé Charles N..., âgé de 51 ans, ouvrier couvreur, entre à l'asile Sainte-Anne le 17 octobre 1879, dans le service de M. Magnan. Il a été arrêté la veille dans l'église Saint-Roch, au moment où il se déshabillait complètement en disant qu'il allait monter au Ciel...

Il a des idées de persécution avec hallucinations de l'ouïe. Il ne semble pas inquiet, et c'est sans difficulté qu'il répond à nos interrogations. N... assure très catégoriquement n'avoir jamais commis d'excès de boisson.

Mais pourquoi, lui dîmes-nous, vous êtes-vous mis tout nu en pleine église Saint-Roch ? — Je ne sais pas ce que vous voulez dire.— Comment ! vous ne vous rappelez pas être allé à Saint-Roch, avoir laissé vos vêtements, en disant que vous vouliez monter au Ciel ? — Non, Monsieur, je ne me souviens pas d'avoir fait rien de semblable.

Ces réponses nous engagèrent à donner à nos questions une direction particulière. Nous apprîmes alors qu'il arrivait quelquefois à notre malade d'uriner au lit, de se mordre la langue. A n'en point douter, Charles N... est un épileptique.

Questionné sur ses antécédents héréditaires, notre malade nous apprit que sa mère avait eu des attaques d'épilepsie, et qu'une de ses tantes s'était pendue, parce qu'un jour son mari, un ancien capitaine, était sorti sans mettre ses guêtres !

*b*) La miction joue un grand rôle dans la vie des épileptiques. Personne n'ignore l'importance diagnostique considérable attribuée, avec juste raison, à ce signe : l'incontinence nocturne d'urine ; et toutes les fois qu'on soupçonne l'épilepsie, on n'oublie pas de s'informer si le malade n'urine pas sous lui. Eh bien ! l'accomplissement de la miction peut se faire au cours d'une absence, d'une crise d'automatisme comitial, et devenir la source d'un délit.

Tout le monde connaît l'histoire de ce magistrat, rapportée par Trousseau (et que M. J. Voisin, dans un livre récent sur l'épilepsie, attribue à tort à Legrand du Saulle). Ce malade présidait un tribunal de province. Un jour, il se lève subitement, marmottant quelques mots inintelligibles, et va dans la salle des délibérations : l'huissier le suit, le voit pisser dans un coin ; quelques minutes après, il revenait occuper son siège et écouter avec intelligence et attention les plaidoiries un instant interrompues. Il n'avait aucun souvenir de l'incroyable incongruité qu'il avait commise.

Ce que le Maître appelle ici incongruité, aurait pris le nom d'outrage public à la pudeur, si l'acte avait été commis dans la rue ou dans un lieu public. C'est ainsi que Legrand du Saulle rapporte l'histoire d'un voyageur de première classe, se déshabillant devant les personnes du même compartiment, et se mettant à uriner sur les genoux d'une jeune fille qui se trouvait parmi les voyageurs ! Grand scandale et intervention de la police, mais tout finissant par une ordonnance de non-lieu, avec un certificat médical attestant la maladie du délinquant et son irresponsabilité.

Motet rapporte l'observation d'un malade qui, dans une gare, se déboutonna, et se mit à pisser à travers le guichet de distribution des billets, sur l'employé, aussi stupéfait qu'inondé.

On peut invoquer, dans ces cas, le besoin d'uriner comme cause provocatrice de l'attaque.

Voici une observation qui peut être prise comme type des faits de ce genre :

Observation XXXIX (A. Voisin, 210). — P..., doreur sur bois, 46 ans, sujet à des attaques d'épilepsie. En dehors de celles-ci, il éprouve parfois, tous les trois ou quatre jours, des étourdissements avec nausées et impossibilité de parler. Intelligence assez vive. Malade très impressionnable. Moralité parfaite.

En 1882, étant à table, il eut une absence, précédée d'une sensation de boule sternale et au cou, et suivie d'émission de sperme avec érection.

En 1891, en plein jour, cet homme, d'une mise d'ailleurs fort correcte, s'était dirigé vers une des vespasiennes avoisinant le Pont-Neuf. Là, il avait déboutonné son pantalon, tiré sa verge, et au lieu de pénétrer dans le monument dit d'utilité publique, s'était retourné du côté de la chaussée ; il était resté ainsi un moment impassible, paraissant n'accorder aucune attention aux cris d'indignation ou aux éclats de rire que provoquait son attitude, puis s'était mis tranquillement à pisser. Conduit aussitôt au poste de police le plus proche, il avait paru fort étonné, n'avait fourni que des explications vagues et avait conséquemment été déféré à la justice pour outrage public à la pudeur. C'est alors que le magistrat, ayant pris connaissance des ordonnances médicales trouvées sur lui et signées : A. Voisin, avait eu l'idée, avant d'aller plus loin, de convoquer ce médecin pour en obtenir des éclaircissements sur l'état de l'inculpé.

M. A. Voisin, mis en présence de ce dernier, reconnut aussitôt un de ses clients qu'il traitait depuis plus de dix ans pour épilepsie. Il n'eut, dès lors, aucune peine à démontrer au juge d'instruction qu'il s'agissait là d'un phénomène purement automatique, sous la dépendance immédiate de la névrose, par suite, entraînant une irresponsabilité absolue. L'inculpé n'avait, d'ailleurs, gardé aucun souvenir du fait qu'on lui reprochait. L'affaire se termina, séance tenante, par une ordonnance de non-lieu.

Depuis cette première affaire, il a encore commis, l'année suivante, un attentat de même nature. Mais, cette fois, il n'y a pas eu de poursuites.

*c*) L'exhibition peut exister en dehors de tout besoin naturel, de toute miction. Elle se produit alors automatiquement, en toute inconscience, sans but.

Observation XL (Lasègue, 210). — Un officier supérieur en retraite, 65 ans, est sous le coup d'une prévention d'outrage à la pudeur, dans les conditions suivantes : tous les deux jours, bizarre intermittence, il va se placer devant la grille d'une maison où habitent des jeunes filles dans la localité où lui-même a sa résidence. Là, il découvre ses organes génitaux, puis, après quelques minutes, reboutonne son pantalon et continue sa promenade périodique. Détail non moins curieux, il dépose toujours sa canne au même endroit avant de se mettre en posture. L'inculpé jouit en apparence de la plénitude de sa raison, il répond pertinemment aux questions, nie sans insistance, en faisant valoir moins la non-existence que l'impossibilité du délit. Or, cet homme, d'une intelligence élevée, d'habitudes correctes, avait perdu sa femme il y a une année ; depuis lors, il était sujet à des accès vertigineux avec confusion intellectuelle et parfois subdélire ; il errait dans son jardin pendant les crises, prononçant des phrases sans suite, rentrait dans son appartement et s'endormait dans son fauteuil. Lui-même ne conservait qu'une vague notion de ces accidents, dont ses serviteurs rendaient un compte exact et détaillé. Il n'invoquait et ne pouvait invoquer pour sa défense ses souvenirs, qui lui faisaient défaut. Aucune suite ne fut donnée à l'affaire.

Motet rapporte tout au long l'observation suivante, que nous résumons ; l'exhibition est ici subconsciente, mais irrésistible :

Observation XLI (Motet, 210). — B..., 36 ans. Père, mère, grand'-mère, névropathes. Très intelligent. Dans sa jeunesse, un seau plein d'eau lui tomba sur la tête et le blessa grièvement. Il guérit, mais devint irritable, insupportable ; sa mémoire baissa beaucoup. Masturbateur consommé, sa puberté fut précoce. La vue d'une femme ayant les jupons un peu relevés le met hors de lui. L'érection est immédiatement provoquée chez lui par la vue d'une statue nue, d'une photographie ; cependant il ne recherche pas ces excitations, et n'a jamais acheté ni livres ni dessins obscènes.

Ses affaires le forcent à voyager souvent : il lui est arrivé plus souvent qu'on ne le pourrait croire, se trouvant seul dans un compartiment de chemin de fer, d'entrer en érection, et, le train en marche, de se promener la verge à découvert, oubliant tout pour céder à cette sollicitation instinctive à l'exhibition. Il est souvent pris d'une raideur non douloureuse des muscles de la nuque et du cou, et la tête se trouve entraînée à droite. Il a des fourmillements, des sensations de piqûres, de chaleur subite, surtout dans la moitié gauche. En même temps survient un état vertigineux très marqué, avec titubation, chancellement et pâleur de la face. Un jour, à la gare de R..., B... se déboutonne et pisse au travers du guichet de distribution des billets ; ceci en présence de nombreux témoins.

Aujourd'hui B... est poursuivi pour outrage public à la pudeur. Se trouvant seul dans un wagon de deuxième classe, B... s'est mis à la portière, ses parties génitales à découvert ; il a conservé cette attitude pendant une période de temps qu'il évalue à dix minutes environ. Le fait est certain, il a avoué avec une sincérité entière. B..., non seulement ne cherche pas d'excuses, mais encore il reconnaît que ce n'est pas la première fois qu'il se livre à de pareils actes. A son dire, il subit un entraînement auquel il est incapable de résister ; quand la sollicitation génitale est éveillée, tout pour lui disparaît, et soit par la parole, soit par le geste, l'impulsion se traduit par des actes irrésistibles.

Ces méfaits sont ordinairement commis par des hommes, beaucoup plus rarement par les femmes. Cependant voici une observation d'exhibition féminine.

Observation XLII (A. Voisin, 210). — Au mois de mai 1882, M. A. Voisin admettait dans la maison de santé qu'il dirigeait une dame âgée de 38 ans, depuis longtemps manifestement atteinte de mal comitial sous toutes les formes : grandes attaques convulsives, vertiges, absences, actes incohérents ; la famille, après avoir longtemps tenté de la soigner chez elle, se décidait à demander son internement à la suite du fait suivant : Quelques jours auparavant, cette dame passant avec sa bonne sur le boulevard des Italiens, en plein jour, s'était, tout à coup, mise à déboutonner son corsage et avait exhibé ses seins, malgré les efforts de la bonne pour l'en empêcher. Arrêtée aussitôt et conduite devant le Commissaire de police le plus voisin, elle avait paru fort étonnée de se trouver là, avait nié avec énergie l'acte incriminé, ajoutant cependant qu'il lui arrivait parfois de s'entendre attribuer des faits dont elle n'avait aucun souvenir. Devant ces explications et le témoignage de la femme de chambre, le Commissaire de police, après une courte enquête, l'avait remise en liberté.

Dans la maison de santé, elle continua de présenter très fréquemment, en moyenne une fois par jour au moins, des phénomènes épileptiques sur la description desquels nous croyons qu'il serait peu intéressant d'insister. En mai 1885, elle a présenté pendant trois ou quatre jours de l'agitation ; elle parle avec volubilité et incohérence, rit sans motif, danse. Elle prétend voir sa fille et entendre Dieu lui parler. Plusieurs fois, à la suite d'une absence, elle a de nouveau défait son corsage et montré ses seins. Et toujours elle a paru fort surprise et même indignée. Cette malade, du reste, n'a jamais montré dans son état normal la moindre tendance érotique : bien au contraire, elle était fort réservée dans ses propos et ne pouvait même souffrir qu'on abordât devant elle un sujet de conversation un tant soit peu léger. Elle avait, du reste, un caractère irritable et assez difficile. Elle tomba plus tard, pendant une absence, dans un bassin et se noya.

Ces actes, souvent purement automatiques, sont parfois accomplis pour faire cesser un état d'angoisse douloureuse. De même que le pyromane n'est soulagé que quand il voit crépiter l'incendie, de même la sensation pénible à laquelle sont sujets certains exhibitionnistes ne prend fin que lorsque les parties sexuelles sont à découvert. Un malade de Hotzen, dont l'observation se trouve tout au long dans la thèse de Pribat, « éprouvait de la chaleur à la tête, du vertige, de l'inquiétude, de l'angoisse, de l'oppression ; puis, l'exhibition lui procurait une sensation de soulagement; sa respiration devenait plus libre..... Il cherchait si peu à se cacher que toujours ses extravagances étaient aussitôt découvertes et provoquaient un rassemblement ».

*d*) Enfin, dans d'autres circonstances, un élément nettement génital se surajoute à l'exhibition elle-même ; l'épileptique en état d'absence se masturbe, ou il se livre à de véritables attentats à la pudeur sur les personnes qui l'entourent. En voici deux exemples concluants :

Observation XLIII (A. Voisin, 210). — P..., compositeur de musique, 46 ans. Sujet depuis son enfance à des vertiges et à des absences, P... a, dès longtemps et à maintes reprises, étonné ou effrayé les personnes de son entourage par ses excentricités. Une dernière cependant, plus frappante peut-être par son caractère plus particulièrement scandaleux et sa publicité, a décidé sa sœur qui l'accompagne à venir demander conseil à M. A. Voisin dans les premiers jours de janvier 1870.

Voici le fait auquel il vient d'être fait allusion :

Quelques jours auparavant, dans un grand dîner, P..., qui dans les premiers moments n'avait attiré l'attention par aucune anomalie dans ses manières ou son langage, s'est levé tout à coup en poussant un cri. On a remarqué qu'il était très rouge. Il est resté ainsi immobile pendant un instant. Puis il a poussé de nouveau quelques cris inarticulés et s'est mis à trépigner, à agiter sa main droite. Sa figure, à ce moment-là, était horrible. A un moment donné, il porte la main à son pantalon, se déculotte et se met à se masturber, puis à uriner !

Pendant cette dernière période, P... était d'une pâleur livide : on a noté chez lui de fréquents mouvements de déglutition. A la suite de cette crise, P... qui du reste avait tout le temps semblé absolument inconscient de ce qui se passait autour de lui, avait perdu toute espèce de souvenir de ses actes.

A 2 ou 3 ans, P... a fait une chute sur le front et en porte encore la cicatrice. A 11 ans, en classe, il a eu son premier vertige. Les vertiges se sont depuis renouvelés fréquemment, surtout aux époques de surmenage. Excès inouïs d'onanisme dans sa jeunesse. C'est un homme très intelligent, très brillant même sur certains points, qui a produit des œuvres musicales d'une valeur incontestable. Il est essentiellement artiste.

Souvent, la nuit, sa sœur l'entend faire de grands efforts respiratoires : il semble éprouver une oppression considérable, les bruits durent près d'une heure. Le matin, on trouve sa chambre dans le plus grand désordre : son lit défait et inondé d'urine, ses affaires cachées dans tous les coins. Une fois, dans une de ses crises, il a mis le feu à sa chemise. Une autre fois il est sorti de sa chambre et est allé se coucher sur une table de la salle à manger. Il lui arrive fréquemment d'ouvrir sa fenêtre et d'uriner dans la rue. Interrogé sur ces faits, P... paraît en avoir une conscience assez obscure ; il se souvient surtout des phénomènes diurnes : il sent, dit-il, qu'il fait des grimaces. Quant aux phénomènes nocturnes, il se doute bien qu'il est un peu somnambule et dit que c'est moins fort que le jour, mais analogue.

A la question si elle avait remarqué chez le malade des actes indécents, sa sœur répond qu'elle n'avait jamais rien vu ni rien entendu dire de semblable, et que seulement, tout à fait dans ces derniers temps, il lui était arrivé de se déculotter ou de faire des gestes indécents devant elle ou ses domestiques.

Observation XLIV (Legrand du Saulle). — Le 7 août 1873, à 7 heures du matin, j'ai interrogé, à la maison d'arrêt de Pau, M. T..., ancien percepteur, âgé de 52 ans, prévenu d'attentats à la pudeur, et qui, ce jour-là même, à 10 heures du matin, devait passer devant la Cour d'assises des Basses-Pyrénées.

Mère aliénée ; père alcoolique chronique ; neveu d'un aliéné et d'un épileptique, avec cette circonstance que l'épileptique avait tué l'aliéné d'un coup de couteau sur une place publique ; frère d'un suicidé.

A peine en présence de M. T..., j'apprends de lui qu'il a eu dans sa jeunesse, et jusqu'à l'âge de 20 ou 22 ans, la déplorable infirmité d'uriner involontairement pendant son sommeil, dix, douze, quinze ou dix-huit fois par an environ ; qu'il n'a rien fait pour se guérir et que son incontinence d'urine a cessé d'elle-même, mais qu'il a depuis ce temps-là « des serrements de tête » par intervalles, qui durent quelquefois une heure et quelquefois un jour ; qu'il a de la peine alors à se diriger ; qu'il ne sait plus trop ce qu'il devient, et que, lorsqu'il reprend l'usage de ses sens, il ne se souvient absolument de rien, et qu'il est tout étonné « de la lacune qui s'est faite dans sa vie ». Pressé par mes questions, il ajoute qu'il est inculpé d'actes obscènes s'étant produits toujours de la même façon depuis seize ou dix-huit années, et que la plupart de ces actes sont aujourd'hui couverts par la prescription ; qu'il en reste trois seulement à sa charge devant la Cour d'assises ; qu'il aurait proposé dans son bureau à un contribuable de le masturber, et qu'il aurait essayé d'introduire avec violence la main dans le pantalon de cet homme ; qu'il aurait masturbé de jeunes garçons dans les champs ou dans les bois, et qu'il se serait fait masturber par eux ; qu'on lui reproche encore des outrages publics à la pudeur, pour lesquels il sera ultérieurement poursuivi devant la police correctionnelle de Bayonne, mais qu'il n'a aucune conscience ni aucun souvenir de toutes ces turpitudes qu'il a apprises dans l'instruction.

Et il termine en disant : « Ma famille et mon avocat m'ont dit également que j'avais voulu noyer ma femme et que j'avais fait cinq tentatives de suicide ; or, je n'y comprends rien du tout, je ne m'en souviens pas ! »

Après une controverse animée, des plaidoiries brillantes, le jury rendit un verdict de non-culpabilité. M. T... fut acquitté. Il est vrai que, à quelques jours de là le Tribunal correctionnel de Bayonne le condamnait à quinze mois de prison pour les autres délits dont il est parlé plus haut, outrages à la pudeur. Le maréchal Mac-Mahon le grâcia.

Nous pourrions encore citer des observations fort instructives de Hotzen et de Marandon de Montyel, où la conscience est en partie conservée au cours des actes immoraux, consistant en exhibitions silencieuses, mais aussi en attouchements et en provocation à des pratiques obscènes. Nous sommes obligé de nous restreindre.

Si nous voulons résumer les caractères de l'exhibition épileptique, nous dirons :

1° *L'exhibition épileptique est le plus souvent un acte d'un calme cynique, scandaleux, accompli en public, avec une grande indifférence, dans un but inconnu, qui n'a rien à voir avec l'instinct sexuel ;*

2° *La perte du souvenir est à peu près constante. Le malade ne peut expliquer ses actes qu'il ignore ;*

3° *Si elle est souvent un acte fortuit ne reposant sur aucun désir d'être vu, sur aucune idée d'étalage, l'exhibition peut être quelquefois sous la dépendance d'idées d'ordre génital ou de tout autre.*

5. *Formes délictueuses multiples.* — Nous venons d'étudier des formes simples, des unités délictueuses en quelque sorte. C'est qu'en effet, habituellement l'épileptique a une tendance pathologique spontanée à reproduire toujours les mêmes actes avec une monotonie absolue. Mais il n'en est pas toujours de même, et l'on peut voir l'équivalent psychique se présenter sous forme de délits successifs et dissemblables. L'épileptique larvé peut alors être condamné à commettre deux délits toujours les mêmes, le vol et l'homicide, par exemple, ou le vol et l'incendie, etc... Chose remarquable, souvent les délits ne sont pas commis dans le même accès : le malade a tantôt des crises de vol, tantôt des crises d'homicide. Parfois, les délits se succèdent dans une même crise ; mais alors, c'est souvent un accès de fureur au cours duquel le malade n'accomplit aucun délit déterminé. Morel (*Ann. méd. psych.* 1873, p. 154) en a cité un exemple remarquable où l'agitation, les violences, l'incendie, le vol, le suicide, l'homicide, la religiosité se succèdent étrangement pendant huit ans. L'observation

suivante peut, à cet égard, être considérée comme un véritable panorama psycho-épileptique :

Observation XLV (Maccabruni, 162).— C..., âgé de 25 ans. Depuis l'âge de 18 ans, était sujet à de fréquentes douleurs de tête. A 20 ans, il tomba de haut, en frappant de la tête sur un corps dur, avec blessure grave et perte de connaissance consécutive. A partir de ce moment, surviennent des accès épileptiques fréquents. Un jour, il va, pour ainsi dire, inconscient, depuis Milan jusqu'à Cantu, où il eut deux accès rapprochés, pendant l'un desquels il *mit le feu* à son propre lit. Enfermé à l'asile de Mombello, il s'évade et s'enfuit à Magenta, où il eut un nouvel accès, au cours duquel il tenta de *se suicider* par ingestion de benzine. Une autre fois, se trouvant dans une localité de la région, il prit tout à coup la direction de Pavie et fut retrouvé par des carabiniers sur le territoire de Belgiojoso, dans un fossé plein d'eau, à moitié noyé et délirant. Il fut transporté à l'infirmerie militaire de Pavie, où, pendant dix jours, il donna des signes de continuelle agitation et d'altération mentale. Il a une conscience en partie complète, en partie crépusculaire de tout ce qui est arrivé.

C... est de stature moyenne ; robuste, mais amaigri. Moitié droite du crâne plus développée dans tous les sens que la gauche ; moitié droite de la face plus développée dans sa partie supérieure ; nez dévié à gauche ; prognathisme. Réflexes tendineux exagérés.

C..., même dans les périodes de calme, est insatiable, exigeant, pétulant, irascible, brouillon, effronté, menteur à tous crins, prompt à inventer des histoires et à exagérer les plus petites aventures. Grande perversion effective et morale. Il n'aime pas sa mère et ne s'intéresse qu'à lui-même, quoiqu'il ait des tendances au suicide et aux outrages personnels. Il est très porté à voyager, à s'enfuir de chez lui. A l'asile, on retrouve les mêmes traits de caractère. Un jour, blâmé pour sa mauvaise conduite, il est pris d'un *accès de fureur*. Un autre jour, brusquement, il assène un violent coup de poing sur la tête d'un malade, et se met à crier, à menacer, à frapper, dans un état de semi-conscience. Dans ces périodes d'agitation, il est intraitable, insolent, hydrophobe. Après une courte période de calme, brusquement, pour la plus petite contrariété, il crie, menace, insulte, jette au loin ses aliments, brise une chaise, et, le jour suivant, accuse de la céphalée, de l'étourdissement, et a le visage congestionné.

C'est une véritable psychopathie comitiale à type rémittent.

M. le professeur Mairet a consacré une série de leçons intéressantes à un cas d'épilepsie larvée caractérisé par des impulsions de deux ordres : *impulsion à voler* et *impulsion à déterrer les cadavres.* Cette observation, à peu près unique dans la science, est remarquable par ce fait que l'impulsion à déterrer les cadavres est pure de toute cause déterminante hallucinatoire ou érotique ; le malade en question ne peut être classé ni à côté des spectropathes, ni à côté des vampires, ni avec les nécrophiles. On ne trouve aucun motif plausible, aucun mobile apparent, aucun sentiment de haine ou de vengeance auxquels on puisse attribuer son étrange conduite. Nous la donnerons plus loin, dans la partie consacrée au diagnostic, car elle nous servira à montrer l'impórtance de certains éléments dans cette détermination.

Nous en avons fini avec le délit engendré par l'état psychopathique comitial. Nous allons maintenant étudier rapidement des formes où l'agitation, quoique devenant parfois dangereuse, ne va jamais jusqu'à l'accomplissement d'un acte criminel ou délictueux.

§ 2. Epilepsie délirante simple avec excitation.— Caractérisés par un fond d'excitation permanent, une agitation constante, ces équivalents psycho-épileptiques se présentent tantôt sous forme d'*agitation maniaque* simple ou colorée par diverses idées, tantôt sous forme d'*impulsions diverses,* dont quelques-unes ont des tendances dangereuses ; tantôt sous forme d'*impulsion à partir droit devant soi,* à marcher jusqu'à ce que l'épuisement ou le sommeil viennent arrêter le malade.

Nous décrirons successivement ces trois groupes d'épilepsie larvée, tout en nous permettant de faire remarquer que, si nous les décrivons ici en tant que formes simples, c'est par suite d'un besoin didactique, car on les voit souvent s'associer avec les formes criminelles, dans lesquellès elles se transforment souvent et dont elles forment le substratum d'excitation sur lequel vont se greffer les idées délirantes délictueuses.

I. *Manie épileptique simple non délictueuse.* — Cette forme est caractérisée par un besoin d'agitation incessante, incohérente, associée très souvent à un certain degré de méchanceté, d'irritabilité, qui forme très souvent, comme on le voit, le fond des psychoses épileptiques, se traduisant par des actes violents, des propos menaçants, des colères subites, mais jamais par l'homicide, le suicide, ou un délit quelconque. Le malade est insupportable, intraitable ; mais il n'est pas aussi dangereux que le malade atteint de fureur épileptique ou de manie homicide.

Dans ce délire maniaque, fort bien décrit par M. J. Voisin, on trouve tous les degrés, toutes les transitions, depuis le délire doux, calme, jusqu'à l'agitation grossière, tumultueuse, qui arrive presque aux voies de fait. Ce sont des cris, des pleurs, alternant avec une vive hilarité ; de la loquacité alternant avec du mutisme ; du contentement, ou des idées sombres, chagrines ; de la béatitude ou de la tristesse. Ces malades répètent toujours les mêmes phrases et racontent toujours les mêmes faits ; dès qu'on les interpelle, ils répondent aux questions avec les apparences de la raison. Souvent, les souvenirs de l'enfance ou d'un passé plus ou moins éloigné reparaissent, et les malades semblent revivre pour quelques jours une période antérieure de leur existence. A ces réminiscences de souvenirs de jeunesse se joignent très fréquemment des illusions et des hallucinations diverses liées à la forme du délire. Un grand nombre voient du feu, du sang, et nous savons déjà que ces hallucinations sont le point de départ d'idées terrifiantes et souvent d'actes des plus dangereux. Certains voient les objets et les personnes avec des dimensions gigantesques (mégalopsie); d'autres malades voient en petit (micropsie); d'autres voient des spectacles bizarres et des êtres imaginaires : « le Juif-Errant, la fin du monde, le bon Dieu aveugle et jouant de la flûte, et mille choses du même genre ».

Ces hallucinations et ces illusions de la vue ont une certaine importance au point de vue médico-légal. On a entendu des malades affirmer qu'ils venaient de voir telle ou telle personne passer et se diriger vers un endroit déterminé ; ils affirment et donnent même des détails d'une précision extrême. Or, comme le trouble mental peut durer plusieurs jours, et que dans leur délire, ces malades ont parfois toutes les apparences de la raison, ils peuvent induire les magistrats en erreur en faisant, de la meilleure foi du monde, un faux témoignage. Le trouble mental passé, ils perdent le souvenir de tout ce qui s'est produit pendant qu'ils étaient malades et peuvent à ce moment venir faire une déposition absolument opposée et nier formellement ce qu'ils ont affirmé inconsciemment deux jours auparavant. Le malade peut paraître vouloir induire la justice en erreur, et on a vu des cas semblables où le malade a été condamné pour avoir donné un faux témoignage (J. Voisin).

C'est qu'en effet, chez l'épileptique, l'hallucination acquiert un degré de netteté, de précision, qui explique les affirmations énergiques, et jusqu'à un certain point, les apparences de bonne foi de certains visionnaires désormais célèbres. Les images perçues, en relation avec les idées religieuses antérieures d'un malade, ou avec des idées religieuses créées par le délire, alimentent un délire religieux très accentué, au cours duquel les malades assistent à des apparitions de Dieu ou de la Vierge ; d'autres ont même des modifications de leur personnalité : ils croient être Jeanne d'Arc, la Sainte Vierge, le Juif-Errant. Les hallucinations de l'ouïe, quoique rares, viennent parfois s'ajouter aux troubles précédents pour parachever le délire, le compléter, et lui donner les apparences d'une réalité de plus en plus palpable. Les malades entendent des voix, des conversations qu'ils répètent sans voir personne ; leurs visions leur donnent des ordres qu'ils exécutent sans sourciller, et qui donnent lieu parfois à des actes criminels rentrant dans les catégories déja étudiées.

Quelques observations nous permettront d'étayer ces faits :

Observation XLVI (Aussoleil, 15). — K..., veuve F..., entrée à l'asile au commencement de l'année 1875, âgée alors de 30 ans, avec le diagnostic « manie ». Nous n'avons aucun renseignement sur ses antécédents ni sur sa famille.

Dès son entrée, elle se montra excessivement méchante et dangereuse ; pour un rien ou même sans motif apparent, elle entre tout à coup dans des colères épouvantables qui la font se précipiter sur tout le monde, et la font redouter même des gardiennes. En avril 1881, une note médicale porte que la malade a des impulsions analogues à celles des épileptiques. Enfin, en 1886, apparaissent les premières attaques de haut mal, par séries de trois ou quatre en deux ou trois jours chaque mois. Les accès de fureur n'ont pas tout à fait disparu, mais ils sont moins violents et viennent seuls ou suivent les crises ; ils semblent même les précéder quelquefois.

D'abord larvée, l'épilepsie s'est transformée ici en épilepsie ordinaire avec accès frustes rémittents.

Observation XLVII (Aussoleil, 15). — Reine A..., entrée à Montdevergues en juin 1884, âgée alors de 33 ans. Grand-père maternel mort d'une attaque à 70 ans. Grand'mère maternelle morte d'épuisement (phtisie) à 45 ans. Père rhumatisant. Quatre sœurs : l'une d'elles, mariée à un aveugle, a un enfant boîteux.

Nous n'avons pas pu avoir de renseignements précis sur les débuts du mal. Ce qu'il y a de certain, c'est que des moments d'agitation se manifestèrent de temps en temps et pendant plusieurs années avant l'entrée de la malade à Montdevergues. A ce moment, l'excitation était à peu près permanente. Survint un calme relatif avec, de temps en temps, des mouvements violents durant un quart d'heure, une demi-heure, et même plus. Elle chante, saute, court, frappe les malades qui se trouvent sur son passage, ravage les parterres et brise les arbustes ; jusqu'à ce que la crise soit passée, les remontrances sont inutiles. Grondée, elle prétend n'avoir rien fait, puis dit : « Peut-être bien », puis avoue sans paraître convaincue, promet de ne plus recommencer, et recommence quelques moments plus tard.

Dès le commencement de 1885, on s'aperçoit qu'elle se mouille au lit ; on se demande pourquoi, et, quelques jours après, on la trouve dans une attaque de haut mal. Elle en eut deux ce jour-là. Jusqu'en janvier 1887, elle a environ une grande attaque par mois : point d'affaissement ni de délire à leur suite, mais un peu de céphalée, qui disparaît vite ; agitation dans l'intervalle. Nous ne savons pourquoi en 1889 nous n'avons pas vu d'attaques. Passent-elles inaperçues ? Rien ne l'indique. Dans tous les cas, nous retrouvons encore, fin 1889, les mêmes grandes périodes d'excitation et de calme relatif qui se succèdent sans interruption et sont traversées les unes et les autres par des moments d'agitation excessive.

Chose remarquable, la malade n'est pas dépourvue d'intelligence ; elle a même conservé une excellente mémoire des faits anciens.

En général les troubles psychiques présentent un certain caractère de tristesse, ayant souvent pour conséquence des réactions d'un caractère violent et agressif. Cependant, il n'en est pas toujours ainsi ; exceptionnellement on peut rencontrer un délire optimiste et gai. En voici un exemple :

Observation XLVIII (Féré, 92).— B..., 32 ans, ne fait connaître que des antécédents héréditaires obscurs. Il a deux sœurs qui se portent bien et un frère qui, à la suite de convulsions de l'enfance, a conservé une paralysie du membre supérieur droit. Il n'aurait lui-même jamais eu de convulsions ni aucune autre maladie. A l'âge de 11 ans, étant chez sa tante, le mari de cette dernière rentra en frappant à coups de pied dans la porte : il fut pris d'une grande frayeur et resta quelques minutes sans pouvoir articuler une parole. Depuis ce temps, il a des étourdissements avec obnubilation considérable ou perte de la conscience, tous les quinze jours ou toutes les trois semaines. Il a été trois ans soldat au 100$^{e}$ de ligne ; mais fut réformé à cause de ses étourdissements. Il y a deux ans, à la suite d'un chagrin causé par une maladie de sa mère, il fut pris de délire la nuit. Il s'imaginait qu'on l'avait empoisonné, vociférait, cassait les vitres ; il alla se plaindre au poste, d'où il fut envoyé à Sainte-Anne, puis à Bicêtre. Dans la nuit du 6 au 7 décembre 1886, il était alors dans le service de M. Deny, il fut pris d'une excitation qui débuta, comme dit le malade, comme « par un coup de canon qui est parti dans sa tête » ; « immédiatement, dit-il, j'ai éprouvé un contentement inexprimable » ; il a sauté, il a dansé, criant à tout propos : « Je suis assez content ». Il ajoute que son contentement lui vient de la conviction qu'il a de ce que sa maladie ne le prendra plus : « Etant jeune, le sang lui avait déjà parlé ; il avait comme une lubie dans le corps qui lui parlait. » Le 13 décembre, il a eu le même coup dans la tête, il rit aux éclats. Le 3 avril 1887, il a un accès convulsif à la suite duquel une excitation de même nature s'est produite ; il disait qu'il était guéri, « que c'était rigolo » ; il ne veut plus travailler, paie des cigares à ses camarades, embrasse le surveillant, etc... Il sort le 22 février 1888.

Peu de temps après, s'étant fait une blessure à l'index de la main droite, il entra à l'hôpital Tenon, où, « de contentement de sentir sa maladie qui s'en allait » il chanta nuit et jour. Il sortit au bout de huit jours, toujours dans le même état de santé, et chantant constamment dans les rues. Son attitude lui valut d'être ramené à Sainte-Anne, puis à Bicêtre. Son hilarité dura plus d'un mois. Il nie toute influence alcoolique. Du reste, le 4 janvier, il a été repris à l'asile d'un accès du même genre dans lequel l'alcool n'avait pu jouer aucun rôle.

L'agitation, avons-nous dit, peut revêtir un caractère particulier dû à l'introduction d'éléments hallucinatoires divers. Ottolenghi cite une observation remarquable d'épilepsie sexuelle dont les accès sont dus à des hallucinations érotiques.

Observation XLIX (Ottolenghi, 196).— Maria Mont..., 63 ans. Condamnée à dix ans de prison, comme complice d'une association de malfaiteurs dont faisaient partie deux de ses fils. Physionomie virile ; face très développée ; hypertrophie clitoridienne. Sensibilité légèrement obtuse. Réflexes un peu exagérés. Elle feint un parfait sens moral, et affecte une religiosité exagérée. La vue du sang ne l'émeut pas ; son mari ayant eu un panaris qui avait donné aux médecins la pensée d'en venir à l'amputation du bras, elle lui coupa elle-même le doigt avec une paire de ciseaux ; le mari guérit d'ailleurs parfaitement. Elle présente, à de longs intervalles, des accès convulsifs.

Depuis quelques mois elle est sujette à des accès sexuels. Tandis que l'instinct génésique est habituellement endormi en elle, puisqu'elle est déjà vieille, il y a des périodes dans lesquelles elle commence à avoir des hallucinations érotiques. Il lui semble qu'elle subit les approches d'un homme, et elle tombe en crise, tout le corps participant à son excitation, jusqu'à production de pollutions répétées. Pendant l'accès, en pleine inconscience, la malade présente la même expression de physionomie, la même agitation convulsive du corps, qu'une femme au summum de la jouissance dans le coït. Cet accès érotique la laisse anéantie, et un sommeil assez profond lui succède, parfois interrompu par l'arrivée d'un acccès épileptique typique. Ces accès dont la M... ne sentait que l'approche, devenant ensuite inconsciente au point qu'elle ne pouvait s'y soustraire, l'assaillirent pendant plusieurs mois, et revenaient même chaque jour. Ils disparurent enfin pour ne plus reparaître.

C'est là un bel exemple d'épilepsie sexuelle chez une criminelle, d'autant plus remarquable que cette femme ni masturbatrice, ni nymphomane, est d'un âge avancé et dans son état normal indifférente à tout sentiment sexuel.

Busdraghi a publié l'observation d'un épileptique, ouvrier vernisseur, qui, saisi par un accès au milieu de son travail, se tourne vers ses camarades d'atelier et leur fait des discours révolutionnaires dans lesquels il supprime l'argent, le travail, les vêtements, le mariage, les curés, les patrons, et rêve un retour vers les temps passés, vers une « époque adamitique ». En même temps, il lui vient mal à la tête, il perd la vue, il louche de l'œil droit, son visage rougit, il perd connaissance.

Cette *épilepsie politique* est tout à fait intéressante par cette fusion de l'accès épileptique avec l'idéation politique.

Beaucoup de réformateurs conçoivent de pareilles utopies, qui ne sont cependant pas, eux, en crise d'épilepsie !

*Manie épileptique religieuse.* — (État hypnagogique avec délire religieux expansif de Krafft Ebing). — Il existe de nombreux travaux sur la religiosité des épileptiques, et on a depuis longtemps remarqué que les sentiments religieux exagérés sont très développés chez les individus prédisposés aux convulsions et surtout chez les épileptiques. Les convulsionnaires du moyen-âge sont là pour en faire foi. Les hallucinations de la vue et de l'ouïe entretiennent ce délire, qui peut aller jusqu'à l'extase. Au milieu d'un chaos de pensées incohérentes sans suite, comme en contiennent beaucoup de livres de prophètes, les malades entrent en communication avec le surnaturel. Il s'y joint des hallucinations de la sensibilité générale ; les malades se sentent d'une légèreté inouïe et ils s'envolent au Ciel. Coselli considère ce délire comme tellement caractéristique que, pour lui, il permet d'affirmer l'épilepsie. L'épilepsie ne crée pas la religiosité, mais elle modifie les sentiments religieux déjà préexistants et les exalte chez les malades ayant déjà un penchant pour le mysticisme. Mais cette exagération du sentiment religieux n'est pas très fréquente.

Au cours de cette manie religieuse, qu'elle soit ou non accompagnée d'extase, la conscience ne disparaît qu'incomplètement ou même pas du tout. Les malades se souviennent assez bien de tout ce qu'ils voient, entendent ou sentent pendant l'accès. Quelques-uns jugent alors sainement leurs illusions, leurs hallucinations, leurs faux jugements, leurs tentatives de violence. D'autres y croient obstinément et deviennent des fanatiques jurés et dangereux. Tels furent Mahomet et Swedenborg (Kowalewsky). Parfois, les souvenirs sont très obscurcis ; le malade ne s'en souvient que comme d'un songe. Cependant, en le pressant de questions, en insistant, on peut arriver à réveiller, au moins partiellement et graduellement, le souvenir de certains faits. Ces délires deviennent parfois l'origine de crimes épouvantables, comme nous en avons donné un exemple, à propos de l'épilepsie homicide (Observation XXIV).

Le retour à la normale se fait par cessation brusque du délire, plus souvent insensiblement par prolongation de l'état hypnagogique en un véritable second état épileptique.

Si nous voulons résumer les caractères généraux de la manie épileptique simple non délictueuse, nous relèverons les points suivants :

1° C'est un délire expansif à reproduction photographique. (Le même malade répète toujours les mêmes actes, les mêmes paroles, le même cliché, au cours de son délire);

2° Il est fréquemment coloré par des hallucinations qui lui impriment des caractères particuliers (érotisme, idées de persécution, idées religieuses très vivaces) ;

3° Il est remarquable par la lucidité et l'apparence de raison des malades qui en sont atteints;

4° Les actes accomplis sont souvent empreints d'une grande violence.

Ces quelques points spéciaux permettront de distinguer cette manie épileptique de la manie vraie. Dans celle-ci les idées se suivent, se déroulent avec une effrayante rapidité, et il est bien rare que la même idée se répète plusieurs fois. Le maniaque ordinaire n'a pas la lucidité, la conservation apparente de conscience que l'on rencontre chez le maniaque épileptique. Enfin, les hallucinations sont moins fréquentes dans la manie ordinaire (J. Voisin). En outre, la manie épileptique a une plus courte durée que la manie pure.

2. *Impulsions diverses non délictueuses* (1).— Elles se caractérisent par l'accomplissement irrésistible de certains actes dont le malade a plus ou moins conscience. L'un prononce des mots orduriers, l'autre va jusqu'à proférer des menaces. D'autres malades ont une impulsion irrésistible à boire, non par plaisir, pour s'enivrer, mais parce qu'une force invincible, supérieure, à laquelle il leur faut céder, les pousse à boire continuellement.

En cherchant bien dans le groupe des impulsions, il n'en est pas une qui puisse échapper à l'épilepsie. C'est cette névrose, en dehors des états dégénératifs purs, qui nous présente les exemples les plus nombreux d'impulsions.

Les impulsions instinctives se trouvent aussi bien à titre d'équivalents dans l'épilepsie Jacksonienne que dans l'épilepsie essentielle. Pitres rapporte l'intéressante observation du nommé Mas...., « qui, dans les intervalles des accès convulsifs, brusquement, sans aucune provocation, sans idée délirante précise, avait des impulsions qui le portaient à commettre des actes déraisonnables. En passant dans la rue, l'idée lui venait de bousculer les passants, de repousser violemment hors du trottoir les personnes qui marchaient tranquillement à son côté, et il mettait ces idées absurdes à exécution, sachant fort bien qu'il commettait là des actes blâmables susceptibles de lui attirer des désagréments. Un jour il a ainsi poussé dans le ruisseau une dame âgée ; maintes fois il a donné de forts coups d'épaule à des passants inoffensifs. L'acte accompli, il poursuivait son chemin sans se préoccuper des injures que lui attirait sa brutalité, se rendant parfaitement compte de la sauvagerie de ses actions, comprenant même qu'il avait eu tort de les commettre, mais éprouvant néan-

(1) Consulter : 69, 108, 124, 166, 175, 199.

moins une certaine satisfaction intérieure de les avoir commises. Il n'est pas inutile d'ajouter que Mas.... est un homme d'un caractère très doux ; que jamais il n'a violenté sa femme ni ses enfants, que jamais il n'a passé pour un querelleur. Avant d'être malade, jamais l'idée lui serait venue de commettre de pareils actes et depuis qu'il est guéri il n'en a jamais eu la pensée.... »

Dans d'autres circonstances, le malade est poussé à prononcer certaines paroles, souvent ordurières ou menaçantes. Alors c'est soit pendant une absence, un vertige, soit dans un état de conscience assez conservée qu'il profère son mot ou sa phrase ordinaire, toujours la même.

Il est inutile de rappeler la grande dame de Trousseau, qui dans quelque lieu qu'elle se trouvât, laissait échapper des mots obscènes. La coprolalie est fréquente dans ces circonstances.

Au lieu d'un mot grossier, le malade profère parfois des injures ou des menaces terribles.

Observation L (Legrand du Saulle, 149). — Un fonctionnaire d'un ordre élevé, âgé d'une cinquantaine d'années, est doué d'une intelligence au dessus de la moyenne. C'est un homme très estimé et de relations sûres et agréables. Voici ce qui lui arrive : de temps en temps, tous les quarante ou cinquante jours à peu près, au moment où l'on s'y attend le moins, il pâlit, a le hoquet, se met à aboyer, prend à terre une attitude grotesque et invariablement la même, et dans des termes orduriers profère contre sa femme les plus terribles menaces de mort Au bout d'un temps variable, et qui oscille entre dix minutes et une heure et demie ou deux heures, il se relève, revient à lui, s'aperçoit qu'il a dû se passer quelque chose d'extraordinaire, se met à pleurer et demande pardon à sa femme. Cette scène une fois finie, il va à ses affaires, donne des ordres, se met à table, va dans le monde ou reçoit chez lui et personne ne se doute de rien !

J'ai cru, pour ma part, à un cas d'épilepsie larvée, et j'ai appris qu'un traitement bromuré persévéramment continué avait produit la cessation très nette de tous les accidents.

Ce qui, ici, n'a qu'une importance relative peut entraîner dans des cas particuliers des conséquences très graves. La preuve en est donnée dans l'exemple suivant :

Observation LI (Magnan, 165).— Un tailleur d'habits, âgé de 43 ans, fils d'épileptique, s'est fréquemment, après les attaques, montré grossier et violent soit à l'égard de ses camarades, ou d'agents de police, ou de passants qui s'empressaient autour de lui pour le secourir. Arrêté pour vagabondage pendant une fugue consécutive à une attaque, il comparaît devant un Tribunal, trois heures après une crise. Il marche à côté des gardes, répond d'une façon correcte à quelques questions qui lui sont posées, puis, pendant l'audience, sans nul motif, il se met à injurier et menacer le Procureur de la République. Les magistrats, séance tenante, le condamnent pour ce fait à deux ans de prison. Il ne répond pas, reste silencieux sur son banc, se retire dès qu'on l'y invite. Le surlendemain, à la prison, on lui demande les motifs de sa conduite, de son attitude à l'audience ; il est très surpris de ce qu'on lui apprend, et tout ce qui s'est passé est non avenu pour lui.

Les actes impulsifs commis de la sorte peuvent être, on le voit, simplement risibles, mais ils peuvent quelquefois être suivis de conséquences graves, lorsque l'impulsion va jusqu'au délit. Magnan cite un jeune vertigineux qui cherchait à allumer les aiguilles de son réveille-matin ; un autre saisissait une bougie et la croquait à belles dents pour la recracher quelques instants après ; une cuisinière entassait dans son pot-au-feu des débris d'assiettes, des épluchures de légumes, du savon, une vieille chaussure et différents objets qui tombaient sous sa main ; un individu entrait dans un magasin, payait ce qu'il achetait et, dans son absence, continuait à déposer sur le comptoir tout l'argent qu'il avait dans sa poche. L'archidiacre dont parle Trousseau, encensant un jour l'évêque, dans une cérémonie religeuse, se met à lui faire des grimaces, au grand étonnement de tous les fidèles.

Je pourrais multiplier à l'infini ces exemples d'impulsion à accomplir certains actes : Legrand du Saulle parle d'une dame de 30 ans qui est prise, tous les mois environ, d'une impérieuse envie de tuer sa fille, âgée de six ans, et qu'elle aime passionnément. Elle passe environ vingt-quatre ou trente-six heures dans un état d'irascible anxiété qui alarme son mari, sa mère et ses domestiques, puis elle s'endort, se déclare guérie à son réveil et réclame son enfant. L'impulsion confine ici à la criminalité. Elle est tout-à-fait psychique, se borne à l'idée, sans aller, comme dans les cas que nous avons précédemment énumérés, jusqu'aux paroles ou aux actes.

Beaucoup d'impulsions peuvent ainsi se combiner entre elles, ou avec d'autres accidents psycho-épileptiques, et sans nul doute, nombre d'entre elles ne sont autre chose que des équivalents épileptiques psychiques.

Ce que nous avons dit de l'onomatomanie, ou du moins de certaines de ses modalités, doit s'appliquer à toute sorte d'impulsions. La *dipsomanie* entre autres, souvent relevée dans les observations d'épilepsie pure ou d'épilepsie larvée, doit être, dans maintes circonstances, envisagée comme une impulsion de nature épileptique. Et, dès lors, elle apparaît comme un effet de la névrose, et non plus comme une cause efficiente de celle-ci par l'alcoolisme qu'elle peut entraîner. M. Souques a publié, dans les *Archives de Neurologie* de 1892, sous le titre « d'Automatisme ambulatoire chez un dipsomane », un cas de dipsomanie combinée avec des fugues qui, après analyse, pourrait fort bien être un cas d'épilepsie larvée.

De nouvelles recherches sont à faire dans cette voie. Mais il faudrait des observations nombreuses et très complètes, prises sans idées préconçues, pour arriver à dégager du groupe des impulsions celles qui appartiennent à l'épilepsie (il y en a certainement), et à établir leurs caractères propres, ce qu'il nous est impossible de faire pour le moment.

Ces impulsions, nous l'avons dit, comme tous les actes des épileptiques, vont avec des états de conscience très divers, depuis l'inconscience absolue jusqu'à la simple obnubilation, parfois si légère, que la conscience paraît conservée. Magnan a donné de ces faits une explication basée sur la coexistence de l'épilepsie et de la dégénérescence mentale chez le même sujet.

« A côté de l'état mental particulier, aussi lié à la névrose que la convulsion ou le délire vrai, l'épileptique, dit-il, peut présenter des troubles plus généralisés de l'intelligence, de la sensibilité, de la volonté, c'est-à-dire une déséquilibration complète du système nerveux qui relève d'un autre facteur : de la dégénérescence mentale. Celle-ci pourra se révéler chez cet épileptique par une série de phénomènes nouveaux, par les syndromes épisodiques (obsession, impulsions, inhibitions conscientes) et par les délires. L'épilepsie, dans ces cas, n'apparaîtra plus que comme un accident surajouté à la dégénérescence.

On comprend tout l'intérêt clinique et médico-légal qui s'attache à ces faits : un épileptique pourra présenter des impulsions inconscientes du fait de son épilepsie, et des impulsions conscientes, mais irrésistibles, du fait de sa dégénérescence mentale. Il pourra offrir à étudier un délire dont il ne gardera aucun souvenir, parce qu'il sera né sous le choc épileptique, et un délire plus prolongé, dont il se rappellera toutes les phases, et dont la spécificité dégénérative s'affirmera par ailleurs. »

Nous verrons plus loin que, sans aller demander à la dégénérescence les secours d'une explication des variabilités de la conscience au cours des psychoses épileptiques, on peut en présenter une, aussi hypothétique d'ailleurs que celle qui précède, mais étayée sur les données exclusivement fournies par l'épilepsie.

3. *Automatisme comitial ambulatoire. Fugues.*— On a donné le nom d'*automatisme ambulatoire* à des impulsions morbides à la déambulation observées sous forme de crises dans certaines névroses ou à la suite de troubles cérébraux apparaissant après des traumatismes de l'encéphale (Magnan). C'est un état complexe, une réunion de divers syndromes dont l'unité n'est faite que par un seul signe : les déplacements (déambulations, voyages) pathologiques. L'automatisme ambulatoire est un état beaucoup plus compréhensif, plus étendu, moins étroit et moins précis que le somnambulisme qu'il comprend, et qui n'en est qu'une variété.

« Les malades qui accomplissent ainsi de grands voyages peuvent appartenir à des catégories très diverses.

1° Les uns, tout en conservant leur état normal, leur conscience, font des voyages ridicules par leur étendue et leur défaut de but, ce sont de vrais Juifs-Errants, des *voyageurs*.

2° Les autres ont des crises dans lesquelles ils voyagent, bien séparées de leur vie normale; mais ils se les rappellent, une fois revenus à eux.

3° D'autres enfin ont des crises d'automatisme ambulatoire avec inconscience et amnésie complète au réveil.

Ici une subdivision est à faire :

*a*). Chez les uns, on peut rappeler le souvenir des actes accomplis pendant la fugue, en les plaçant dans le sommeil hypnotique ; ce sont les *automates hystériques* de Gehin.

*b*). Les autres ont une amnésie complète ; on ne peut pas évoquer de souvenir de la crise artificiellement : ce sont des épileptiques ; c'est *l'automatisme comitial ambulatoire* de Charcot ». (Grasset).

C'est de ce dernier que nous allons nous occuper exclusivement ici. Nous avons déjà vu, au cours de notre étude, les malades être fréquemment pris, dans leurs moments de trouble, du besoin irrésistible de marcher tout droit devant eux, sans but défini, sans direction arrêtée, et ils sont parfois loin de leur domicile ou du centre de leurs affaires lorsqu'ils reviennent à eux, tout étonnés de ce qui vient de leur arriver.

Les faits que nous allons étudier sont connus depuis fort longtemps, mais à diverses époques et dans les divers pays on les décrivait sous différents noms. Ainsi les actions automatiques dans l'épilepsie étaient déjà connues par Bootius, au XVIIe siècle et par Andrée au XVIIIe siècle. Bootius avait donné à ces cas le nom d'*epilepsia cursativa*, qu'il ne faut pas confondre avec l'épilepsie procursive, qui n'en est pour ainsi dire qu'un rudiment. Le terme *fugues* fut ultérieurement employé, mais c'est Charcot qui a créé le terme d'*automatisme comitial ambulatoire* pour désigner ces états si curieux.

Cet automatisme peut précéder l'accès d'épilepsie, mais le plus souvent il est post-épileptique ; enfin, et nous ne nous occuperons que de ces cas, il peut survenir *en dehors des accès, et alors il remplace l'accès*. Cependant ce dernier point est très discuté ; il est des auteurs, parmi lesquels Jackson lui-même, qui pensent que ces cas sont toujours post-épileptiques. Dans tous ces cas, il se produirait, avant l'automatisme, un accès d'épilepsie très court, et très difficile à saisir, même pour un observateur attentif.

Quoi qu'il en soit, certains malades, dans l'intervalle de leurs accès convulsifs, ont des impulsions qui les poussent à sortir de la maison ou à marcher droit devant eux, pendant un temps très variable. Ces malades peuvent se livrer à des actes très compliqués, qu'ils accomplissent d'une façon assez normale pour ne pas frapper l'attention de ceux qui se trouvent à leur contact, puis ils reviennent à eux, fort étonnés de se trouver dans l'endroit où ils se réveillent, n'ayant conservé aucun souvenir de la route qu'ils ont parcourue. Certains se perdent dans les rues parce que, surpris pendant une course, ils ont marché droit devant eux et ont perdu leur route ; d'autres sortent de la ville et se retrouvent au milieu des champs ; d'autres enfin entreprennent de véritables voyages au long cours et ne reprennent connaissance que loin de leur patrie. Ils ont été plongés dans un état hypnagogique prolongé, pouvant durer des mois. Lasègue et Legrand du Saulle ont observé un fait assez caractéristique d'un malade qui s'embarqua au Havre et ne reprit connaissance qu'en vue de Bombay. Cependant, durant toute cette partie de son voyage, il vécut de la vie commune du bord, sans commettre la moindre extravagance, sans que rien dans sa conduite aît pu paraître étrange et attirer sur lui l'attention des passagers.

Si ces actes sont inconscients, il faut convenir qu'il s'agit d'une singulière inconscience. Lorsqu'un épileptique fait une fugue dite inconsciente, il est capable de se rendre dans une ville où il n'est jamais allé, en se conduisant de telle façon que personne ne le remarque : il donne des preuves d'initiative, et agit comme il pourrait le faire en état de santé, en tenant compte de ses connaissances antérieurement acquises, c'est-à-dire en donnant la preuve de la conservation de sa mémoire. Cet épileptique ne perd conscience de ses actes, dits automatiques et inconscients, qu'au moment où il revient à lui. Il s'est fait un véritable hiatus dans la continuité de l'identité biologique auquel correspond un hiatus dans la continuité de la conscience. (Féré).

Un exemple typique en est fourni par l'observation classique de Charcot, que nous résumons ici :

Observation LII (Charcot, 57).— M..., 37 ans, marié, père de deux enfants bien portants, est fort rangé, de mœurs douces, absolument étranger aux excès alcooliques ou autres. Pas de tares héréditaires. Il n'avait jamais été malade jusqu'à l'époque où, il y a deux ans, commencèrent à paraître sans causes appréciables, les crises d'automatisme ambulatoire.

M.... exerce la profession de livreur de marchandises à domicile.

Un jour, après avoir fait plusieurs courses, il entra chez un banquier, toucha de l'argent, puis perdit tout d'un coup connaissance. C'était le 18 janvier 1889, 8 heures du soir. Le 26 janvier, à 2 heures de l'après-midi, il s'est trouvé sur un pont suspendu, au milieu d'une ville qu'il ne connaissait pas ; en ce moment-là, passait un régiment avec la musique militaire en tête. C'est peut-être cela qui l'a réveillé. Craignant de demander le nom de la ville pour ne pas être regardé comme un fou, il prit le parti de demander le chemin de la gare, et c'est ainsi qu'il apprit qu'il se trouvait à Brest.

Ses habits étaient propres, ses souliers n'étaient pas usés. Il a dû par conséquent prendre un billet de chemin de fer à destination de Brest, l'exhiber plusieurs fois pendant le trajet et le remettre enfin à l'employé lors de l'arrivée ; il n'a pas, vraisemblablement, couché à la belle étoile et à dû entrer dans un hôtel où il a été logé et nourri pour son argent. Dans l'accomplissement de tous ces actes si complexes, il a dû fatalement, quoique inconscient ou pour le moins subconscient, se conduire à la manière d'un homme éveillé, tranquille, sain d'esprit ; agissant de propos délibéré, et en un mot, ne commettre aucune action et ne présenter rien dans ses allures ou dans sa physionomie qui pût le faire considérer comme un malade, comme un aliéné. Il compte son argent ; il avait touché 900 fr. pour son patron, il lui en restait 700 ; il a donc bien vécu ; il avait dépensé 200 fr. sans savoir comment. Il a une faim atroce, une soif terrible ; il déjeune, puis va envoyer une dépêche à son patron. Mais, craignant une nouvelle crise, il avise malheureusement un gendarme, lui raconte son affaire et se met sous sa protection. Il lui montre ses papiers, sa carte d'électeur, l'ordonnance de Charcot qu'il devait toujours porter sur lui et qui mentionnait des crises comitiales à forme ambulatoire. Le gendarme lit, dit : « C'est bien, je connais çà » et le conduit au poste. On le fouille, on maintient son arrestation et malgré ses protestations énergiques, on le fait coucher dans une casemate où il n'y avait même pas de paille pour se coucher.

On lance une dépêche à son patron, qui, le connaissant depuis peu, répond : « Maintenez l'arrestation, l'argent qu'il porte est à moi ». Le gendarme, tout fier, lui montre cette dépêche en disant : « Vous voyez bien, je connais ces affaires-là. » On lui met les menottes et on le conduit à pied, à travers la ville, au Palais de Justice. Le Procureur étant absent, on le mène à un fort où il passe la nuit avec d'autres prévenus de mauvaise mine. Le lendemain, on le ramène en voiture cellulaire. Il raconte tout au Procureur et lui fait remarquer qu'il a été lui-même trouver le gendarme en lui montrant l'ordonnance de Charcot. Il montre celle-ci de nouveau au magistrat, signée en grosses et lisibles lettres. Le Procureur l'a à peine regardée, et la lui a rendue en disant : « C'est bien, c'est bien, nous verrons ça ! » On le maintient en prison pendant six jours et il n'est mis en liberté que le septième, après reçu d'une nouvelle dépêche du patron : « J'apprends que mon employé est malade ; ayez pour lui des égards ». Enfin il rentre à Paris, est remercié par le patron qui ne veut pas courir de nouveaux risques, et la Société de secours mutuels dont il est membre lui-même, lui refuse des subsides, sous prétexte que sa maladie est causée par l'intempérance.

Cette histoire dramatique peint bien le syndrome. Tardieu raconte qu'un menuisier pose ainsi tout à coup ses outils, abandonne son travail et marche sans s'arrêter pendant huit jours ; il était allé à 60 lieues de son domicile et y était revenu sans savoir pourquoi. Un malade de Falret restait parfois deux jours hors de chez lui et, un jour, il avait fait à pied, sans boire ni manger, le trajet d'Amiens à Paris.

Observation LIII (Legrand du Saulle, 149).— Un sieur L..., cocher, de la Compagnie Générale des voitures de Paris, âgé de 29 ans, est d'une sobriété éprouvée et a toujours passé pour un excellent sujet. Depuis un an, il lui est arrivé cinq ou six fois d'abandonner sa voiture et de se mettre en marche tout droit devant lui. Un jour, lorsqu'il a recouvré sa lucidité, il était couché à terre dans le bois de Vincennes. Il comprit aussitôt ce qui avait dû survenir, et alla réclamer son cheval et sa voiture à la fourrière de la Préfecture de police. Il avait été puni, suspendu, révoqué, puis replacé, grâce à ses habitudes si connues de sobriété et aux bonnes notes que ses chefs avaient toujours données sur lui. Il est entré en 1872 à Bicêtre, après diverses péripéties qui sont demeurées fort confuses dans son esprit ; il était calme, raisonnable, intelligent, protestait hautement contre toute inculpation entachant l'honneur, et témoignait seulement d'une perte complète et momentanée du souvenir, à de certains intervalles.

Plus je causai avec ce malade, et plus je restai convaincu qu'il n'était rien autre qu'un épileptique larvé. Je le mis en traitement, mais il voulut sortir au bout de six à sept semaines, et je le perdis de vue. Toutefois, au moment de son départ, je l'avertis que s'il se trouvait un jour où l'autre dans une position périlleuse et imméritée, il ferait bien d'invoquer mon témoignage.

Observation LIII *bis* (Legrand du Saulle, 149).—Un sieur K..., journalier, âgé de 44 ans, d'une sobriété exemplaire, marié, père de deux enfants, déclare qu'il a des lubies : « Je suis, dit-il, bien tranquille quelque part, et j'y gagne honnêtement ma vie, quand une lubie me prend, n'importe à quel moment, à mon travail, à souper, ou dans mon lit ; j'abandonne tout, femme, enfants, outils, argent, effets, et j'enfile le chemin qui est tout droit devant moi. Pendant tout le temps que cela me tient, je ne peux pas me raisonner ». Et il rapporte qu'il a erré en Savoie et en Suisse, qu'il a été une fois éloigné de chez lui pendant trente-et-un mois par suite de circonstances curieuses à connaître : excellent ouvrier, il trouvait toujours de l'ouvrage, et il se mettait en demeure d'amasser un pécule pour pouvoir prendre le chemin de fer et rentrer auprès des siens ; mais avant qu'il possédât une somme suffisante pour son voyage, il était repris du même accident intellectuel, partait et perdait tout !

K... est breton. Sa présence d'esprit, sa sincérité et sa bonhomie commandent l'intérêt et la sympathie. Le récit de ses aventures, de ses souffrances et de ses malheurs constitue une page sérieuse de pathologie, car on y retrouve la soudaineté de l'ictus épileptique, le besoin machinal de marcher, l'amnésie, l'imprévoyance morbide, la périodicité et l'uniformité des troubles de la pensée, ainsi que le retour absolu du calme, de la raison et du *modus vivendi*, pendant les armistices de sa névrose.

Cet homme était si bien un épileptique larvé que, depuis son séjour à Bicêtre, et depuis l'administration d'un traitement bromuré, il n'a pas été une seule fois repris de ces manifestations étranges qu'il appelle ses *lubies*. Son état mental est parfait.

Pitres a étudié un cas bien curieux qui constitue une odyssée véritablement extraordinaire, mais qui paraît relever uniquement de l'hystérie.— Fræнkel, dans sa thèse sur l'*Automatisme dans l'épilepsie*, rapporte aussi quelques cas de fugue, dont l'une, accomplie par une femme, dure toute une journée et se termine par l'arrestation de la malade pour vagabondage.

Nous n'étudions ici que l'automatisme comitial ambulatoire simple, non délictueux, se caractérisant par des fugues d'une durée plus ou moins longue, mais sans accomplissement d'actes répréhensibles. Souvent il n'en est pas ainsi, et au cours d'une crise d'automatisme ambulatoire le malade peut commettre les délits les plus divers. C'est ordinairement au cours d'une crise de cette nature que le comitial se livre à l'exhibition. D'autres fois, c'est une série de vols, dans lesquels le sujet entasse dans ses poches des objets multiples autant qu'insignifiants, absolument abasourdi, au réveil, de se trouver en leur possession ou de se voir accusé de les avoir dérobés. — L'Observation LXXI en fournit un fort bel exemple.

Même compliqué de kleptomanie, l'automatisme comitial ambulatoire ne se départit pas d'un certain calme, d'une tranquillité, d'une absence de tapage remarquables. Mais il devient parfois plus agité ; ce n'est plus alors une promenade ou un voyage involontaires auxquels se livre le malade, mais une course folle, désordonnée, à travers champs, au bout de laquelle il tombe épuisé, après un temps plus ou moins considérable. Cabadé, dans les *Archives cliniques* de Bordeaux de 1895, a publié l'observation d'un malade, nommé Mathieu, qui, sorti de chez lui, sent tout à coup un souffle d'ouragan lui frapper le visage. Et, immédiatement, il est parti, courant à toute vitesse, allant droit devant lui, marchant toujours et sans cesse, comme poussé par une force irrésistible qui l'avait transformé en une sorte de projectile, marchant le jour et la nuit, sans repos et sans trêve. « Toute sa vie était suspendue, et son cerveau, dont les centres moteurs étaient seuls excités, était devenu complètement étranger à tout ce qui n'était pas la marche et la progression en avant. Cela seul surnageait et avec une extraordinaire puissance, le mettant dans l'obligation absolue de courir. Tout autre sentiment était annihilé, les sécrétions suspendues, l'intelligence éteinte, toute nutrition et dénutrition considérablement ralenties, et sa vie entière se résumait en cet irrésistible besoin : marcher ». Des conducteurs, sur le chemin de halage, connaissant Mathieu, l'ont reconnu et l'ont vu passer, emporté dans cet ouragan de vitesse. Le premier était à Montech, à 50 kilomètres de la maison du malade, lorsqu'il vit venir à lui un homme vêtu d'une blouse bleue. « Il était nu-tête et marchait avec une rapidité tout à fait extraordinaire. Quand il fut à quelques pas de moi, je reconnus Mathieu ; mais son air était étrange : ses yeux hagards semblaient ne pas voir ; ses traits étaient contractés. Je l'appelai ; il n'eut pas l'air de m'entendre et passa tout près de moi, si près que ses vêtements me frôlèrent. Il n'eut pas l'air de me reconnaître, et, peu de temps après, il disparaissait sans que je sois revenu de la stupéfaction où m'avait plongé une aussi étrange apparition ». — Le second rencontra Mathieu en un point de la berge du canal plus rapproché de Toulouse. Il fut, lui aussi, frappé du changement considérable de ses traits, de son air hagard, de sa démarche précipitée, de l'étrangeté de son attitude. Lui aussi interpella Mathieu et n'obtint pas de réponse ; lui aussi remarqua que l'homme marchait dans une sorte d'égarement, comme un automate mû par un ressort. Et, en sept jours, cet homme ainsi poussé, parcourt la distance incroyable de six cents kilomètres, et il revient à lui à Hyères, sur une plage sablonneuse, en face d'un navire qu'on déchargeait. Mais à son réveil il est aphasique, et son aphasie, comme sa fugue, se prolonge considérablement, au point que les gens le prennent pour un muet ou un idiot.

C'est là un exemple remarquable par l'intensité de tous les symptômes : l'aura qui souffle en ouragan, cet engouffrement dans une course insensée de sept jours, l'aphasie, assez fréquente après les attaques de mal comitial, et se prolongeant au-delà de toutes limites ; nous retrouvons tous les signes classiques, toutes les phases morbides, mais présentant une accentuation extraordinairement insolite.

Un autre malade saute dans une carriole avec ses deux fillettes, pousse le cheval dans une charge effrénée, traversant comme une trombe les villages effarés, et s'arrête avec la pauvre haridelle, crevée par une chevauchée de plus de cent kilomètres en cinq heures.

C'est là de l'automatisme ambulatoire, où le fonds de violence épileptique se révèle. Il conduit presque immédiatement à un degré plus intense, aux courses désordonnées, pendant lesquelles le malade cherche un crime à commettre, comme Jacques, comme Thouviot, tuant ici, incendiant là, ou se bornant à l'un ou l'autre de ces méfaits.

Dans tous ces états, la personnalité du malade subit un vrai dédoublement. Il se crée une seconde conscience qui lui permet de se conduire à peu près comme tout le monde, tantôt calme et sans impulsions criminelles, tantôt bouleversée, sans discernement aucun, permettant, outre les actes de la vie normale, les actes les plus violents que l'on puisse imaginer. Cette seconde conscience doit être assez développée, elle doit comporter un degré de plus que le *sensorium commune* de la bête ou de l'être privé de ses hémisphères cérébraux par le physiologiste, puisqu'elle est compatible avec des actes assez complexes, tels que : prendre un billet dans une gare, se débrouiller au milieu des péripéties d'un voyage, causer, répondre, interroger, descendre dans un hôtel ou des restaurants..., etc... C'est le type de l'état hypnagogique. Mais pour si perceptive que soit cette conscience pathologique, elle est étrangère entièrement à la conscience normale, qui sommeille alors, et ne connaît, ni ne connaîtra jamais aucun des actes commis sous le contrôle si souvent insuffisant de son usurpatrice.

Nous résumerons de la manière suivante les traits principaux de l'automatisme comitial ambulatoire :

1° *C'est une impulsion irrésistible, soudaine, à aller devant soi pendant une durée fort variable ;*

2° *Le plus souvent suivie d'amnésie complète.* D'où il résulte que le sujet paraît avoir été complètement inconscient pendant toute la durée de la fugue ;

3° *Intervention d'une conscience rudimentaire, mais compatible avec l'accomplissement d'actes complexes ;*

4° *Ordinairement calme, l'automatisme comitial ambulatoire peut se compliquer d'impulsions violentes, vols, crimes de toute sorte.*

### B. Formes psycho-épileptiques avec dépression

Par une gamme descendante présentant tous les intermédiaires entre la fureur épileptique et les actes calmes de l'automatisme simple, nous sommes arrivés à un point où la traduction psychique de la névrose sacrée, au lieu de donner lieu à des succédanés positifs, à des troubles d'excitation, donne naissance, au contraire, à des états dépressifs, à des équivalents en quelque sorte négatifs.

Les psychoses épileptiques peuvent, en effet, emprunter toutes les formes vésaniques, et si le plus souvent la névrose se dissimule derrière un délire expansif, de temps en temps, mais bien plus rarement, elle revêt le masque d'une psychose dépressive. Il est d'ailleurs à remarquer qu'à côté des phénomènes d'excitation, qui forment la partie la plus frappante du syndrome épileptique et qui dans le domaine psychique se transforment en agitation maniaque, il y a, chose en apparence paradoxale, des phénomènes de dépression constants, tels que l'obnubilation intellectuelle, l'atteinte à la connaissance et au libre jeu des facultés mentales, qui se superposent d'ordinaire aux troubles d'excitation, et l'hébétude, la stupeur, qui viennent ensuite, et font partie des phénomènes d'épuisement post-épileptiques.

La névrose peut à un moment donné se trouver représentée par ces éléments dépressifs isolés, transformés, qui deviennent dès lors des équivalents épileptiques, parfois difficiles à reconnaître.

Ainsi serons-nous amenés à considérer comme équivalents épileptiques certains états de stupeur. Enfin, quelques auteurs ont signalé des crises de sommeil envahissant brusquement certains sujets, les figeant en quelque sorte, dont la nature épileptique ne peut être mise en doute, et désignées sous le nom de narcolepsie.

Nous étudierons donc succinctement :

1° La stupeur comitiale ;

2° La narcolepsie épileptique.

## § I. Stupeur comitiale

*Paralysie psychique. Pauses de la conscience.* — Le premier degré de la stupeur consiste dans l'*absence* pure et simple, sans intervention de nouveaux symptômes. Le sujet qui interrompt brusquement une phrase, un mot qu'il vient de commencer, qui s'arrête pour ainsi dire bouche bée, et reprend son discours ou achève son mot après quelques instants sans se douter de ce qui vient de lui arriver, a l'air d'être frappé de stupeur momentanée. Si, à l'occasion de l'absence, le sujet ne se livre pas à un délire gesticulatoire, phonétique, ou autre, son état de suspension intellectuelle, de paralysie psychique temporaire reste intact ; sinon, on passe aux formes avec excitation.

Un malade de Berthier, un soir, vers les six heures, au moment où on lui apporte son repas, s'enveloppe de sa couverture et s'étend sur le parquet ; 15 heures après, il se réveille pour ainsi dire de son absence, et se retrouve juste à l'instant où il y avait été plongé la veille. Ses premiers mots sont en effet : « Je suis prêt à me coucher. — Vous coucher, lui dit-on, mais pourquoi faire? — Pour dormir. Voilà l'heure, on vient d'apporter la soupe. — A quelle heure croyez-vous donc être? — Il est six heures du soir ». Or c'était l'heure de la visite du matin.

Ce malade reprenait donc sa vie au moment précis où il l'avait laissée la veille, et n'avait aucune conscience de la lacune qui venait de trouer ainsi son existence.

Cette paralysie psychique est ici complète, totale. C'est elle qui détermine l'amnésie au cours des états épileptiques et efface du souvenir tous les actes accomplis pendant leur durée. Il est des circonstances où elle n'est que partielle. Elle ne porte que sur certaines facultés, les autres continuant à fonctionner. C'est une amnésie temporaire, analogue à une aphasie, à une cécité ou à une surdité verbale. C'est subitement une cécité de la mémoire qui se produit. L'observation suivante en est un exemple :

Observation LIV. (Prof. Sikorsky, cité par Kowalewsky). — X..., blanchisseuse, 49 ans. Mariée. Syphilis à 18 ans.

Les crises se passent comme il suit : la malade, au beau milieu de son travail, perd subitement la notion de l'endroit où elle se trouve, ce qu'elle exprime en s'écriant : « Mon Dieu, voilà que j'oublie de nouveau chez qui je travaille ». Elle peut, néanmoins, continuer son travail ; elle sait qu'elle lave le linge, mais ne reconnaît ni les domestiques, ni le lavoir où elle se trouve (elle travaille dans cinq de ceux-ci). Elle est désormais incapable de savoir par quelles rues elle est venue, dans quel quartier elle se trouve, comment elle est arrivée jusqu'au lavoir, ni comment elle pourra en sortir et revenir chez elle. L'attaque la surprend-elle dans la rue, elle ne reconnait plus l'endroit où elle se trouve, oublie le but de sa sortie, et la direction qu'il faut suivre. « Je vois la rue, et je marche, mais sans savoir où, ni pourquoi ». Le rapport du présent avec le passé cesse d'exister. Ces attaques ne duraient pas longtemps, les autres organes des sens demeuraient intacts.

Il s'agit, comme on le voit, de véritables attaques de cécité portant sur le centre de la mémoire des objets et des êtres vivants.

*Stupeur épileptique.* — Nous avons dit plus haut que l'obnubilation intellectuelle, connexe à tous les états épileptiques, constituait quelque chose qui ressemblait à la stupeur. En réalité, l'épileptique, sous le coup de son obnubilation, au cours d'un état hypnagogique ou crépusculaire, confine bien plus à la confusion mentale qu'à la stupeur. Mais si l'idéation chaotique et désordonnée qui est le fait de la confusion mentale s'apaise, fait place à un arrêt plus grand des idées, pouvant aller jusqu'à l'*anidéation,* on arrive à l'engourdissement, à la stupeur.

Les malades sont dans un affaissement moral plus ou moins accentué ; les impressions du monde extérieur n'arrivent que difficilement jusqu'à leur intellect. Ils sont comme extérieurs à ce monde. L'idéation est absente ou si elle existe, elle est confuse, et devient la source d'une série d'idées fausses et erronées augmentant le déraillement intellectuel du sujet. L'idéation n'est plus assez riche, elle est en quelque sorte veule, anémiée, et le cerveau ne peut plus fabriquer ces riches images hallucinatoires qui devenaient la source des délires extatiques, des célestes visions dont nous avons parlé plus haut.

L'affaissement psychique et physique est, on le voit bien, la note prédominante dans cette stupeur comitiale.

Observation LV (Guinzberg-Chik, 137). — R..., paysan, 27 ans. Marié. Ne sait pas lire. Crâne hydrocéphalique. Les pupilles sont dilatées et leur réaction considérablement diminuée. Son facies est immobile, comme revêtu d'un masque ; expression hébétée. Sensibilité cutanée diminuée; muscles flasques et sans tonicité. Exagération des réflexes tendineux. Extrémités froides et cyanotiques, pouls 60, avec un dicrotisme tardif. Température 36°3. Respiration 16, superficielle. Mouvements lents, paresseux, mal assurés. Le malade reste à la même place. Si on le pousse, il fait quelques pas pour s'arrêter de nouveau. Ne réagit pas aux impressions extérieures; n'a pas conscience de ce qui l'entoure. Fonctions psychiques presque annihilées. Répond à voix basse. Ses réponses sont brèves, laconiques, absurdes. Apathie prononcée, absence complète. Salivation abondante ; incontinence d'urine, constipation. Ne mange pas de lui-même, mais se laisse alimenter sans faire de résistance. Cet état dura deux jours. Il se changea ultérieurement en délire expansif.

On le voit, c'est tout l'opposé de l'impulsion. C'est l'inertie.

Observation LVI (Franzolini et Celotti, 101). — R... F..., né à Cividale en 1862. Père mort de phtisie chronique. Mère bavarde, bradypsychique, femme sans ordre.

Il n'a pas eu d'attaques convulsives dans sa jeunesse. L'évolution de son intelligence s'est faite tardivement, et le degré de développement mental atteint par le malade a toujours été fort restreint. Il a toujours été réservé, taciturne, apathique et concentré. De temps à autre, à intervalles inégaux, il devenait étrangement irascible, et à ces époques il quittait la maison pendant un jour et plus, disparaissant tout à fait, ou commettait des actes violents, brisant un jour une armoire, une autre fois jetant la vaisselle par la fenêtre. Il était sujet de temps à autre à des maux de tête. Il y a deux ans, il a éprouvé, à deux reprises, « quelque chose comme s'il se fût brusquement réveillé, bien qu'étant debout ». Une fois, pendant qu'il poursuivait quelques camarades, il eut un de ces « moments » et constata avec surprise que ses compagnons étaient déjà loin, tandis qu'il se contentait de marcher.

Entré au service du comte G..., comme garçon d'écurie, quoique fort bien noté et considéré comme un bon et docile sujet, il est congédié après avoir plusieurs fois quitté la maison sans rien dire des endroits où il allait, pour revenir le jour même ou le lendemain.

Il entre alors au service du sieur A. de C..., le 25 juillet 1879. Le

11 août, s'étant endormi sur une charrette dans la cour de la maison, au lieu d'attendre son maître qui était dehors à cheval, celui-ci, en colère, lui aurait administré deux soufflets sur la joue droite, pendant qu'il dormait, reposant sur son bras gauche. Il ne se réveilla pas bien, fit un mouvement sans se soulever et continua de dormir. Deux ou trois heures après, il se réveille, et on lui apprend que son maître l'a souffleté. Mais il éprouve, à ce moment, un malaise général, une lourdeur de tête, des étourdissements, de la confusion. A partir de ce moment, il travaille avec dégoût, devient taciturne, concentré. Le 13 août, on l'appelle en vain, sans le trouver. Dix-neuf heures après, on le voit descendre du grenier, tremblant, mal à son aise, ayant très soif. Un médecin appelé n'obtient pour toute réponse que des « oui » très brefs. A quelques jours de là, le garçon ne profère plus un mot et refuse de répondre.

Il entre alors à l'hôpital d'Udine, le 3 février 1880, où nous le voyons pour la première fois. Il se montre défiant, concentré, et ne répond ni par un mot, ni par un signe aux questions qu'on lui pose. Le premier jour, il refuse même la nourriture qu'on lui offre. Il présente tous les signes d'une bronchite intense, qui dure jusqu'au 14 février. Tout ce temps, il reste au lit, gardant un silence absolu, se refusant à tout interrogatoire, ne voulant pas tirer la langue, résistant lorsqu'on veut lui étendre les bras par force. Il mange cependant tout seul, boit en prenant le verre de lui-même, urine en prenant le vase. Son hébétude augmente de jour en jour. Il reste étendu sur le côté gauche, les yeux fermés, les sourcils froncés, ne réagissant à aucune interpellation. On remarque qu'en lui donnant un œuf sans l'éplucher, il le mange avec toute la coque.

Le 14 février, il commence à manger de lui-même, sans que l'on soit obligé de lui présenter la nourriture Il descend du lit pour faire ses besoins. Mais on ne peut parvenir à lui faire tirer la langue ; il résiste, les yeux fermés quand on veut pratiquer un examen somatique.

Le 16, il répond par quelques mouvements des muscles des joues, tenant le milieu entre la grimace et le sourire.

Le 18, il consent à montrer le bout de sa langue.

Le 19, il se lève tout seul pour aller aux latrines, où il fait tous ses besoins. Interpellé, il tire la langue.

Le 25, des chatouilles lui arrachent un monosyllabe « non ».

Le 7 mars, on lui donne ses vêtements et on lui donne l'autorisation de se lever. Il s'habille tout seul, et reste debout, longtemps immobile. Si on le prend par la main, il marche ; abandonné, il s'arrête. Il reste ainsi debout durant des heures entières, immobile à la place où on le laisse, muet, l'air stupide et sans expression, le regard fixe, perdu dans l'espace, comme s'il voulait éviter de vous regarder. Invité à marcher, à se porter en divers points de la salle, à montrer la langue, à faire un mouvement donné avec les membres ou avec le tronc, il obéit, quoiqu'avec une certaine lenteur, en souriant comme quelqu'un qui croit qu'on se moque de lui.

Le 14, on lui demande s'il veut quelque aliment apporté par sa mère ; il répond « oui » après un moment d'attente.

A partir de ce moment, il fait chaque jour des progrès pour parler et obéir ; il répète des mots de plus en plus nombreux : pain, vin, tabac, bonjour. Il arrive ainsi peu à peu à répondre avec une promptitude relative, mais en retardant toujours sa réponse de quelques secondes. Il consent à aller à la promenade, devient très obéissant. Mais il reste engourdi dans ses décisions, présente une initiative nulle, et si on le laisse sans ordre et sans impulsion, il reste pendant des heures debout et immobile.

Il n'a aucun souvenir des soufflets qu'il a reçus ; mais il se souvient que le lendemain on lui avait dit qu'il en avait reçu trois.

Une fois sorti de l'hôpital, il a recouvré la faculté de parler ; mais il reste très avare de paroles spontanées, d'initiative faible et lent dans ses décisions. Son affectivité s'était réveillée en même temps.

F... est un brachycéphale, avec prédominance de la face sur le crâne. Sa sensibilité est normale. On n'a jamais pu constater chez lui l'existence d'habitudes d'onanisme.

MM. Franzolini et Celotti portèrent le diagnostic d'épilepsie larvée, manifestée sous forme de stupeur lypémaniaque avec mutisme complet. Il s'agissait, en effet, de mutisme, d'aphémie, bien plus que d'aphasie véritable.

Ce diagnostic, facilité par les antécédents, les périodes d'irascibilité, les fugues du sujet, fut pleinement confirmé, huit mois après, par une formidable attaque convulsive qui surprit le malade en pleine place publique de Cividale.

Un mois après cet accès, le malade était ramassé loin de chez lui par un garde champêtre. Il se trouvait dans le même état d'*étonnement mental* et de mutisme que la première fois. Il fut transporté à l'hôpital d'Udine, où nous constatâmes un état identique à celui que nous avions déjà observé, mais avec une tendance marquée à la fuite.

Observation LVII (Algeri, 219). — B..., 30 ans. Crâne étroit et allongé ; face asymétrique ; nez dévié à droite ; oreilles en anse. Père très porté aux abus de boissons ; mère a eu des convulsions ; une sœur hystérique ; un frère a eu des troubles mentaux dans son enfance. Lui-même a eu des accès d'épilepsie convulsive dans sa jeunesse. Il a fait son service militaire sans présenter de troubles notables.

En 1881, dans un moment de colère, probablement causé par l'ivresse, il commet un *homicide* pour lequel il est condamné à 15 ans de prison. Il y a trois ans, il se plaignait d'être accusé d'*actes honteux ;* il avait peur d'être empoisonné, se méfiait de tout le monde, souffrait d'une céphalée qui l'empêchait de travailler, et devient taciturne et mélancolique.

Sous l'influence de ces *idées de persécution*, il donne à l'improviste deux coups de tranchet à un autre détenu, ainsi qu'à quatre gardiens accourus aux cris du blessé. L'un d'eux succombe peu après. Le gardien-chef et le gardien en second lui ordonnent de déposer le tranchet ; il feint d'y consentir, mais se jette sur eux et les blesse tous deux, jusqu'à ce que, dans une lutte terrible, on parvienne à le désarmer.

Envoyé à l'Asile criminel, pendant *deux mois,* il reste dans un perpétuel état d'égarement et de torpeur intellectuelle dont rien ne peut le tirer. Il était indifférent à tout, comme inconscient de tout ce qui se produisait autour de lui ; il mangeait et buvait de lui-même, mais ne manifestait jamais un désir, un besoin à haute voix. De temps en temps ce calme était interrompu par des cris ou des paroles adressées à des gens qu'il paraissait avoir devant les yeux. A ce moment il présente une analgésie complète des téguments ; la sensibilité olfactive est abolie ; les pupilles réagissent peu ; réflexe conjonctival aboli ; réflexe plantaire atténué ; mouvements lents. Pouls 70. Respiration 18.

Au bout de deux mois, il se réveilla graduellement de cette léthargie, et la mémoire lui revint peu à peu des faits antérieurs à son accès. Mais en ce qui concerne celui-ci, l'amnésie est absolue; une lacune complète existe dans sa mémoire, concernant les faits qui ont précédé, accompagné ou suivi son dernier méfait. L'affectivité est revenue.

Il s'agit là d'une stupeur post-paroxystique, consécutive à l'accès de fureur qui avait constitué le paroxysme vrai. Mais nous avons tenu à rapprocher cet exemple de ceux qui précèdent, pour en rendre plus frappante l'analogie.

Cette stupeur, au lieu d'avoir une invasion soudaine comme beaucoup de phénomènes épileptiques, s'installe, au contraire, lentement et rétrocède de même. C'est là un fait à signaler, car il n'est pas dans les habitudes de l'épilepsie. Mais l'amnésie, l'inconscience, sont ici à peu près complètes ; le malade, absolument réfractaire à toute spontanéité, réagit à peine aux incitations extérieures même violentes. Il semble n'être plus en possession que de son *sensorium commune*.

## § II. Narcolepsie épileptique

M. Gélineau a donné le nom de *narcolepsie* à une névrose rare ou du moins peu connue, caractérisée par un *besoin de dormir* impérieux, subit, et de courte durée, se reproduisant à des intervalles plus ou moins rapprochés.

Mais la forme décrite par cet auteur est une forme essentielle, idiopathique, ne relevant d'aucun état pathologique connu, et c'est précisément à cause de l'absence d'éléments étiologiques appréciables que M. Gélineau en a fait une névrose.

Sans parler de la *maladie du sommeil*, spéciale à la race noire, d'autres auteurs ont décrit des accès de sommeil survenant brusquement, et dont les uns paraissent en relation avec l'hystérie, les autres avec l'épilepsie. Il existerait donc, à côté de la *narcolepsie essentielle* de Gélineau, d'autres formes symptomatiques, dont une des plus importantes est la *narcolepsie épileptique*.

Le coma suit ordinairement l'attaque convulsive. Il peut à lui seul représenter l'attaque, mais il constitue bien plus une épilepsie fruste qu'une épilepsie larvée. Il se transforme souvent en une sorte de sommeil lourd, d'où le malade sort comme hébété.

En est-il de même du sommeil? Beaucoup d'épileptiques dorment après leur attaque ; c'est un fait indubitable. Mais un certain nombre ne dorment pas du tout ; il en est même qui, tantôt sommeillent, tantôt ne sommeillent pas. Le sommeil est donc un symptôme inconstant du syndrome épileptique. Dans quelques cas même, le sommeil précède l'attaque ; le malade tombe dans une torpeur invincible, et c'est au cours de celle-ci que surviennent les convulsions. Le sommeil peut donc devenir le symptôme capital de l'attaque. Reynold, Nothnagel, Schultze, ont cité de remarquables exemples où le sommeil est le symptôme prédominant. Mais il existe des cas où le sommeil est l'*unique* symptôme traduisant l'épilepsie. Ici, comme pour la stupeur, on trouve une série de degrés commençant à l'absence pure et simple, à la suspension momentanée de l'idéation et de l'action, et aboutissant au sommeil véritable. Ces formes ont été décrites par Westphal, Fischer, Mendel, Putzel et, plus récemment, par Berkan.

Dans ces cas types, à diverses reprises, le malade, plusieurs fois dans la journée, ou seulement quelques fois par an, s'endort subitement, au milieu d'une conversation, d'une occupation quelconque, en pleine rue, où il roule dans le ruisseau, où il est pris pour un ivrogne, sur l'impériale d'un omnibus d'où il dégringole au risque de se tuer. Son sommeil est profond ; on a beau le secouer avec énergie, l'appeler, le pincer, il ne réagit pas ; le sommeil continue, malgré toutes les excitations extérieures. Puis, au bout de quelques minutes, de quelques heures, le malade se secoue brusquement, se relève tout étonné, et continue ses occupations. Ces troubles deviennent l'origine de toute une série de tribulations, parfois risibles, mais toujours malheureuses, comme l'observation suivante va nous le montrer.

Observation LVIII (Jacoby, 125). — G. F. W., 35 ans.

*Antécédents héréditaires* insignifiants.

*Antécédents personnels.*— Accident vénérien non suivi d'accidents secondaires.

Somnambule dès son enfance ; ses actes automatiques étaient ordinairement d'un caractère calme. Il avait eu cependant quelques attaques bruyantes, au cours desquelles, en proie à une vive agitation, il poussait des cris et frappait autour de lui avec les objets qui lui tombaient sous la main. Il n'a jamais eu de convulsions, dit-il. Cependant, sa langue porte des traces de morsures ; souvent elle est endolorie.

Il y a dix ans, il commence d'augmenter considérablement de poids, arrivant à peser 250 livres. Il exerçait alors la profession de barbier. Il y a quatre ans, il commença à présenter des accidents qui lui firent perdre sa position et devinrent l'origine d'une série de mésaventures parfois cruelles. Il était brusquement saisi par des attaques de sommeil qui survenaient plusieurs fois dans la journée, se produisaient la nuit aussi bien que le jour, le surprenaient au milieu de ses occupations aussi bien que dans l'inactivité. Mais il avait remarqué que leur production était facilitée par le repos et l'oisiveté. La première attaque survint un jour qu'il était occupé à raser un client. Tout à coup, il resta figé dans son attitude professionnelle ; le rasoir dont il se servait était solidement fixé dans sa main ; lui-même était resté courbé au dessus du siège du client. Quand il se réveilla, tout était à la même place, à l'exception bien entendu du client dont la prudence effarée avait provoqué la retraite précipitée. Le malade se sentait aussi bien avant et après l'attaque ; il restait frais, épanoui, dispos ; c'était comme une ondée dans un ciel clair ; une fois passée, tout rentrait dans l'ordre.

Une série d'attaques aussi peu rassurantes pour ses clients eurent pour résultat immédiat de faire perdre sa position au malheureux figaro. Elles devinrent même de plus en plus fréquentes, se reproduisant souvent plusieurs fois dans la même journée, surtout quand il se livrait au repos, soit intellectuel, soit physique. A présent, ces crises surviennent à tout bout de champ. Un jour, il s'endort en fumant sa pipe, et au réveil trouve son tapis réduit en cendres ; une autre fois, c'est en se lavant qu'il s'endort, au risque de se noyer dans sa cuvette ; il y a quelques jours, il s'endort à côté d'un poêle allumé, y tombe dessus et se brûle profondément le visage et le front. Le sommeil va même le chercher un jour qu'il était debout sur l'impériale d'un omnibus ; résultat : chute dans la rue de trois ou quatre mètres de hauteur. A ces crises se mêle quelquefois un peu d'automatisme somnambulique ; il lui arrive de s'en dormir pendant qu'il marche dans la rue, et de continuer ainsi sa promenade jusqu'à ce qu'il se réveille après avoir rencontré quelque obstacle ou fait une chute. Parfois, c'est après cette crise d'automatisme qu'il s'endort.

La durée de ces attaques varie de quelques minutes à trois quarts d'heure. Les unes sont légères, consistent en une simple absence et on peut en tirer le malade en le secouant fortement. Les autres sont plus fortes, plus longues : au début de celles-ci, on ne peut parvenir à réveiller le sujet, quelque excitation que l'on emploie, même le pinceau faradique ! Mais, vers la fin de la crise de sommeil, si on pique le malade avec une épingle, il fait avec ses mains des mouvements comme s'il voulait vous repousser ; quelquefois même il s'éveille. La profondeur et la tenacité de ce sommeil sont d'autant plus extraordinaires, qu'en temps normal notre homme a le sommeil très léger. Il lui arrive, en dormant, d'avoir des crises de ce sommeil pathologique, et ses parents distinguent alors ces attaques du sommeil normal, parce qu'il est impossible de le réveiller dans ces circonstances.

Il sent à peine venir l'attaque : ses paupières s'alourdissent, deviennent pesantes, et malgré tous ses efforts ses yeux se ferment et il s'endort, devenant dès lors complétement inconscient. M. Jacoby, qui a assisté à plusieurs attaques, a constaté qu'au moment où elles se produisent, la face se congestionne, la tête retombe sur la poitrine; durant le sommeil, les pupilles sont contractées ; la respiration et le pouls sont ralentis.

M. Jacoby ajoute que ces cas d'attaque pure de sommeil ne peuvent pas plus être rangées à côté du sommeil post-convulsif, que des états comateux que l'on rencontre dans les grosses lésions cérébrales. Ils répondent pour lui à un désordre particulier des centres psychiques, produit par l'ictus épileptique, et il classe ces cas de sommeil épileptique dans le groupe des épilepsies psychiques.

Ces crises de sommeil peuvent avoir leur importance médico-légale à un moment donné, et acquérir autant de valeur pour établir un diagnostic d'épilepsie, que des absences répétées ou même des crises convulsives. Il faudra, dans tous les cas, rechercher avec soin l'amnésie, en outre des autres signes qui pourraient venir corroborer la nature comitiale du cas. En outre, on recherchera avec soin l'existence du somnambulisme, car il a été noté dans presque toutes les observations de narcolepsie épileptique de Westphal, Fischer, etc..., soit dans les antécédents du malade, soit comme phénomène coexistant avec les crises narcoleptiques. Berkan, notamment, a publié deux cas absolument typiques de crises de sommeil comitiales, où l'on retrouve le somnambulisme parmi les autres troubles présentés par les malades.

Pour distinguer ces cas de narcolepsie épileptique de la narcolepsie pure et du sommeil hystérique, on se basera sur les considérations suivantes :

Dans la *narcolepsie pure,* il y a toujours conscience de ce qui est survenu dans les attaques ; il n'y a pas d'égarement, d'obnubilation, d'étonnement au réveil ; les attaques peuvent être interrompues par une excitation suffisamment énergique.

Dans le *sommeil hystérique*, l'hémianesthésie, le rétrécissement du champ visuel, la durée très prolongée de l'attaque, le souvenir des faits accomplis dans une attaque antérieure, rétabli au cours du sommeil provoqué, serviront à établir le diagnostic en outre des stigmates ordinaires de cette névrose (zônes hystérogènes, anesthésie pharyngée, etc...).

Dans la *narcolepsie épileptique*, les attaques de sommeil surviennent seules, sans cause appréciable ; elles sont de courte durée et suivies d'amnésie au réveil. Elles coexistent parfois avec d'autres troubles comitiaux. Leur association avec le somnambulisme, particulièrement si celui-ci est bruyant, serait pathognomonique.

Les faits qui précèdent montrent que si l'impulsion est souvent le caractère prédominant, capital, des phénomènes épileptiques, parfois ceux-ci, sans changer pour cela de nature, se caractérisent par l'absence totale d'impulsion, d'initiative, de spontanéité. Cela vient une fois de plus à l'appui de cette vérité que l'épilepsie est une névrose essentiellement polymorphe.

### C. Formes doubles, avec alternatives d'excitation et de dépression

De même que dans le domaine moteur, l'épilepsie peut se traduire tantôt par la convulsion, tantôt par la paralysie, tantôt par la coexistence chez un même malade de ces deux ordres de symptômes, de même, dans la sphère de ses manifestations psychiques, nous venons de voir cette névrose se traduire tantôt par des phénomènes d'excitation (manie, délires expansifs, etc...), tantôt par des phénomènes de dépression (stupeur, narcolepsie).

On peut voir chez le même individu se succéder en alternant ces deux ordres de phénomènes, constituant une folie à double forme rémittente, au cours de laquelle les moments d'agitation extrême se combinent avec des périodes de calme et avec des périodes de stupeur pour former une véritable folie circulaire. La folie n'est pas continue; elle présente des alternatives d'exacerbation et de rémission ; ou plus exactement on y reconnaît trois périodes se succédant de diverses manières : agitation, calme, dépression. Tantôt ce sont des périodes franches, durant plusieurs mois, séparées par des intermissions ou au moins par des rémissions de quelque durée ; tantôt ce sont des phénomènes s'entremêlant rapidement dans un espace de temps assez court. Mais ces derniers constituent l'état épileptique habituel, qui est fait, on le sait, d'une phase d'excitation, suivie d'une phase de dépression ou d'épuisement précédant le retour à la normale, qui dure jusqu'à la prochaine crise.

Il semble que l'attaque d'épilepsie, avec ses deux phases, ait pris des proportions démesurées dans la folie à double forme, qui deviendrait, dès lors, un état crépusculaire prolongé, un véritable état de mal psychique tantôt expansif, tantôt dépressif, avec les intermèdes de santé formant les intermissions ou tout au moins les rémissions. La vie de ces sujets deviendrait une série d'immenses attaques d'épilepsie séparées par quelques interstices de vie normale, de santé toute relative d'ailleurs.

Aussoleil, dans sa Thèse, en a cité un exemple fort intéressant. Sa malade, âgée de 30 ans, après avoir présenté de grandes inégalités de caractère, une grande variabilité d'humeur, tombe dans un état vésanique discontinu, avec alternatives d'exacerbation et de rémission, penchant au suicide, antipathie pour les siens qu'elle aimait beaucoup, refus de s'alimenter, etc...

La maladie offre trois périodes distinctes qui se succèdent régulièrement : agitation, intermission, affaissement, ou, pour suivre l'ordre, calme, affaissement, agitation. La période de calme dure une ou deux semaines ; puis vient la période d'affaissement avec une phase de tristesse, une phase plus prononcée d'apathie avec conservation de la perception et du souvenir des choses, et une phase de stupeur avec inconscience; à cette seconde période dépressive fait suite une période d'agitation, qui apparaît brusquement, en une nuit, et se manifeste par un besoin d'action considérable, de l'incohérence des paroles et des actes, des cris, de l'emportement, de la colère; elle injurie tout le monde, brise tout autour d'elle, déchire ses vêtements. La période d'agitation dure plus que celle d'affaissement.

De temps en temps surviennent des attaques de haut mal, qui deviennent de plus en plus rares avec l'accentuation des crises mentales.

Une observation très positive est la suivante; c'est une épilepsie larvée qui a été prise pendant vingt ans pour une folie à double forme rémittente.

Observation LIX (Doutrebente, 83). — D.-J. A..., commis en nouveautés. Intelligence moyenne; très lent à prendre des déterminations, aimait la solitude. Idées très religieuses, comme celles de son entourage. Il aurait eu des impulsions au mal, contre lesquelles il luttait, grâce aux pieux enseignements de sa famille.

En 1864, il s'isole davantage, devient irritable, violent; ses idées tournent à l'incohérence; il se met à détester ses parents, les injurie, les frappe, en pleurant ou en riant aux éclats. Il entre à l'asile de Blois, où jusqu'en 1880 il présente des accidents revêtant tous les caractères de la manie rémittente. En février 1880, folie circulaire, à accès courts et fréquents (six par an environ).

Dans une *première période* succédant à un état de calme, à une rémission, on le trouvait tout à coup hardi et hautain, gesticulant, parlant fort, chantant; en proie à un besoin incroyable de mouvement, il marchait rapidement dans le jardin, tournant toujours dans le même sens, de droite à gauche, hurlant toujours le même air, composé de quatre mesures.

Au bout de huit jours, l'agitation cesse brusquement; le malade tombe dans la *stupeur*, la *deuxième période* s'établit. C'est un changement à vue: mutisme absolu, immobilité en station debout, refus complet des aliments pendant huit ou dix jours. D... se décide généralement à manger quand on veut lui passer la sonde ; il fait alors, et progressivement, quelques mouvements, cause quand on l'interroge, mange enfin seul et très abondamment. Pendant trois semaines, il montre une intelligence troublée, celle d'un maniaque chronique non agité ; il ne se rend pas compte de sa situation, mais il est capable de s'occuper à des travaux d'intérieur ; il est d'ailleurs doux, calme, serviable, poli et facile à diriger.

Ces trois états différents se succèdent régulièrement ; l'agitation éclate toujours brusquement pour faire place à la stupeur sans période accusée de transition. L'intervalle entre chaque accès à deux périodes a une durée variable ; ce n'est pas une véritable intermission avec retour à la raison, c'est une simple amélioration passagère des troubles de l'entendement. Le besoin impérieux, subit, de marche et de mouvements instinctifs de rotation, l'émission de sons musicaux toujours identiques à eux-mêmes, avaient frappé notre attention, et plusieurs fois l'idée nous était venue que D... pourrait bien être un épileptique larvé ; malgré cela, je n'osais croire à la véracité de cette opinion, quand le surveillant en chef vint me prévenir, le 6 juillet 1881, que D... venait d'avoir un violent accès d'épilepsie. Il en fut de même le 7, le 8, le 13 du même mois, et à partir de ce moment des accès d'épilepsie convulsive se reproduisirent régulièrement tous les mois. Notre diagnostic avait été pleinement confirmé.

Les faits de cet ordre sont particulièrement instructifs. Malgré leur rareté apparente, ils doivent être infiniment plus fréquents que l'on ne le croit généralement. Si l'on se reporte, en effet, à ce que nous disions plus haut de l'accès d'épilepsie en général, et de la crise psychique en particulier, on constate dans celle-ci l'existence à peu près permanente de deux phases successives, l'une d'agitation, l'autre d'obnubilation, d'hébétude, de dépression plus ou moins prolongée. Mais ces phases n'ont pas la longue durée que l'on constate dans les cas actuels, où les malades passent par un état maniaque prolongé, puis par un état de stupeur prolongé lui aussi, dont la longueur s'impose et fait penser à juste titre, d'ailleurs, à une forme circulaire. Les crises psychiques ordinaires, avec les intervalles de santé qui les séparent, pourraient être considérées comme des formes circulaires en miniature, très réduites ; ou inversement la folie circulaire, ou du moins certaines folies circulaires pourraient être prises pour des crises psychiques grandies, c'est-à-dire dont les diverses phases ont pris des proportions inusitées de durée.

*Dès lors, la forme élémentaire primitive la plus simple de l'épilepsie larvée (en dehors des variations de caractère), serait la folie périodique à double forme, à intervalles lucides, longs et sérieux, désignés sous le nom d'intermissions.*

---

# CHAPITRE III

## CARACTÈRES GÉNÉRAUX DES ÉQUIVALENTS PSYCHIQUES

SOMMAIRE. — 1. Automatisme et impulsions épileptiques. — Etat de la volonté. — 2. Caractères généraux des actes épileptiques. — 3. L'épileptique larvé à décharge psychique. Caractère épileptique. Hérédité. Prédisposition. — 4. Marche, Evolution, Pronostic de l'épilepsie psychique.

I. — AUTOMATISME ET IMPULSIONS ÉPILEPTIQUES (1). — Dans les nombreuses descriptions qui précèdent, il est une chose qui s'impose à l'esprit, qui frappe dès le premier abord, qui étonne même : c'est l'accomplissement de certains actes au cours d'un état d'inconscience le plus souvent absolu. Cette manière d'être, si contradictoire, si opposée aux conditions ordinaires de la vie, est le point délicat de toutes les discussions engagées entre savants, et surtout entre savants et ignorants au sujet de l'épilepsie. Ce sont des faits si extraordinaires que même les gens instruits se refusent à admettre moins leur existence que leur possibilité. Et, cependant, c'est une réalité palpable que le plus souvent, au cours de sa crise, l'épileptique accomplit des actes nombreux, souvent fort compliqués, avec toutes les apparences de la spontanéité. En un mot, tous les actes des épileptiques sont des *actes automatiques*. Maintenant, ces actes automatiques se produisent, le plus souvent, brusquement, avec une instantanéité qui

(1) *Consulter :* Automatisme : 9, 63, 67, 102, 113, 127, 135, 230. Impulsions : 40, 84, 87, 201, 239.

frappe et qui déroute ; soudainement, le malade est obligé de les accomplir, poussé par une force irrésistible, devant laquelle sa volonté n'est plus rien : l'acte ainsi accompli est donc, en outre de son automatisme, un *acte impulsif*. L'impulsion, comme on le voit, n'est qu'une manière d'être spéciale de l'automatisme, une modalité, un cas particulier de celui-ci.

Automatisme et impulsion, tels sont les deux caractères inséparables l'un de l'autre et inséparables de tout acte épileptique.

Faisons une analyse rapide de ces deux déterminantes de l'épilepsie.

Etymologiquement, un mouvement est dit automatique quand il paraît spontané, et qu'en même temps il est soumis « à un déterminisme rigoureux, sans variations et sans caprices ». (P. Janet.)

Ainsi, l'acte automatique présente deux caractères :

1° Il *paraît spontané;* c'est-à-dire qu'il n'est pas le résultat et la transformation immédiate d'une impulsion extérieure actuelle. Cela le différencie de l'acte réflexe, qui n'est qu'une transformation de vibrations, sans spontanéité.

En un mot, l'acte automatique naît ou paraît naître de lui-même ; *il présente tous les caractères de la spontanéité ;*

2° C'est un *acte sans volonté libre;* le sujet ne peut le modifier à son gré. Ce n'est pas un acte voulu librement ; *ce n'est pas un acte dont on est responsable.*

Voilà donc les deux caractères qui stigmatisent les actes automatiques : *ils sont spontanés ;* mais *ils ne sont pas libres,* ce qui les distingue des actes psychiques supérieurs. (Grasset.) C'est cette apparence de spontanéité qui fait croire à la conscience ; mais la liberté manque ; la volonté est entravée.

Les manifestations épileptiques (et il faut entendre par là tous les phénomènes ayant une valeur symptomatique, c'est-à-dire les *idées aussi bien que les actes*) sont donc des manifestations *spontanées et involontaires*. Elles se produisent dans des conditions telles, qu'elles *échappent toujours à la volonté* du sujet qui les présente.

Si l'on voulait donc créer un critérium absolu, certain, de la nature épileptique de certains actes, ce serait dans la *suppression de la volonté* qu'il faudrait le chercher; suppression brusque, soudaine, instantanée, qui fait tout le caractère de l'impulsion épileptique.

Peu importent les variations de la conscience; seule l'altération de la *volonté libre* stigmatise l'épilepsie.

L'inconscience n'est pas constante; souvent elle est très incomplète; dans pas mal de cas, elle fait défaut.

La *suppression de la volonté existe toujours au moment où le paroxysme se déchaîne*. La volonté peut, dans certains cas, très rares d'ailleurs, arrêter celui-ci, si elle intervient assez à temps et avec suffisamment d'énergie; mais, une fois l'acte commencé, il ne peut plus être arrêté, interrompu, dans son déroulement fatal. Et si la conscience est conservée, le malade assiste, impuissant, aux actes qu'il commet.

La conscience pouvait être jugée au moyen du souvenir, du moins le croyait-on ainsi; nous avons montré plus haut qu'il n'en était rien. Mais comment apprécier l'*état de la volonté du sujet* à un moment donné?

C'est là un problème de psychologie confinant à la métaphysique. Sans doute l'état de la conscience et du souvenir peuvent très indirectement nous donner le moyen d'arriver à une évaluation fort approximative; mais ce sont des voies trop subjectives, trop exposées à la falsification, trop infidèles pour que l'on puisse s'y fier.

Rien ne peut donc nous indiquer d'une façon sûre et certaine la mesure de la liberté de la volition d'un malade au moment où il accomplissait un acte déterminé.

Mais, va-t-on dire, la volonté peut être altérée dans d'autres états que l'épilepsie. Comment, dès lors, distinguer la modification liée à l'épilepsie de celle qui relève d'autres causes?

Dans la dégénérescence mentale il existe nombre d'impulsions liées à une désagrégation de la volonté; dans les vésanies, dans l'alcoolisme, etc..., il en est de même. Mais dans tous ces cas l'altération de la volonté consiste dans un *affaiblissement de celle-ci,* — dans une diminution de l'énergie de la volonté.

Une sollicitation se produit; le sujet y cède ; mais cette défaite n'est pas soudaine, subite. Si affaiblie que soit la volonté, elle persiste encore en partie et engage une lutte avec la tentation, avant de céder, de s'avouer vaincue. Aussi les impulsions nées dans ces circonstances sont-elles précédées d'un état d'angoisse, ne s'imposent-elles pas sans lutte ; il n'y a pas dans l'acte la même inconscience, et le souvenir en est mieux conservé (Mairet).

Dans l'épilepsie, il ne s'agit plus d'un simple affaiblissement, il s'agit d'une *destruction radicale* de la volonté libre ; elle est brutalement supprimée, rasée par l'explosion épileptique. Cette suppression brutale se traduit par la brutalité d'invasion de l'automatisme, par la soudaineté de l'impulsion.

L'épileptique est le plus grand malade de la volonté qu'il soit possible de rencontrer ; mais il ne faut pas oublier qu'il s'agit ici de la volonté libre, c'est-à-dire de la volonté normale ; car à côté du cadavre de celle-ci, surgit subitement un spectre qui la rappelle, qui la plagie, une volonté morbide, qui est la spontanéité caractéristique de l'automatisme.

De cette discussion aride, mais nécessaire, il résulte que la suppression de la volonté devra se juger d'après les caractères des actes eux-mêmes. Nous allons donc essayer de dégager ceux-ci.

2. — Caractères généraux des équivalents psychiques de l'épilepsie. — Nous n'envisagerons ici que les actes en eux-mêmes, abstraction faite du malade ; plus bas nous chercherons à dégager de nouveaux caractères de l'étude de celui-ci.

Comme nous avons eu le soin d'insister, chemin faisant, sur chacun des caractères propres des manifestations de l'épilepsie larvée à forme psychique, nous nous bornerons à une énumération aussi succincte que possible de ceux-ci, en faisant remarquer que pas un n'a une valeur absolue, qu'aucun, sauf peut-être le premier, n'est constant.

1° *La volonté libre est toujours abolie.* — Il est absolument impossible au malade de s'opposer en quoi que ce soit à la réalisation d'un quelconque des phénomènes faisant partie intégrante du syndrome, une fois le paroxysme déchaîné.

2° *La conscience est souvent complètement abolie* au cours du paroxysme psychique (inconscience).

Elle peut cependant présenter parfois les modalités suivantes :

*a*) Demi-conscience avec amnésie (états hypnagogiques ou crépusculaires).

*b*) Demi-conscience avec souvenirs partiels (états hypnagogiques ou crépusculaires).

*c*) Subconscience et souvenir à peu près complet (second état épileptique d'Ottolenghi).

*d*) Conscience et amnésie (ce n'est qu'une conscience apparente ; ce n'est pas la conscience normale ; c'est une *conscience seconde*).

*e*) Conscience et souvenir (très rare).

3° *Le souvenir des actes accomplis n'est ordinairement pas conservé.* (Amnésie, oubli.)

Mais, comme on l'a vu ci-dessus, il peut être sujet à de nombreuses variations. Il n'est pas fonction de l'état de la conscience ; celle-ci peut être conservée en apparence complètement, alors que l'amnésie est absolue. Quand il y a inconscience, il y a toujours amnésie. Mais quand on constate de l'amnésie, cela ne signifie pas qu'il y ait eu inconscience.

En dehors de ces faits fondamentaux, l'amnésie peut présenter les modalités suivantes :

*a*) Réminiscences confuses et partielles.

*b*) Souvenir complètement conservé (très rare).

*c*) Amnésie primitive ; amnésie secondaire.

*d*) Amnésie retardée.

*e*) Amnésie rétrograde.

4° *Tous les actes épileptiques* (idées, mouvements, actes) *sont automatiques,* c'est à dire spontanés en apparence, quoique dépourvus de volonté libre. En un mot, ils ne sont pas volontaires, tout en paraissant l'être. Ils ont souvent toute l'apparence d'actes coordonnés.

5° *Ils sont essentiellement impulsifs.* Ceci résulte de la suppression brutale de la volonté par la décharge épileptique. Ce caractère impulsif entraîne avec lui une série de caractères nouveaux, non moins importants.

*a*) *Instantanéité et énergie dans la détermination des actes.*

*b*) *Absence de motifs* (ou futilité de ceux-ci).

*c*) *Absence de préméditation.*

*d*) *Absence de dissimulation* (aucun soin de se cacher après l'attentat, qui a lieu au grand jour).

*e*) *Absence de complicité.* (Voir les restrictions au § 14).

6° *Ils se font remarquer par le développement d'une violence et d'une énergie insolites,* lorsqu'il s'agit d'actes violents, ce qui est fréquent.

Ceci a pour résultat de donner à l'acte les caractères suivants :

*a*) *Férocité inouïe.*

*b*) *Multiplicité des coups ; acharnement sur la victime.*

Cette sauvagerie contraste avec la bonté, la docilité, la prévenance que les malades présentent parfois, quand ils sont dans leur état normal.

7° *Fréquence d'illusions et d'hallucinations* parfois terrifiantes.

Il existe souvent des hallucinations de l'ouïe, origine d'idées de persécution.

Les hallucinations de la vue, quoique terrifiantes, ne consistent pas en général, comme celles des alcooliques, dans la vision de bêtes qui courent, de monstres menaçant le malade.

8° *Tendance presque constante à marcher devant soi, à fuir, à voyager.* — Penchant aux voyages sans but.

9° *Terminaison brusque de l'accès.*

10° *Dépression post-paroxystique.* — Liée aux phénomènes d'épuisement consécutifs à la décharge épileptique, elle se traduit :

*a*) *Par de l'obnubilation*, de l'hébétude, de la stupeur.

*b*) *Par un sommeil invincible*. (Le meurtrier s'endort à côté de sa victime.)

11° *Reproduction presque certaine d'actes absolument identiques à chaque nouvel accès.*

« Il y a là comme un mécanisme à répétition, et en face d'un de ces retours d'une similitude uniforme, il semble, en vérité, qu'un objectif photographique ait surpris, circonscrit et immobilisé la manifestation vésanique, qu'il en reste un cliché indélébile, et qu'une épreuve en soit tirée de temps en temps ». (Legrand du Saulle.)

12° *Défaut de netteté du délire épileptique.* — Quelle que soit sa violence, jamais l'agitation de l'épileptique n'est franchement exubérante, expansive comme celle du maniaque pur. Il y a toujours chez l'épileptique quelque chose de sombre, de farouche ; le malade est comme sous l'impression d'un horrible cauchemar (Christian).

13° *L'accès psycho-épileptique, en thèse générale, est plus court que tous les autres accès maniaques. Il est plus long que l'attaque convulsive elle-même.* — « Il semble que la décharge nerveuse se fait plus rapidement par les convulsions que par le délire » (Falret).

Sa durée paraît être en raison inverse de sa violence, courte dans les accès de fureur, plus allongée dans l'agitation simple, très longue dans les crises de stupeur ou dans les crises calmes d'automatisme ambulatoire.

14° Si souvent l'accès psychique éclate sans cause apparente, sans que rien le fasse prévoir, il lui arrive quelquefois d'*être précédé de prodromes* qui permettent de le prévoir et lui enlèvent en partie sa soudaineté. Mais le début du paroxysme n'en est pas moins toujours brusque ; au milieu de ce ciel sombre, on ignore quand éclatera le premier coup de tonnerre.

Cette *période préépileptique*, étudiée par Baker et Mendel, se traduit de diverses façons, répondant à la mise en jeu des tendances naturelles au caractère épileptique; elle peut présenter une durée excessivement variable.

*a*) Instabilité, irritabilité, inquiétude.

*b*) Stupeur, somnolence, engourdissement, obnubilation.

*c*) Etat hypochondro-mélancolique.

*d*) Hyperproduction d'idées.

Après ce résumé des caractères propres aux actes résultant d'une décharge psychique, il faut essayer maintenant de fixer les caractères principaux présentés par les malades.

3.— L'ÉPILEPTIQUE LARVÉ A DÉCHARGE PSYCHIQUE.— 1° *Caractère épileptique.* — Souvent, la névrose comitiale modifie le substratum mental du sujet; mais elle le modifie d'une façon toute particulière, limitée à ses modes de réaction en face des influences extérieures, c'est-à-dire à son affectivité. L'épileptique est dans un état général d'hyperesthésie morale qui exagère les sensations et les idées qui en dérivent, et les entraîne à des actes irrésistibles (Echeverria). Il semble qu'en ces cerveaux d'épileptiques existe toujours une certaine virtualité d'explosion, comme une irritation profonde et sourde dont la convulsion est le terme maximum ; l'accès ne serait qu'un anneau plus accentué d'une chaîne ininterrompue d'accidents nerveux existant en permanence dans l'état épileptique ; le comitial se trouve dans un état de tension nerveuse constante qui se révèle par l'instabilité, la pétulance, la perversion des sentiments, l'hyperesthésie, la promptitude à se mouvoir, l'exagération des réflexes, etc... Il suffit d'une cause minime, matérielle ou morale, d'une goutte d'eau pour faire déborder le vase, pour déterminer le déclanchement du ressort épileptique et amener l'explosion de la convulsion physique ou psychique. L'épileptique est comparable à une arme chargée dont le plus faible choc peut déterminer l'explosion. Ce potentiel accumulé, cette irritation sourde et latente, à peine perceptibles au moment où la névrose se déclare, s'exagèrent et s'accentuent avec la multiplicité des ictus ; ils donnent naissance à cette irritabilité qui fait le fond du caractère épileptique, à cette spontanéité impulsive qui existe toujours à quelque degré et qui se manifeste avec tant de force dans les paroxysmes.

Ainsi peut-on dire que les deux constantes que l'on retrouve au fond de tout caractère épileptique sont constituées : par une *irritabilité extrême* (Hack Tuke et Bucknill), qui rapidement se transforme en actes impulsifs, en excitation contre les autres et contre soi-même (Schüle) ; et par une *instabilité* qui fait du comitial un être capricieux, allègre, affable, enthousiaste, satisfait le matin ; triste, désespéré, dégoûté de la vie, déprimé, religieux, à toute autre heure de la journée. (Clouston, Schule, Falret).

Il existe donc un véritable *caractère spécifique* comitial défini par la variabilité et l'intermittence des dispositions morales. Avant d'aller plus loin dans l'analyse du tempérament épileptique, maintenant que nous en avons donné la note dominante, recherchons d'où peuvent provenir ces tendances à la rupture d'équilibre mentale et morale.

*Hérédité.* — C'est, en effet, la grande loi de l'hérédité qui vient en partie donner l'explication de ces modifications du psychisme des épileptiques. Quand ce n'est pas elle qui crée de toutes pièces la névrose comitiale, c'est elle néanmoins qui favorise sa naissance sous l'influence de causes qui, sans elle, n'auraient peut être pas donné lieu à sa production. Ce caractère de l'hérédité est si universellement reconnu que certains ont voulu en faire un élément de diagnostic différentiel entre l'épilepsiphrénie et la manie transitoire, qui ont, comme on le sait, de si nombreux points d'union, que l'on tend de plus en plus à identifier ces deux états ; cependant, la manie transitoire serait le propre des individus non tarés héréditairement, sains d'esprit et sans aucune prédisposition ancestrale.

L'épilepsie larvée pure, c'est-à-dire non jugée par des crises convulsives, est excessivement rare et d'un diagnostic incertain et hérissé de difficultés. Aussi dans la plupart des observations que nous avons eues sous les yeux, souvent incomplètes d'ailleurs, nous sommes-nous trouvé en présence de malades présentant, ayant présenté, ou devant présenter tôt ou tard de l'épilepsie ordinaire. On conçoit que les notions sur l'hérédité de ces sujets se confondent avec les notions ordinaires de l'épilepsie commune. Mais on peut relever quelques points spéciaux qui permettent d'expliquer le caractère psychique revêtu par certaines manifestations.

Le plus souvent, en effet, on rencontre dans l'hérédité des épileptiques larvés, soit directe, soit collatérale, l'aliénation des parents, ou l'épilepsie, l'hystérie, l'alcoolisme de ceux-ci.

Quelquefois même on trouve des criminels parmi les ascendants des malades, que le crime soit dû chez eux à une véritable dégénérescence ou à toute autre cause étrangère à la pathologie mentale. Ainsi l'hérédité mentale, l'hérédité nerveuse, l'hérédité alcoolique paraissent faire plus volontiers une descendance épileptique. Et si on les trouve quelquefois isolées, assez souvent c'est leur combinaison qui donne naissance à des épilepsies psychiques.

L'hérédité alcoolique (alcoolisme des ascendants) et l'hérédité nerveuse pure (épilepsie, hystérie pure des ascendants sans mélange d'aliénation) sont les facteurs ordinaires de l'épilepsie névrose, de l'épilepsie pure par hérédité. Mais si à ces éléments simples vient s'adjoindre chez le même ascendant ou chez des ascendants différents, un facteur mental quelconque, l'épilepsie des descendants revêtira immédiatement un caractère psychique.

Ainsi un père ou une mère alcooliques, ou épileptiques purs, ou hystériques, donneront des enfants épileptiques purs. Cette épilepsie pourra, d'elle-même, donner une psychose, qui aura tous les caractères d'une psychose pure, colorée toutefois par son origine épileptique. Mais l'élément psychique se formera plus aisément si l'hérédité s'y prête : c'est alors que l'alcoolisme du père combiné avec l'hystérie, l'aliénation ou la prédisposition vésanique de la mère, par exemple, fera plus volontiers une épilepsie psychique. Ainsi, l'intervention d'un facteur vésanique héréditaire, qu'il soit dû à un des ascendants directs, ou à un des collatéraux, facilite la production d'une psychose épileptique.

En ce qui concerne l'hérédité épileptique, notamment, M. le professeur Mairet a été amené par les faits à nier la transformation héréditaire de l'épilepsie en une folie ordinaire. L'épilepsie, une fois constituée, ne se transforme plus, elle se transmet aux descendants sous forme d'épilepsie pouvant revêtir des formes différentes, et entre autres la forme délirante, mais cette dernière marquée toujours au coin de l'épilepsie. Ainsi l'épilepsie des parents, si elle est pure, non associée à un trouble quelconque, donne une épilepsie chez l'enfant. Cette épilepsie peut rester telle ; mais elle est capable, de par elle-même, de faire une aliénation mentale chez celui-ci. C'est la *psychose épileptique pure*, d'origine exclusivement comitiale et contresignée par l'épilepsie. Mais si l'épilepsie des parents est liée à un état mental de ceux-ci, acquis ou simplement héréditaire, le descendant pourra se trouver dans deux conditions différentes.

*a*) Le descendant sera épileptique ; il pourra présenter des troubles psychiques sous l'influence de son épilepsie, ou par hérédité mentale.

*b*) Le descendant sera aliéné ; mais sa psychose sera colorée par l'épilepsie de ses ascendants.

Par conséquent : l'alcoolisme, l'épilepsie, l'hystérie des parents peuvent donner lieu chez les descendants à une épilepsie qui peut rester telle, ou évoluer de par elle-même vers la psychose. Cette évolution est favorisée par une prédisposition à l'aliénation mentale d'origine héréditaire.

L'alcoolisme des parents, en particulier, donne lieu à une épilepsie qui se traduit souvent par un délire incohérent, furieux, rappelant le délire alcoolique, mais toujours stigmatisé par l'épilepsie.

En résumé, *la psychose épileptique d'un sujet déterminé, peut toujours s'expliquer soit par l'épilepsie seule, soit par l'intervention d'un élément vésanique héréditaire.*

L'hérédité nerveuse et l'hérédité alcoolique pures seront la raison d'être de l'épilepsie du descendant, ordinaire ou psychique ; l'association de l'hérédité mentale avec l'un des facteurs précédents sera parfois la raison d'être de la psychose épileptique.

*Prédisposition.* — Le résultat de cette influence héréditaire est de se traduire par un ensemble de signes vagues, dont la réunion constitue ce que nous avons appelé le *caractère épileptique.* Ce sont ces modifications qui se traduisent par l'irritabilité, l'instabilité des prédisposés.

Ce fond se traduit par un *trouble affectif* intense, par un *effondrement du sens moral.* Les candidats à l'épilepsie aussi bien que les épileptiques sont égoïstes, méfiants, irascibles, violents, impétueux, malicieux, fourbes, exagérément religieux ou faussement pieux ; exagérés, vils, portés aux excès de toute sorte (masturbation, coït, dipsomanie, etc.) ; leur humeur est bizarre, contradictoire, sujette à de fréquents et rapides changements. Ces déséquilibrés, dont la note dominante est la colère et l'irritabilité, paraissent être l'incarnation du vice et de la cruauté.

Dans tous les cas, une atteinte à peu près constante du sens moral existe dans tout caractère épileptique et se traduit par l'égoïsme, l'indifférence, l'absence de remords. L'homicide n'a pas une parole de compassion pour sa victime. Un malade d'Ottolenghi manifestait tous ses regrets par ces paroles : « Je m'ennuie, mais je n'y puis rien ». Aussi, les crimes paraissent-ils accomplis avec le plus grand cynisme et le sang froid en apparence le plus complet qui se puissent imaginer. Le meurtrier reste aux côtés de sa victime, ou s'en va tranquillement continuer ses occupations, comme si de rien n'était.

Cette limitation du sens moral va de pair avec la *limitation des sensibilités spéciales ;* il y a rétrécissement du champ de la conscience et du sens moral, comme il y a rétrécissement du domaine des autres sensibilités.

Ottolenghi a constaté chez beaucoup de ses malades une diminution considérable de la sensibilité tactile, de la sensibilité topographique ; chez tous la sensibilité gustative, l'olfactive et l'auditive étaient considérablement obtuses. Seules, les sensibilités visuelle et chromatique persistaient normales chez tous. *Ainsi, excepté pour la vision, il y aurait une diminution considérable de toutes les autres sensibilités spécifiques.*

Voilà donc cette prédisposition qui se traduit par une perturbation profonde du caractère, de l'affectivité, du sens moral, des sensibilités. Elle peut se traduire encore de bien d'autres manières, qui constituent comme une ébauche des accidents futurs.

Enfant, ce prédisposé est vicieux, méchant, déjà *irritable* et *impulsif*, s'emportant pour des motifs futiles, s'isolant, esquissant déjà des fugues, manifestant des idées sombres, parlant de se suicider pour une légère réprimande, disparaissant de la maison pendant des journées à la suite d'une gronderie. Il est, en outre, adonné à l'*onanisme*, et se révèle par une grande précocité des instincts sexuels. Il est sujet à des *terreurs nocturnes ;* souvent même, il a des crises de *noctambulisme*, et nous avons vu l'importance attribuée à ce symptôme par un grand nombre d'auteurs. Enfin, très souvent, on note des *convulsions* survenues à une époque quelconque de l'enfance de ces prédisposés. Leur *intelligence est souvent affaiblie.*

Si l'on abandonne le domaine des caractères psychiques et fonctionnels pour aborder celui des *caractères anatomiques*, on retrouve ici la plupart des stigmates physiques de dégénérescence que l'on rencontre chez l'épileptique ordinaire, et qui n'ont, d'ailleurs, aucune valeur spécifique. Aussi, n'insisterons-nous pas sur les asymétries de toute sorte, crânienne, faciale, la proéminence des arcades sourcilières, le développement des zygomes et l'hypertrophie de la mâchoire, la voûte palatine ogivale, les oreilles en anse, l'implantation basse des cheveux, etc., etc.

Tel est ce pauvre être taré physiquement, moralement, intellectuellement, voué par l'hérédité à devenir, par intervalles, la proie du délire et du crime. Cet organisme bouleversé est sous pression ; il est surchauffé, il n'attend qu'une occasion pour faire explosion. C'est alors une cause minime qui déchaîne l'ouragan. Tantôt futile, essentiellement extrinsèque, étrangère à l'individu, c'est parfois une cause de nature intime, la haine, la colère, la jalousie, la passion. Et tandis qu'on plaindra le pauvre malade, saisi de convulsions dans la rue à la suite d'une vive émotion, de la crainte d'un accident, on n'aura pas assez d'injures à adresser à celui qu'une cause toute passionnelle, toute émotive aura jeté dans le même état convulsif, mais psychique, cette fois. Toutes les apparences sont alors contre ces pauvres malheureux. Ainsi, les passions peuvent, à un moment donné, alimenter l'épilepsie ; un refus, un outrage, une vive contrariété, une douleur morale concentrée conduisent à des paroxysmes violents et provoquent leur recrudescence. Les actes commis dans ces circonstances revêtent tous les caractères des *crimes passionnels,* au grand détriment des malades.

Quand ce n'est pas une passion pure, c'est quelquefois l'alcoolisme ou l'ivresse qui paraissent déterminer le paroxysme psychique, et on est, dès lors, tenté d'attribuer à l'alcool ce qui appartient en réalité à la seule épilepsie. L'alcool, dans tous les cas où il est intervenu comme cause immédiate du délire, ne peut pas être considéré comme un facteur essentiel, mais comme facteur secondaire. Le cadre symptomatique, dans ce cas, ne présente aucune marque d'alcoolisme ; l'ivresse simple ne déterminerait pas les phénomènes observés ; en outre, les troubles constatés ne rappellent en rien le *delirium tremens.* L'alcool a simplement agi dans tous ces cas de la même manière qu'un bruit soudain, une émotion, une passion ; c'est l'irritation qui a amené la décharge nerveuse ; mais celle-ci est d'un caractère purement comitial et nullement alcoolique.

Il est même à remarquer que, dans la plupart de ces cas, la quantité d'alcool ingérée était minime et incapable de déterminer chez un individu sain des troubles quelconques. Il semble qu'il y ait alors une *intolérance spéciale des centres nerveux pour le stimulant alcoolique*, une véritable idiosyncrasie. Cette réaction morbide, dans laquelle le rapport de cause à effet n'est pas conservé, est due à des conditions spéciales des centres nerveux, à cette grande irritabilité sur laquelle nous avons déjà insisté. Les travaux de Delasiauve, Hasse, Maccabruni, Verga, ont bien mis en relief cette susceptibilité maladive qui rentre si bien dans le cadre des manifestations ordinaires de l'épilepsie.

4. MARCHE, ÉVOLUTION, PRONOSTIC DE L'ÉPILEPSIE PSYCHIQUE. — Nous avons déjà tellement insisté sur les diverses manières d'être de l'épilepsie larvée à équivalents psychiques, que nous pouvons nous permettre d'être très bref sur ce point.

Souvent précédée, lorsqu'elle est pure, des modifications du caractère qui permettent de prévoir un épileptique, elle éclôt plus ou moins brusquement, et se manifeste ordinairement d'une manière inattendue. Une fois constitués, les accidents se reproduisent périodiquement avec les caractères que nous leur avons déjà attribués.

Ordinairement séparés par des intervalles de calme assez considérables, il arrive aux équivalents psychiques de se répéter avec fréquence, de se rapprocher de plus en plus, de passer à l'état de subconvulsions presque continues ; l'affection, d'abord intermittente, prend un type rémittent qui donne le change avec encore plus de facilité.

Ainsi, le malade commence par avoir sa vie normale trouée de lacunes correspondant à chacune de ses convulsions psychiques, avec altération de la conscience, du moi, du souvenir, et développement de la seconde conscience pathologique dans le cas d'états hypnagogiques.

Lorsque ceux-ci se rapprochent sans cesse, de manière à

réaliser un type rémittent, subcontinu, cette seconde conscience pathologique tend à se substituer de plus en plus à la conscience normale qui ne fonctionne plus, et bien incomplètement encore, qu'à de rares intervalles de lucidité. Ainsi arrive-t-on à concevoir, théoriquement d'ailleurs, la possibilité de la substitution au moi normal, à la vie normale, d'un moi pathologique, d'une conscience morbide irresponsable où domine l'absence de la volonté, d'une vie faite d'automatisme et d'impulsion.

C'est ce que Lombroso exprimait en disant, dans sa généralisation trop hâtive, « que le délinquant était comparable à un épileptique chez lequel l'accès se prolongeait toute la vie ».

Il n'est que temps d'abandonner ce terrain brûlant où nous ont amené nos considérations sur les équivalents psycho-épileptiques prolongés, pour revenir à l'évolution de l'épilepsiphrénie.

La psychose épileptique peut rester pure durant toute l'existence du malade ; mais elle mène aussi sûrement, plus sûrement peut-être que le vulgaire mal caduc, à l'affaiblissement radical de l'intelligence, à la perte de la mémoire, à la démence et à l'imbécillité finales. Il semble même que la convulsion psychique soit plus dangereuse, plus destructive pour la cellule nerveuse pensante, qu'elle use bien plus rapidement que la convulsion motrice.

Si donc un traitement ne vient rapidement enrayer la marche de cette psychose, et malheureusement il en est le plus souvent ainsi, le malade marche vers la ruine complète de son intelligence.

Mais, d'autres fois, la vie délirante du sujet est interrompue par des accidents convulsifs qui viennent juger la nature de la maladie et confirmer l'épilepsie. A partir de ce moment, il se fait tantôt une substitution complète et totale des accidents convulsifs aux accidents psychiques qui ne reparaîtront plus ;

tantôt ils coexistent, alternent, ou coïncident en se combinant de diverses façons, de manière à constituer tantôt une épilepsie larvée combinée (qui n'est autre chose, à tout prendre, qu'une épilepsie ordinaire avec accès larvés survenant de temps à autre), tantôt une épilepsie avec folie épileptique, qui peut prendre parfois les caractères d'une épilepsie fruste. Quoi qu'il en soit, le résultat final sera toujours le même que ci-dessus ; l'avenir est sombre ; le naufrage de l'intelligence est presque fatal.

Si l'épilepsie psychique précède parfois l'épilepsie convulsive, il lui arrive souvent de succéder à celle-ci en se substituant plus ou moins complètement à elle.

C'est ainsi qu'un sujet ayant eu des convulsions dans son enfance, de l'incontinence nocturne, et même des crises nettement caractérisées d'épilepsie convulsive, voit, à un moment donné, ces accidents être remplacés par des troubles vésaniques caractéristiques. Ceux-ci existent seuls, ou se combinent de diverses façons avec les accidents convulsifs.

Nous voyons donc l'épilepsie larvée à type psychique exister tantôt seule, et rester telle durant toute la vie du malade ; succéder d'autrefois à des troubles convulsifs, ou encore être remplacée par eux, et pouvoir alors coexister avec eux. Telles sont les manières d'être habituelles à cette modalité de la névrose.

Son *pronostic* est grave, avons-nous dit, moins pour la vie du malade que pour son intelligence, qui se désagrège de plus en plus jusqu'à la disparition finale. Le moi, d'abord mutilé par l'atteinte à la volonté que nous avons montrée constante au cours des paroxysmes, s'atrophie de plus en plus à mesure que ceux-ci se rapprochent, et l'on assiste à sa disparition complète, au moment où la vie végétative succède à la vie humaine.

Mait tel n'est pas toujours le résultat de la névrose. Ce processus n'est pas fatal ; les paroxysmes peuvent rester assez espacés pour permettre à la conscience normale de se manifester avec suffisamment d'énergie, parfois avec un éclat inusité, si la dégénérescence n'est pas généralisée. César, Mahomet, Pétrarque, Napoléon, sont là pour en témoigner hautement !

---

# CHAPITRE IV

## PATHOGÉNIE DE L'ÉPILEPSIE PSYCHIQUE

SOMMAIRE. — 1. *Pathogénie de l'épilepsie.* — Prédisposition héréditaire. — Théorie mécanique. — Théorie toxique. — Hétéro-intoxication. — Auto-intoxication (toxicité du sérum sanguin ; toxicité urinaire ; toxicité de la sueur). — Une nouvelle théorie toxique.
2. *Pathogénie du psychisme.* — Théorie de la décharge psychique. — Théorie de l'état cérébral. — Théorie personnelle (Epilepsie par irritation ; épilepsie par inhibition). — Le sensorium commune. — Explication physiologique du délire.

Notre prétention n'est pas d'examiner ici toutes les théories pathogéniques au moyen desquelles on a tenté d'expliquer l'épilepsie. Nous voulons nous borner pour le moment à chercher pourquoi l'épilepsie, dans certains cas, se manifeste par des troubles psychiques.

Le problème pathogénique de l'épilepsie psychique se décompose donc en deux parties distinctes :

1° Etude pathogénique de l'épilepsie qui en fait le fond ;

2° Etude pathogénique des productions psychiques qui en sont la traduction.

Nous examinerons rapidement chacun de ces points.

1. PATHOGÉNIE DE L'ÉPILEPSIE. — Le groupe épileptique comprend aujourd'hui deux grandes divisions : l'*épilepsie dite symptomatique*, dans laquelle on parvient à trouver une cause tangible, et l'*épilepsie dite idiopathique*, dans laquelle la cause est encore inconnue. Chaque jour, le groupe des épilepsies symptomatiques tend à prendre une importance considérable,

et se grossit continuellement de formes arrachées à l'épilepsie idiopathique, dès que l'on découvre leur cause véritable jusque-là inaperçue. Borné tout d'abord aux épilepsies partielles par grosses lésions cérébrales, il s'est étendu à une foule d'états décrits sous le nom d'*épilepsies réflexes*, et qui se multiplient de jour en jour. Dans tous ces cas, on finit par découvrir une cause irritante, presque toujours d'ordre mécanique. Les épilepsies symptomatiques pourraient s'appeler *épilepsies mécaniques*. Il n'est pas jusqu'à l'épilepsie essentielle, à l'épilepsie idiopathique, qui ne soit destinée à rentrer dans le groupe de l'épilepsie symptomatique ; les travaux contemporains s'accordent presque tous pour démontrer que là, comme dans les autres formes, il y a une cause irritative, mal connue et méconnue jusqu'ici, et qui pourrait bien n'être autre chose qu'un *poison*, une substance chimique de nature toxique. L'épilepsie essentielle serait une *épilepsie chimique*.

Ainsi entendue, l'épilepsie nous apparaît comme le résultat constant d'une irritation exercée sur la cellule nerveuse. Je ne spécifie pas encore sur quelle cellule. Que ce soit une tumeur comprimant directement l'encéphale, une exostose, une esquille irritant la pulpe cérébrale ; une lésion cérébrale directe, un traumatisme, une émotion, une excitation partie d'une cicatrice périphérique, ou d'un organe, d'un viscère quelconque ; que ce soit une intoxication, le résultat est toujours identique à lui-même : c'est en dernière analyse une irritation de la cellule nerveuse ; seul, le point de départ est différent.

Comment se produit cette irritation nerveuse finale ? Par quel mécanisme les causes si diverses que nous venons d'incriminer peuvent-elles concourir toujours à un même résultat ? Est-ce directement par la voie nerveuse, qu'un influx irritant arrive jusqu'à la cellule vibrante ? Est-ce un phénomène de la sphère exclusivement nerveuse ? Ou bien l'atteinte à la fonctionnalité du neurone se fait-elle par la voie vasculaire ? Les causes précédentes ne peuvent-elles pas agir par anémie ou congestion, pour arriver toujours à ce même résultat, l'excitation d'une cellule nerveuse?

Et encore ici, un nouveau problème se pose. Quelle est la cellule qui, par sa rupture d'équilibre, provoque le syndrome épileptique? Quel est le neurone qui est au centre de l'arc diastaltique aboutissant à la convulsion? Avec Nothnagel et Marshall Hall, les uns admettent que le bulbe est le centre de toute excitabilité; les autres veulent que ce soient les centres des circonvolutions; cette dernière manière de voir est la plus généralement adoptée aujourd'hui, grâce aux travaux de Fritsch, de Hitzig, de Ferrier, etc. D'après ces données, ce serait l'*irritation du neurone cérébral* qui deviendrait la condition de la réalisation du syndrome épileptique. Celui-ci prendrait naissance grâce à l'excitation de la zone corticale, qui provoquerait la suractivité des éléments sous-jacents, sous-corticaux, ganglionnaires, bulbaires et médullaires.

*Prédisposition héréditaire.* — Mais même ainsi comprise et simplifiée, cette théorie présente encore un point obscur. Puisque, en dernière analyse, tout se ramène à une irritation du neurone cérébral par voie nerveuse directe, ou par voie indirecte vaso-motrice (anémie, congestion), comment se fait-il que toutes les fois que ces conditions se trouvent réalisées, et elles le sont à chaque instant dans l'organisme, le syndrome épileptique n'éclate pas, lui qui en est la conséquence inéluctable?

C'est que, en effet, la cellule nerveuse, pour se prêter ainsi à l'action des causes que nous avons indiquées, doit se trouver dans des conditions spéciales de réceptivité, doit présenter une *aptitude vibratoire spéciale*. Seul, le neurone spécialement préparé répondra aux diverses incitations précédentes par la décharge épileptique. Cette aptitude spéciale consiste dans un état particulier d'instabilité, d'équilibre toujours prêt à se rompre, dans un état de *faiblesse irritable* qui ne fait jamais défaut. Cet état particulier, cette instabilité, cette faiblesse irritable, la cellule nerveuse les doit à la *prédisposition héréditaire*. Sans cette prédisposition héréditaire il n'y a pas d'épilepsie.

Ainsi, *une irritation portant sur un néurone cérébral héréditairement prédisposé pourra seule donner naissance au syndrome épileptique.*

Nous nous trouvons donc en présence d'un terrain prédisposé, présentant une susceptibilité maladive, ne demandant qu'à vibrer pour la moindre raison. Qu'un choc physique ou moral survienne, qu'un poison exogène ou endogène vienne effleurer la cellule, et celle-ci se mettra en branle, alors que l'équilibre persisterait chez un individu normal, sous l'influence des mêmes causes. Ainsi nous apparaît à sa racine, à sa source même cette modalité réactionnelle si exagérée de l'épileptique qui se traduit en tout par une disproportion remarquable entre la cause et l'effet, quelle que soit cette cause. Une proportion minime d'alcool, la moindre émotion, la moindre passion amènent une véritable explosion, le déchaînement d'un ouragan d'une violence inouïe. Le système nerveux de l'épileptique est comme un instrument d'une sensibilité exagérée, qui donne des indications très fortes sous la moindre influence.

La prédisposition héréditaire de la cellule nerveuse nous étant ainsi connue, et nous expliquant ses réactions exagérées, il nous reste à étudier les causes qui peuvent mettre son irritabilité en jeu.

*Théorie mécanique.*— Les unes sont connues, avons-nous dit, et ont trait à l'épilepsie symptomatique. Ce sont pour la plupart des *causes mécaniques.*

*Théorie toxique.*— Les autres, moins connues, seraient des *poisons*, des *toxines*, agissant sur la cellule nerveuse.

Ces toxines peuvent venir du dehors ou être créées dans l'organisme lui-même.

*La théorie de l'hétéro-intoxication*, encore appelée théorie de l'infection, ou théorie infectieuse, a été brillamment soutenue dans ces derniers temps par Marie. L'épilepsie serait due à une véritable infection ; les troubles observés résulteraient de l'action directe des germes infectieux sur les centres nerveux, ou plus probablement de l'action des toxines sécrétées par ceux-ci.

Cette théorie semblerait avoir reçu sa confirmation des recherches de Combemale et Bué, ainsi que de J. Voisin, qui auraient trouvé dans le sang de leurs malades des staphylocoques albus et aureus, qui sécrèteraient des toxines convulsivantes dont l'accumulation donnerait lieu aux symptômes comitiaux.

*La théorie de l'auto-intoxication* est très en faveur aujourd'hui et tous les travaux semblent converger vers sa démonstration de plus en plus certaine. En outre des altérations du neurone, il y aurait, dans l'organisme de l'épileptique, des modifications relevant peut-être de la même origine héréditaire, et se traduisant par des *altérations dans les échanges nutritifs*. Ces altérations auraient pour résultat la formation et l'accumulation de poisons, de produits toxiques dans l'organisme. C'est ce poison retenu ou fabriqué par l'organisme qui déterminerait chez un sujet prédisposé héréditairement des manifestations épileptiques. Qui sait même si la crise ne serait pas un acte salutaire, comparable en tous points à l'accès de goutte, au cours duquel l'organisme se secouerait pour arriver à se débarrasser de ses toxines?

Quoi qu'il en soit, de nombreuses recherches paraissent démontrer l'existence de cette auto-intoxication, ou plus exactement l'existence d'une irritation du neurone, causée par des poisons fabriqués par l'organisme, ]pour ne rien présumer de la qualité, de la valeur toxique de ceux-ci.

1° En ce qui concerne le *tube digestif*, Pommay, Missolonghi, Zacchi, Cristiani, ont montré que les accès épileptiques pouvaient tirer leur source d'auto-intoxications causées par des produits anormaux formés dans le tube digestif, dont l'action fonctionnelle est lésée.

De très récentes expériences d'Agostini démontreraient que le *suc gastrique* des épileptiques a une action toxique évidente. Voisin a particulièrement insisté sur les troubles gastriques qui précédaient et accompagnaient les accès convulsifs et le délire; il a montré leur constance chez certains épileptiques généraux, et a pu prédire, en constatant ces signes d'embarras gastrique, l'imminence d'un accès. Tout le temps que durait cet embarras des voies supérieures, c'est-à-dire pendant tout le temps que le malade était sous l'influence du toxique, les manifestations de l'épilepsie avaient lieu, sous une forme ou sous une autre, et l'état normal ne revenait que lorsque l'élimination était complète.

La toxine pourrait donc être d'origine *digestive*.

2° Si l'on tente de la suivre et de la déceler dans le *sang*, que trouve-t-on ?

D'Abundo, étudiant la toxicité du sang, remarqua que le sérum sanguin des épileptiques injecté aux animaux produisait des convulsions intenses.

Mais il admet que dans les intervalles paroxystiques le sérum est hypotoxique.

Tout au contraire, Chevalier Lavaure et Régis, Massini, Chiaruttini ont observé l'hypertoxicité du sérum.

Mais ces auteurs n'expriment pas toujours la toxicité immédiate, et n'emploient pas toujours du sérum épileptique du même âge, ce qui explique sans doute la variabilité des chiffres obtenus.

Or des expériences toutes nouvelles semblent devoir confirmer les résultats obtenus par d'Abundo.

M. le professeur Mairet et M. Vires, professeur-agrégé, son chef de clinique, au cours de recherches toutes récentes, auraient constaté une *hypotoxicité* remarquable de ce sérum (ce qui n'empêche en rien ses qualités convulsivantes). Ce fait, s'il reçoit confirmation, est tout à fait digne d'intérêt, car il amènerait à une conception un peu particulière et originale de l'épilepsie, sur laquelle nous reviendrons tout à l'heure.

3° Si l'on recherche cette toxine au niveau des voies d'élimination, on trouve les résultats suivants :

Des expériences faites sur les *urines* des épileptiques par Voisin et Péron, Voisin et Petit, Mairet et Vires, il résulte que celles-ci sont *hypotoxiques* d'une façon générale et constante. Cette hypotoxicité serait, d'après Mairet et Vires, fonction de la névrose, et constituerait un stigmate permanent de l'épilepsie capable de rendre les plus grands services au point de vue du diagnostic. Elle semblerait indiquer la rétention dans l'organisme d'une certaine quantité de poison par suite d'une élimination insuffisante. Elle serait d'ailleurs modifiée au moment des accès ; l'hypotoxicité diminuerait pour se rapprocher alors de la toxicité normale.

4° Enfin, des expériences ont été faites avec la *sueur* des épileptiques ; mais elles se font dans des conditions très défectueuses à cause de la difficulté qu'on éprouve à recueillir le liquide sudoral ; aussi les résultats obtenus doivent-ils être admis sous toutes réserves. Queirolo, Cabitto, injectant à des lapins de la sueur recueillie chez des épileptiques, ont constaté des phénomènes d'intoxication. La sueur recueillie au moment où l'accès allait se produire était *hypertoxique*, ou au moins toujours plus toxique que celle recueillie le jour après l'accès. Celle-ci a toujours présenté une *toxicité moindre*. Il semble donc que l'urine et la sueur marchent de pair ; il semble que les principes toxiques ne s'accroissent qu'à certains moments, qui coïncident avec la crise.

*Une nouvelle théorie toxique.* — Nous allons maintenant aborder un point délicat soulevé par la comparaison des résultats qui précèdent.

L'hypotoxicité des liquides d'élimination a été interprétée en disant qu'il n'y avait pas une quantité suffisante de toxines éliminée. S'il y a insuffisance d'élimination des toxines, celles-ci doivent être retenues dans l'organisme ; les milieux intérieurs doivent donc présenter une augmentation de leur toxicité. A l'hypotoxicité des liquides d'élimination doit donc s'opposer l'hypertoxicité des milieux intérieurs, et notamment l'*hypertoxicité du sang*. Or les dernières recherches de MM. Mairet et Vires paraissent controuver ce dernier point. Si les résultats de ces auteurs sont certains et sont confirmés, l'épilepsie n'est plus due à une accumulation, à une rétention de principes toxiques. Mais alors comment l'expliquer ?

Il ne faut pas oublier que les urines de l'épileptique, au voisinage de la crise, présentent une toxicité oscillant dans les limites de la toxicité de l'urine normale ou, en d'autres termes, que l'épileptique fait sa crise au moment où il élimine le même taux de poisons qu'un homme sain.

L'épileptique, dès lors, nous apparaît comme un homme dont le système nerveux, en vertu d'une tare dégénérative héréditaire, répond à des stimulants dont la dose est insuffisante pour émouvoir le myélencéphale de l'homme sain. Ceci ne nous étonne pas, nous le savons déjà ; notre étude de l'hérédité de l'épileptique, notre étude des conditions de la réalisation de la névrose nous avaient déjà montré cela. L'homme sain, dont la toxicité urinaire est normale, ne présente aucun trouble morbide ; l'épileptique, dès que sa toxicité urinaire se rapproche de celle de l'homme sain, réagit et fait sa crise. Une quantité de poison qui n'agit pas sur l'homme normal terrasse l'épileptique.

A la lumière de ces faits, l'hypotoxicité urinaire ne se présente plus comme le résultat d'une élimination insuffisante de poisons. Elle n'est que l'expression de la réalité, c'est-à-dire de l'existence, dans l'organisme de l'épileptique, d'une quantité moindre de poisons qu'à l'état normal.

Il semble qu'il y ait là un phénomène de défense, une tendre prévoyance de cet organisme qui sait toute l'irritabilité de son système nerveux et cherche à l'épargner, en produisant *une moindre proportion de substances toxiques*. Mais il faut toujours que ces modifications soient le résultat d'une altération des échanges nutritifs. Cette tendance est peut-être, elle aussi, intimément liée aux changements créés dans l'organisme par la prédisposition héréditaire,qui engendrerait du même coup,et la propension à l'irritabilité et les conditions capables de s'opposer à la mise en jeu de celle-ci. L'équilibre est ainsi momentanément assuré ; mais un rien va le rompre. Ce rien, c'est la cause déterminante quelconque qui amène l'éclosion de la névrose.

A ce moment, l'équilibre, dont nous supposions l'existence, a cessé ; l'organisme, à certains moments, oublie qu'il doit fabriquer peu de poisons ; et, dès que la proportion de ceux-ci augmente, se rapproche de la proportion présentée par l'homme sain, la cellule nerveuse de l'épileptique, en vertu de son irritabilité maladive, entre en branle et fait la crise.

L'épilepsie nous apparaît donc toujours dans ces conditions comme une intoxication, mais comme une intoxication particulière. L'intoxication ne proviendrait pas de la mise en jeu d'une somme plus grande de poisons, mais d'une *intoxicabilité* plus grande du malade. Ainsi, l'organisme avec ses tendances réactionnelles propres reprendrait encore ici, une fois de plus, ses droits dans la réalisation de la maladie; il consent à celle-ci, grâce à sa plus grande susceptibilité.

Ainsi l'hérédité se dresserait ici plus triomphante, plus écrasante que jamais, forte de tous ses droits, dictant ses lois en maîtresse toute-puissante, et courbant le malade sous son joug fatal. Car elle seule a créé cet affaiblissement de l'organisme, du système nerveux ; elle seule permet à une cause de pouvoir exercer son influence, qui, sans elle, aurait pu être annihilée !

De quelque manière que l'on envisage le mode de production de la névrose, qu'elle soit due à un poison plus énergique ou plus abondant, ou à une moindre résistance de l'organisme, un fait semble se dégager, immuable, de tout ce qui précède : c'est que, dans l'épilepsie essentielle, *la cellule nerveuse cérébrale est irritée par un poison.*

Ce poison peut agir sur elle, soit directement, soit indirectement

*Directement*, il serait apporté par le sang et mis au contact du neurone, qu'il modifierait intimément.

*Indirectement*, il agirait: soit en déterminant un spasme vasculaire, amenant d'importantes modifications dans la nutrition du neurone, soit en agissant sur son lieu de production, sur des éléments nerveux transmettant l'irritation aux centres. Dans ce dernier cas, l'épilepsie toxique serait, elle-même, réflexe. Les derniers faits, publiés par Jonnesco, concernant le traitement de l'épilepsie par la résection du ganglion cervical supérieur du grand sympathique, seraient en concordance avec cette dernière manière de voir. Il y aurait suppression des fibres eisodiques, de la voie centripète du réflexe qui aurait son origine au voisinage du tube digestif, si c'est là que naissent réellement les toxines.

Nous nous sommes laissé entraîner un peu loin dans notre

discussion,et peut-être avons-nous émis des données utopiques. Mais quelle hypothèse ne mérite pas d'être traitée de chimère? Et quelles explications a-t-on jamais données des névroses, sinon des hypothèses !

La précédente est discutable, mais plausible ; elle est en harmonie avec un grand nombre de faits, et notamment avec les grandes lois de l'hérédité qu'elle corrobore et fait ressortir davantage. Elle est donc au moins admissible.

2. Pathogénie de l'épilepsie psychique. — Il faut maintenant nous demander pourquoi l'épilepsie se manifeste tantôt par des troubles moteurs, tantôt par des troubles psychiques.

A. *Théorie de la décharge psychique.* — Ce sont les *localisations cérébrales* qui se chargent de répondre à la question que nous venons de poser. Qu'il existe ou non des centres nettement délimités préposés aux diverses fonctions motrices, sensitives, sensorielles, psychiques, anatomiquement déterminés et circonscrits, il n'en est pas moins vrai qu'au point de vue physiologique pur, il existe des groupements fonctionnels répondant à chacun des départements moteur, sensitif, sensoriel, psychique. Ces groupements fonctionnels ne répondent peut-être pas tous à des territoires anatomiques limitables, à des localisations qui seraient commodes au point de vue de la systématisation de l'écorce cérébrale, mais ils n'en existent pas moins, ayant chacun leur *individualité physiologique* propre, jouissant d'une certaine autonomie, d'une indépendance relative, mais enchaînés les uns aux autres par des connexions réciproques, indispensables au bon fonctionnement des facultés mentales.

L'ictus épileptique serait susceptible de concentrer ses effets sur tel ou tel de ces territoires fonctionnels, et déterminerait ainsi la production de troubles en rapport intime avec les aptitudes de réaction spéciale à chacun d'eux. En général, l'*accès psychique se produit quand la décharge intéresse les seuls centres psychiques*. Et cette localisation de la décharge sur les centres psychiques n'est pas suivie, comme la décharge motrice, d'un retentissement sur les centres les plus inférieurs, je veux dire les centres bulbaires et médullaires ; or, c'est ce retentissement qui crée les convulsions ; ici, il n'existe pas, à cause des connexions différentes des centres psychiques et des centres moteurs supérieurs. Ainsi, dans l'épilepsie psychique, les seuls centres psychiques se trouvent sous le coup de l'ictus. Ce fait semble même pouvoir expliquer la durée plus longue de l'accès psychique.

Falret avait dit que la décharge nerveuse semblait se faire plus rapidement par le moyen des convulsions que par le délire. Echeverria explique cette plus grande durée des accès de désordre intellectuel des épileptiques par rapport aux accès convulsifs de la façon suivante : le pouvoir réflexe de la moëlle épinière est mis en jeu au cas de convulsions ; or, ce pouvoir réflexe ne peut s'exercer à plusieurs reprises sans s'épuiser rapidement ; il n'en est pas de même au cas où le cerveau seul est intéressé, ce qui a lieu dans l'épilepsie psychique ; les actions du cerveau sont plus prolongées, plus capables d'être soutenues un certain temps.

Meynert a cherché à expliquer les rapports existant entre l'accès maniaque et l'accès convulsif par une différence d'intensité et d'étendue dans le spasme artériel qui peut les déterminer tous deux. Ce spasme qui, dans la première période de tout paroxysme comitial, amène une anémie spastique (pâleur du visage, etc...), serait moins intense dans l'accès maniaque et ne pourrait pas produire de convulsions ; il se bornerait à affecter l'activité intellectuelle. De même, dans la seconde phase (phase hypérhémique) de tout paroxysme, cette modification vasculaire moins intense ne produirait pas de phénomènes de compression suffisants pour amener des convulsions ni le coma complet, mais une légère dépression de la conscience.

Quelque interprétation que l'on essaye de donner à ces faits, il n'en reste pas moins acquis que, dans l'épilepsie psychique, l'ictus agit sur les centres psychiques. La névrose donne lieu tantôt à des déterminations motrices, tantôt à des déterminations intellectuelles. Ainsi, les divers modes d'activité de l'encéphale, semblables aux forces physiques qui régissent la matière, paraissent changer de forme et se substituer les uns aux autres avec une facilité véritablement merveilleuse, et les excitations morbides ne paraissent pas avoir un bien long trajet à parcourir pour se transporter d'un centre sensitif ou moteur sur un centre intellectuel, et réciproquement. En un mot, la solidarité des actions cérébrales est une des vérités les mieux démontrées en psychiatrie.

Cette substitution de l'accès psychique impulsif à l'accès épileptique commun est donc évidente; elle montre comment ces deux modalités naissent d'une cause identique. Seule, leur manifestation différente dépend de la nature des centres nerveux, qui pousse à une action désordonnée. Et nous voyons poindre ici, une fois de plus, l'aptitude spéciale de certaines cellules à vibrer sous l'influence de causes qui, normalement, ne les devraient point agiter. Si le psychisme se substitue aussi facilement dans certains cas à la motricité, c'est qu'il y a pour ainsi dire appel fait par les centres psychiques à la cause morbide. Grâce à leur prédisposition spéciale, dont il faut aller chercher la source dans les mystères de l'hérédité, et de l'hérédité nerveuse, de l'hérédité psychique, ces centres sont aptes à réagir pour leur propre compte dès que l'occasion s'en présentera.

*Si donc l'épileptique en général a son neurone cérébral en état de faiblesse irritable par prédisposition héréditaire, l'épileptique psychique, lui, a son neurone cérébral psychique placé en état d'instabilité par une prédisposition héréditaire plus spéciale.*

Nous avons déjà mentionné ce fait dans notre esquisse sur l'hérédité épileptique.

B. *Théorie de l'état cérébral.* — Certains auteurs, prenant la contre-partie de la théorie qui précède, et trouvant que l'on était trop porté à attribuer à l'épilepsie tous les troubles mentaux que l'on observe chez un épileptique, arrivent à considérer les troubles vésaniques des épileptiques comme des éléments surajoutés à la névrose comitiale, et indépendants de celle-ci. Certes on doit reconnaître avec Magnan qu'un malade atteint d'épilepsie peut être en même temps un alcoolique, ou un délirant chronique, et que, chez ce malade, l'épilepsie, l'alcoolisme et la vésanie souvent marchent de pair, se côtoyant et restant complétement distinctes. Cette vue synthétique a permis de résoudre les points les plus obscurs de l'aliénation mentale. Mais si l'on tombait dans un excès en attribuant à la seule épilepsie tous les troubles psychologiques de l'épileptique, c'est tomber dans un excès opposé que de vouloir tout interpréter par les éléments surajoutés.

C'est ainsi que Respaut, dans une thèse d'ailleurs remarquable, soutient, à tort nous semble-t-il, que l'on a attribué à l'épilepsie, dont le caractère essentiel est l'*inconscience*, un délire alcoolique *conscient*, un délire de persécution *conscient*, une impulsion *consciente*, et qu'on n'a pas vu qu'un malade pouvait être à la fois épileptique et alcoolique, épileptique et délirant chronique, épileptique et appartenir en même temps à la grande classe des dégénérés de Morel. Magnan lui-même tendrait à attribuer à la dégénérescence mentale concomitante de l'épilepsie toutes les variabilités de la conscience dans les formes psychiques de cette névrose. Or, si l'on se rapporte à notre étude des états de conscience chez les épileptiques, on voit le mal fondé de cette opinion excessive. L'épilepsie est parfaitement compatible avec le libre exercice de la conscience. Et nous nous permettrons d'émettre plus loin une théorie, exclusivement épileptique d'ailleurs, et susceptible cependant d'expliquer toutes les variations de la conscience au cours des états psycho-épileptiques purs.

Pour en revenir à la thèse soutenue par Respaut, nous admettrons avec lui que l'alcoolisme, un délire chronique concomitants peuvent expliquer certains cas de persistance de la conscience chez les épileptiques ; mais nous nous refusons à croire à l'absolutisme de l'inconscience dans l'épilepsie ; il est des états conscients exclusivement épileptiques, et la persistance de la conscience relève alors de conditions particulières que nous essaierons d'éclaircir plus loin.

Pour M. Respaut, l'ictus provoque bien le délire épileptique, mais c'est l'*état cérébral* de l'individu qui en fait tous les frais. Et, pour lui, « l'état cérébral est un état mental parfaitement indépendant de l'influence de l'épilepsie, et appartenant en propre à l'individu ». Qu'il soit normal ou pathologique, qu'il soit permanent ou transitoire et précédant de peu l'attaque, cet état psychique détermine la forme du délire auquel l'ictus épileptique donne lieu. On peut retrouver dans l'état psychique antérieur les éléments du délire épileptique, comme on y retrouve les éléments du rêve. L'ictus paralyse les centres les plus élevés; les centres inférieurs, restant seuls en activité, ne peuvent plus déterminer que des actes automatiques qui varient précisément suivant l'état cérébral antérieur. Alors, le malade, après le choc, tantôt poursuit une idée préexistante ou continue un acte commencé, met à exécution un projet récemment combiné ; tantôt, l'ictus ayant interrompu l'idée immédiatement préexistante ou l'acte commencé, le malade accomplit une action qui est, ou bien la répétition d'une action ancienne identique, ou bien l'exécution d'une idée antérieure. Le délire épileptique n'est, en somme, souvent que l'exécution automatique d'une idée préexistante ou normale ou pathologique ; il en résulte qu'on est tenté d'attribuer la volonté réfléchie de l'acte, qui semble en effet prémédité, à un malade qui aura agi sous le coup d'une impulsion trop rapide pour qu'aucun motif ait pu l'influencer. La gravité du délire varie, on le comprend, suivant que le sujet est sain d'esprit et qu'il n'a, par exemple, que des préoccupations professionnelles, ou que c'est un vésanique ordinairement sujet à des impulsions homicides ou suicides, ou un criminel d'habitude (Féré).

Ici nous tombons en partie d'accord avec M. Respaut. Souvent, en dehors de l'épilepsie, il existe des cas où la *forme* du délire s'explique par des conditions héréditaires ou acquises surajoutées à celui-ci. Mais il n'en est pas moins vrai que dans bien des cas l'épilepsie existe seule, et chez le sujet, et chez ses ascendants, pour expliquer les perturbations psychiques qu'il présente : impulsions et couleur du délire. Du reste, s'il faut expliquer l'impulsion de l'épileptique par l'alcoolisme du sujet ou de ses ascendants, la couleur du délire par d'autres conditions extrinsèques par rapport à l'épilepsie, les caractères spécifiques de celle-ci, cependant universellement reconnus, n'existent plus. L'épileptique n'est plus impulsif ; l'épileptique ne délire plus ; c'est l'alcoolique qu'il renferme, c'est le fou qui respire en lui, qui s'emportent et déraisonnent ; il n'y a plus de folie épileptique; il n'y a que l'alcoolisme, que le délire chronique à étudier dans leurs manifestations chez un individu atone, sans couleur propre, sans réaction personnelle, qui est obligé d'emprunter autour de lui ce qui pourra lui donner quelque relief.

On voit les conclusions extrêmes où entraîne la théorie de M. Respaut si on la prend au pied de la lettre. Or, tout ce que nous avons observé, mentionné, déduit jusqu'ici s'oppose à de telles conclusions. Aussi est-ce dans un sage milieu, dans un éclectisme pur de tout exclusivisme que nous devons aller chercher la vérité.

Certainement, l'épilepsie ne fait pas toujours tous les frais du délire épileptique ; il arrive à celui-ci de dépendre d'états particuliers, de tendances spéciales normales ou pathologiques qui lui prêtent leur couleur. Mais une chose reste acquise à l'épilepsie : c'est qu'elle peut créer de toutes pièces un délire à caractères nettement spécifiques, qui lui est propre et porte son cachet personnel.

Ainsi, le délire épileptique peut s'expliquer par la seule épilepsie, ou par des éléments mentaux surajoutés ; il est, d'autre part, toujours en relation de cause à effet avec l'ictus épileptique. Peut-on tenter de se faire une idée de son mécanisme de production ?

C) *Théorie personnelle. Epilepsie par irritation. Epilepsie par inhibition.*— Tous les faits, si bizarres en apparence, que nous venons d'étudier jusqu'ici, toutes les observations des auteurs s'accordent pour démontrer que des phénomènes moteurs, sensitifs, sensoriels, psychiques, peuvent se produire en dehors du contrôle de la conscience et de la volonté du sujet qui les présente. Tous ces faits convergent pour établir la possibilité d'une désagrégation des centres nerveux supérieurs présidant à l'idéation, à la perception ; en un mot, aux actes d'intellectualité supérieure.

Rien ne s'oppose donc à ce que l'on admette l'existence dans les centres corticaux de deux systèmes différents, ordinairement subordonnés l'un à l'autre, mais pouvant, dans certains cas, recouvrer, en tout ou en partie, un certain degré d'indépendance.

Tous les psychologues d'ailleurs, ainsi que les physiologistes et les psychiatres, sont unanimes à reconnaître leur existence. Hughlings Jackson, le premier, a admis leur réalité pour tenter d'expliquer les phénomènes de l'épilepsie. Il les divise en centres corticaux supérieurs et centres corticaux inférieurs, établissant entre eux une sorte de hiérarchie, expression d'une véritable aristocratie fonctionnelle.

Nous distinguerons donc dans les centres nerveux corticaux *deux systèmes fonctionnels*, l'un inférieur, l'autre supérieur :

1° Le *système fonctionnel inférieur* comprend quatre zones fonctionnelles distinctes, qui, malgré leur indépendance réciproque, présentent de nombreuses connexions. Ces zones fonctionnelles inférieures sont les suivantes :

Zone motrice ;

Zone sensitive ;

Zone sensorielle ;

Zone psychique.

Elles ont un caractère commun, qui est la *tendance à l'activité spontanée*, l'*automatisme* en un mot.

Livrées à elles-mêmes, ces zones fonctionnelles entrent immédiatement en jeu et donnent lieu à des expressions phénoménales en rapport avec leur fonctionnalité propre, avec leurs tendances réactionnelles spécifiques.

Ce sont les centres inférieurs d'Hughlings Jackson; elles répondent encore à ce que M. le professeur Grasset a désigné sous le nom de *polygone cortical* ou de *polygone de l'automatisme*, en employant d'ailleurs un mode de groupement différent du nôtre.

La tendance à l'activité spontanée de ces zones fonctionnelles inférieures doit être soumise à un système de régulation, à un système frénateur destiné à s'opposer au gaspillage désordonné de ces divers ordres d'énergie. Ce frein, cet appareil de réglage est constitué par le second système fonctionnel.

2° Le *système fonctionnel supérieur*, c'est le MOI. C'est un centre fait de perception, de conscience et de volonté. Comme tel, il s'oppose à l'exercice déréglé des fonctions des centres inférieurs, soumis à son contrôle et à sa haute direction. C'est, en un mot, un centre d'inhibition et de régulation. C'est le seul véritablement autonome.

Il répond aux centres supérieurs d'Hughlings Jackson ; d'autres l'ont appelé centre de la volition ; ce n'est autre chose que le centre modéro-moteur de Fournier, le centre O de Grasset.

Nous admettons donc que les centres nerveux supérieurs corticaux résultent de la coalescence de deux systèmes fonctionnels, l'un inférieur, l'autre supérieur, à tendances diamétralement opposées, en perpétuel état d'action et de réaction réciproques. L'un tend constamment à agir spontanément ; l'autre réfrène ces tendances, s'oppose à cette activité, la règle, établissant ainsi l'harmonie. Il y a donc une lutte constante entre ces deux systèmes, qui a pour résultat de créer une sorte de balancement fonctionnel, déterminant l'équilibre nécessaire à l'exercice normal des facultés mentales.

Mais cet équilibre si difficilement obtenu peut, dans des circonstances favorables, se trouver rompu, l'harmonie détruite. Deux mécanismes différents peuvent amener ce même résultat.

*a*) Supposons qu'une cause quelconque vienne *exagérer la tendance à l'activité*, qui caractérise les diverses zones fonctionnelles du système inférieur. Cette cause sera une irritation quelconque, sur la nature de laquelle nous n'avons à émettre aucune hypothèse.

Cette irritation aura pour résultat, à un moment donné, d'exagérer tellement la tendance à l'activité de tout ou partie du système inférieur que cette activité enfreindra les ordres du système supérieur, et se manifestera spontanément, malgré le centre supérieur. Celui-ci sera conscient, mais impuissant.

On conçoit donc *la possibilité de manifestations spontanées, automatiques des centres inférieurs coïncidant avec l'intégrité fonctionnelle des centres supérieurs, avec la persistance de la conscience.*

Ce que nous disons là trouve son application dans les épilepsies dites Jacksonniennes, où une épine irritante quelconque (lésion cérébrale, tumeur, exostose, esquille, etc...) excite un point déterminé de l'écorce cérébrale. Ce point a sa spontanéité accrue et il la manifeste malgré les centres supérieurs. Or, il est un fait reconnu de tout le monde, c'est que l'épilepsie partielle, l'épilepsie Jacksonnienne, ne s'accompagne presque jamais de perte de connaissance ; celle-ci ne survient que lorsque les convulsions se généralisent, lorsque l'irritation, d'abord localisée, s'est diffusée au point de brutaliser tellement les centres supérieurs que l'action de ceux-ci est momentanément suspendue. Il n'en est pas moins vrai, que, d'une façon générale, le Jacksonnien assiste à sa crise. Or ce qui se passe dans le domaine moteur se passe aussi dans le domaine sensitif et dans le domaine sensoriel.

Pourquoi ne pas admettre pour le domaine psychique ce que nous avons admis, ce que l'on reconnaît pour les sphères motrices, sensitives, sensorielles ? Pourquoi ne pas admettre qu'une irritation portée sur la zone fonctionnelle psychique inférieure peut mettre en jeu l'activité de celle-ci en dépit de l'action inhibitoire du centre psychique supérieur ? Pourquoi ne pas admettre la possibilité d'un trouble psychique involontaire mais conscient ?

La voilà donc, tirée de toutes pièces de l'épilepsie, et ne relevant que d'elle, l'explication de l'*existence de perturbations psychiques conscientes mais involontaires*, au cours de la névrose comitiale. Elle est toute hypothétique, mais elle repose sur des bases admises de tout le monde, sur des faits certains, reconnus véridiques, sur des analogies frappantes, sur un mécanisme général applicable à tous les cas.

Les considérations précédentes nous autorisent donc à créer

ungroupe particulier d'épilepsie, dans lequel les manifestations de la névrose relèvent d'un mécanisme spécial. L'existence de ce groupe est entièrement basée sur la physiologie pathologique, ou la psychologie pathologique, comme on voudra, et ne présume en rien de la pathogénie, c'est-à-dire de la nature de la cause. On peut donc admettre une épilepsie liée à une irritation des zones d'activité fonctionnelle inférieures, ou pour être plus bref, une *épilepsie par irritation*.

Cette épilepsie par irritation marche de pair avec la *conservation de la conscience*.

*b*) L'équilibre, dans le cas précédent, était rompu par exagération de l'activité fonctionnelle des centres inférieurs. Un mécanisme opposé peut donner lieu au même résultat.

Supposons qu'une cause quelconque vienne *supprimer l'action inhibitoire* exercée par le système régulateur supérieur sur les diverses zones fonctionnelles du système inférieur. L'activité de celles-ci est mise en liberté et peut s'exercer sans aucun contrôle. L'automatisme des centres inférieurs peut se donner libre jeu.

Mais la suppression de l'action régulatrice du centre supérieur ne va pas sans une atteinte profonde à celui-ci. Cette atteinte a pour résultat la suppression momentanée des fonctions de ce centre. La fonction d'inhibition, la conscience et la volonté ont simultanément disparu, livrant à eux-mêmes les centres inférieurs.

Nous avons alors des manifestations spontanées, automatiques, coordonnées ou non, qui constituent l'attaque d'épilepsie, attaque qui se produit ici en l'absence de toute conscience et de toute volonté.

La suppression de ce centre supérieur est totale ou partielle.

Si elle est *totale*, il s'ensuit un déchaînement général chaotique, désordonné, de toutes les activités inférieures. C'est l'épilepsie générale, l'épilepsie à grand orchestre de Féré.

Si elle est *partielle*, elle peut porter sur une seule ou sur plusieurs des zones fonctionnelles inférieures. L'inhibition ne sera supprimée que pour la sphère motrice, ou la sphère sensitive, ou la sphère sensorielle, ou la sphère psychique, ou pour deux d'entre elles, ou pour davantage, les autres restant intactes. Si la suppression de l'inhibition supérieure correspond notamment à la zone psychique inférieure, on aura des manifestations psychiques absolument involontaires et inconscientes, tandis que les manifestations motrices, etc... continueront de l'être. Mais ces zones fonctionnelles sont si étroitement liées entre elles que des manifestations de ce genre, possibles en théorie, n'existent jamais dans la réalité.

*Nous concevons donc l'existence de manifestations spontanées, automatiques, des centres inférieurs, coïncidant avec la suppression fonctionnelle des centres supérieurs, c'est-à-dire avec l'absence de la conscience et de la volonté.*

On peut donc expliquer par ce mécanisme l'*existence de perturbations psychiques d'essence épileptique*, *mais perturbations inconscientes et involontaires.*

A côté du groupe physio-pathologique de l'*épilepsie par irritation* que nous avons créé tout à l'heure, on peut donc placer un groupe dans lequel l'épilepsie est liée à la suppression, à l'inhibition des centres fonctionnels supérieurs régulateurs, conscients, volontaires, inhibiteurs eux-mêmes. Nous l'appellerons par abréviation *l'épilepsie par inhibition.*

Cette épilepsie par inhibition marche de pair avec la *suppression de la conscience*.

*c*) Notre hypothèse explique donc la conservation possible de la conscience, aussi bien que sa disparition au cours des paroxysmes épileptiques de quelque ordre qu'ils soient. Elle s'applique donc en particulier aux paroxysmes psychiques.

Mais nous n'avons envisagé que des cas très tranchés, très nets, des extrêmes. Comment expliquer les états mixtes, toute la série des intermédiaires entre ces deux extrêmes, où il y a semi-conscience, avec ou sans amnésie ; toute la gamme des états hypnagogiques et crépusculaires ? C'est par des considérations analogues à celles auxquelles nous venons de nous livrer que l'on pourra facilement interpréter ces états.

Les deux mécanismes, irritation des centres inférieurs, inhibition des centres supérieurs, que nous avons considérés ici isolément, pourraient se combiner de diverses manières, s'associer en diverses proportions et donner lieu à toutes les combinaisons possibles, grâce auxquelles on pourra expliquer toutes les variations de la conscience et de la volonté. C'est ainsi qu'une demi-inhibition du système supérieur, ayant pour corollaire une demi-conscience, alliée ou non à une irritation des centres inférieurs, donnera des manifestations involontaires semi-conscientes.... Nous pourrions donner d'autres exemples, multiplier les cas particuliers, mais ce serait allonger inutilement une partie déjà bien longue de notre travail.

Ainsi, *les états subconscients s'expliquent par l'association des deux mécanismes précédents.*

Quant à l'*amnésie*, c'est un phénomène d'épuisement post-paroxystique, qui peut varier dans des proportions diverses, en raison directe de l'intensité du choc épileptique. Nous n'insistons pas davantage sur son mode de production.

Pour ce qui est du *délire*, nous nous sommes déjà suffisamment expliqué à son égard. Quelle que soit l'atteinte apportée par l'ictus aux centres nerveux, le délire se déroule dès que le tonus du neurone qui suffisait à l'enrayer est supprimé par la décharge épileptogène.

La théorie précédente, qui nous est personnelle, permet donc d'expliquer, en dehors de tout trouble pathologique surajouté à l'épilepsie, et la forme du délire, et les variations de la conscience au cours des états épileptiques. L'influence de ces troubles surajoutés existe certainement, mais il serait trop complexe d'examiner ce que devient le problème lorsque l'on y introduit ces nouvelles données.

Nous nous contenterons donc, pour le moment, de l'explication que nous venons de donner, qui, si elle ne répond pas à une réalité absolue, a, du moins, le mérite d'être satisfaisante. Il y aurait lieu, selon nous, de reprendre la question de l'épilepsie larvée, de l'épilepsie psychique en particulier en partant de ces données, et, sans nul doute, on parviendrait à l'éclaircir en partie. Mais il faudrait pour cela reprendre des observations complètes, bien rédigées, les comparer entre elles ; or, la plupart sont tronquées, résumées, ne mentionnent pas certaines données importantes, à côté de détails insignifiants consignés tout au long. Il faut donc quelques matériaux nouveaux.

Il serait intéressant, en outre, de déterminer quelles causes peuvent agir comme irritantes du système fonctionnel inférieur, quelles autres comme inhibitrices du système fonctionnel supérieur, si les mêmes causes ne peuvent pas, suivant le cas, se traduire par ces deux ordres d'effets si différents en apparence, et s'il n'y aurait pas lieu alors de rechercher une prédisposition spéciale de l'un ou l'autre de ces systèmes, facilitant l'action de ces causes ? J'ai cru remarquer, par exemple, que dans beaucoup d'observations, où on avait mentionné un choc sur la tête, il y avait conservation partielle ou totale de la conscience. Ceci serait à rapprocher des cas de tumeur, de syphilis, où la conscience est en général conservée. Il y aurait dans ces cas épilepsie par irritation. On le voit, le problème est complexe mais captivant. Sa solution nécessite de nouvelles recherches. L'avenir nous les donnera.

Peut-être faut-il abandonner ces théories toutes métaphysiques et aller demander à la simple physiologie l'explication de faits aussi déroutants. En effet, si les modalités de la conscience peuvent s'expliquer par l'hypothèse que nous venons de soumettre, nous reconnaissons que le délire est bien plus difficile à interpréter par le même moyen, pour ne pas dire impossible.

Dès lors, la conservation partielle de la conscience, cette sub-conscience qui permet à l'épileptique larvé de percevoir, d'agir, de se conduire, ne serait-elle pas liée au fonctionnement de ce que Flourens, Vulpian, appelaient le *sensorium commune?* Ce serait un centre d'élaboration perceptive rudimentaire ; peu importe sa place ; peu importe que ce soit un centre dit supérieur ou dit inférieur ; il n'en existe pas moins et est là pour nous expliquer la conservation partielle de la conscience.

Quand au délire, il est le résultat d'un fonctionnement anormal de la cellule nerveuse centrale. Ici encore, il semble que la localisation à outrance doive être rejetée, pour expliquer certains faits, et celui-ci en particulier. Les actes intellectuels supérieurs sont et tendent de plus en plus à être considérés comme des actes d'une inouïe complexité, mais comme des réflexes. Au lieu de supposer une division du travail poussée à ses dernières limites, comme on a tendance à le faire pour les cellules cérébrales, préposant les unes à la mémoire, les autres à l'idéation, les autres à l'expression de l'idéation, ne serait-il pas plus plausible de considérer le neurone cortical comme un petit organisme à fonctions multiples ? Le même amas protoplasmique serait apte à percevoir aussi bien qu'à se laisser modeler par le souvenir ; mais à côté de cette fonction il serait capable de donner naissance directement à des idées en rapport avec sa fonction de mémoire, ou même étrangères à celle-ci, il serait capable de devenir un centre idéo-moteur. Et l'on conçoit que si quelque cause perturbatrice vient à ébranler ce petit organisme autonome, les fonctions de perception ou de mémoire pourront être affectées dans des proportions diverses, les fonctions d'idéation l'étant elles-mêmes. On peut alors comprendre toutes les modifications que pourront subir l'état de conscience, la conservation du souvenir, la production des idées au cours d'un pareil déséquilibre ; et on pourra assister à un délire conscient ou non, avec ou sans conservation du souvenir, avec ou sans actes adéquats au délire (à cause des innombrables réflexes nés dans le centre malade et irradiés dans toutes les directions cellulaires).

C'est peut-être là ce qui se produit en dernière analyse au cours du psychisme épileptique.

Ce n'est encore là qu'une hypothèse, mais elle a le mérite d'être plus physiologique que celle que nous avons déjà proposée

---

# TROISIÈME PARTIE

## DIAGNOSTIC. — MÉDECINE LÉGALE

---

# CHAPITRE PREMIER

## DIAGNOSTIC

SOMMAIRE. — Conditions du problème. — Méthodes générales.

I. *Méthode subjective.* — Diagnostic classique (paralysie générale ; alcoolisme ; hystérie ; somnambulisme ; dégénérescence ; vésanies ; manie transitoire).

II. *Méthode objective.* — Eléments caractérisant le paroxysme (modifications des échanges organiques ; toxicité urinaire ; température). — Eléments caractérisant la névrose (hypotoxicité urinaire). — Emploi de la méthode (démonstration de l'équivalence ; démonstration de la névrose).

III. *Applications.* — 1. Cas positifs. — 2. Cas négatifs.

*Généralités.* — Le nœud de la question de l'épilepsie larvée est dans la solution du problème du diagnostic. Longtemps insoupçonné, il était *a fortiori* resté irrésolu, et ce n'est que grâce à la hardiesse des conceptions de quelques cliniciens qu'il a pu être abordé avec bonheur et recevoir en partie la solution qu'il méritait.

La folie instinctive, le délire impulsif, la folie instantanée, la manie périodique, la folie suicide ou homicide, etc.., pour ne parler que des équivalents psychiques, ont été pendant longtemps décrits à part, comme des entités morbides isolées, très isolées même, puisque les aliénistes sentaient toute la peine qu'ils avaient à définir et à arrêter leurs affinités. Il a fallu longtemps pour que la lumière ait enfin été faite sur ces formes, pour qu'on ait reconnu qu'elles offraient les traits principaux que nous connaissons à l'épilepsie sans attaques, qu'elles rentraient en un mot complètement dans le cadre de l'épilepsie à type larvé.

Si le problème du diagnostic est capital pour classer avec exactitude certains types morbides et déterminer à coup sûr leur nature, il n'est pas moins important, au point de vue de la médecine légale, pour établir le degré de responsabilité des auteurs de certains actes criminels ou délictueux. Importance clinique, importance médicale légale, telles sont les caractéristiques de la diagnose de l'épilepsie larvée. Et on voit ici immédiatement que tous nos efforts doivent se concentrer sur les formes de cette névrose qui ont des conséquences sociales graves, c'est-à-dire sur l'épilepsie psychique. Aussi est-ce surtout cette dernière que nous aurons en vue dans ce chapitre, tout en reconnaissant que les méthodes générales que nous allons lui appliquer s'adaptent également aux formes sensorielles, sensitives et motrices et doivent de la même façon permettre d'établir le diagnostic de celles-ci.

*Conditions du problème.* — Ce problème du diagnostic de l'épilepsie larvée peut se poser dans deux circonstances légèrement différentes : ou bien il s'agit d'épilepsie larvée pure, sans le moindre accident convulsif dans le passé, le présent ou l'avenir pour en faciliter la solution ; ou bien il s'agit d'épilepsie larvée combinée, c'est-à-dire d'une forme jugée par la coexistence d'attaques convulsives. Dans ce dernier cas, le problème est d'emblée en partie résolu. On sait que le sujet est un épileptique. Mais ici se pose une question plus difficile à élucider. Cet épileptique présente de temps à autre des accidents anormaux, paroxystiques, alternant avec ses crises convulsives et paraissant les remplacer. Eh bien ! ces accidents anormaux sont-ils des troubles quelconques, des éléments surajoutés à l'épilepsie, ayant leur raison d'être en dehors de celle-ci, ou sont-ce des troubles tributaires de la névrose sacrée, des manifestations épileptiques ; sont-ce en un mot des équivalents épileptiques ? Ainsi, lors même qu'un sujet est un épileptique avéré, s'il présente des troubles morbides particuliers, il ne s'ensuit pas nécessairement que ceux-ci soient de nature épileptique. Et lorsqu'on avance une pareille hypothèse, lorsqu'on assure que ce sont des équivalents épileptiques, on doit être en mesure de le prouver.

Donc, chez un sujet dont l'épilepsie est reconnue, il *faut juger la valeur d'équivalence de certains troubles.* Nous verrons tout à l'heure comment y parvenir.

Dans le premier cas, lorsqu'il s'agit d'épilepsie larvée pure, c'est-à-dire de manifestations dont rien ne vient déceler la nature, le problème est un peu plus compliqué. Le problème de nature se pose immédiatement. Les troubles que l'on observe, qu'ils soient psychiques, sensoriels, sensitifs, moteurs, expriment-ils une névrose, expriment-ils l'épilepsie chez le sujet qui les présente ? Sont-ils de nature épileptique ? Ou plus simplement, un sujet qui ne présente que ces troubles doit-il être considéré comme un épileptique ? Ainsi, *il faut dans ce cas commencer par chercher à démontrer l'épilepsie du sujet.*

Ce point une fois établi, et nous verrons plus bas comment on peut prétendre y arriver, on se trouve à peu près dans les mêmes conditions que dans le cas précédent. On a en face de soi un sujet qui est un épileptique et qui présente des manifestations périodiques anormales. Ces troubles relèvent-ils d'une vésanie surajoutée, associée, coexistant avec l'épilepsie ou relèvent-ils de l'épilepsie ? Quand on les observe, peut-on dire, sans crainte d'erreur, que l'on assiste à une attaque d'épilepsie, attaque toutefois anormale ? Peut-on certifier que ce sont des équivalents épileptiques, peut-on prouver cette assertion? Il *faut donc ici faire la preuve, la démonstration de l'équivalence de certains symptômes.*

Par conséquent, on peut dire que d'une façon générale le diagnostic de toute épilepsie larvée doit comprendre deux étapes successives :

1° Démonstration de l'épilepsie;

2° Démonstration de l'équivalence.

Par quelles voies peut-on arriver à cette double démonstration?

1° Il y a deux moyens de *démontrer l'épilepsie* d'un sujet, en dehors des cas, bien entendu, où il existe des troubles assez caractéristiques.

Le premier, le plus sûr, comprend la recherche d'un certain nombre de stigmates, c'est-à-dire de caractères ineffaçables, spécifiques, *objectifs*, non soumis à des variations individuelles, échappant à la volonté du sujet, dont l'existence suffit à démontrer avec certitude, en dehors de tout autre signe, que le sujet qui les présente est atteint d'épilepsie. Par son intermédiaire, on fait une *démonstration directe* de l'épilepsie.

Le second consiste à étudier, non plus des stigmates indélébiles, mais les symptômes eux-mêmes, et à remonter de ceux-ci à l'épilepsie. Autrement dit, on étudie les caractères présentés par les manifestations, on raisonne par analogie, on cherche à les rapprocher des manifestations analogues rencontrées dans l'épilepsie vraie, et on en conclut que les troubles observés pourraient être de nature épileptique, pourraient être des équivalents épileptiques. Alors, si le sujet présente des troubles équivalant à une attaque d'épilepsie, c'est qu'il est épileptique. C'est donc une *méthode essentiellement indirecte,* dans laquelle on démontre l'épilepsie par l'équivalence. On peut donc démontrer l'épilepsie de deux manières : directement, par la recherche des stigmates ; indirectement, par l'étude des symptômes, des équivalents.

2° Pour *étudier les équivalents* eux-mêmes, on peut procéder de deux façons différentes : ou bien, comme nous le disions plus haut, en étudiant les seules manifestations symptomatiques extérieures, en se bornant à l'examen des *troubles subjectifs*, en les comparant aux troubles analogues des épileptiques vrais, en raisonnant par analogie, et en inférant que ces troubles peuvent représenter une attaque d'épilepsie ; ou bien en recherchant des modifications plus intimes de l'organisme, des *troubles exclusivement objectifs* provoqués par l'attaque d'épilepsie, et en constatant, au cours de paroxysmes douteux, les mêmes modifications objectives qui caractérisent le paroxysme épileptique franc.

On peut donc démontrer l'équivalence de deux façons : par la recherche de troubles subjectifs soumis à la simulation ; par la recherche de troubles objectifs caractéristiques, échappant à la simulation.

En résumé, deux grandes méthodes, méthode subjective, méthode objective, s'offrent à nous pour l'étude de l'épilepsie larvée. Susceptibles d'être employées isolément et de donner chacune des renseignements précieux, elles sont surtout utiles par la combinaison de leur emploi, qui revêt toute l'importance d'un contrôle rigoureux, les résultats fournis par l'une venant corroborer ceux fournis par l'autre.

La *méthode subjective*, méthode clinique par excellence, est une méthode indirecte, une méthode analytique, mais toute d'induction ; elle ne permet jamais qu'une *démonstration indirecte* de l'épilepsie ; elle base ses appréciations sur l'étude d'éléments communs à l'épilepsie et à d'autres formes morbides, ce qui rend le diagnostic différentiel plus malaisé et plus incertain ; il lui est, en outre, fort difficile de dépister la simulation, car les symptômes qu'elle analyse se prêtent admirablement à celle-ci, même pour l'épilepsie convulsive. C'est une *méthode de probabilité*.

La *méthode objective*, la seule véritablement scientifique, est une méthode directe, une méthode analytique, mais toute de déduction, celle-ci. Elle permet une *démonstration directe de l'épilepsie*, car elle base ses appréciations sur l'étude d'éléments spéciaux à l'épilepsie, de caractères pour ainsi dire spécifiques, dont la constatation ne laisse en général subsister aucun doute ; il lui est, en outre, facile de dépister la simulation, car les caractères qu'elle recherche sont absolument réfractaires à celle-ci, indépendants qu'ils sont de la volonté et de l'intervention du sujet. C'est une *méthode de certitude*. Nous allons étudier rapidement ces deux méthodes.

I. Méthode subjective. — N'oublions pas que c'est une méthode essentiellement indirecte, établissant l'épilepsie par l'équivalence, et démontrant cette dernière par des considérations toutes cliniques. Les principaux éléments sur lesquels elle porte ses investigations sont : les actes eux-mêmes, dont elle analyse les caractères, et le malade, dont elle recherche d'abord les antécédents personnels, c'est-à-dire les troubles morbides antérieurs, puis les antécédents héréditaires que l'on reconstitue par un interrogatoire portant, soit sur l'histoire de la parenté du sujet, soit sur les troubles présentés par celui-ci et pouvant traduire une prédisposition. Autrement dit, elle étudie : 1° les troubles morbides actuels ; 2° les troubles morbides antécédents et la prédisposition (modifications du caractère, etc.) ; 3° l'hérédité du sujet.

Or, nous avons déjà vu que pas un des éléments tirés de ces trois groupes, pris isolément, n'était constant et pathognomonique. Nous avons vu qu'ils pouvaient faire complètement défaut même chez des épileptiques avérés. Nous savons que des aliénés ordinaires, non épileptiques, sont capables de commettre des actes dans lesquels on retrouve les signes réputés caractéristiques des épileptiques ; ainsi l'idiot frappe souvent sans motif plausible ; le paralytique général et le maniaque attaquent sans préméditation ; le mélancolique assassine sous l'influence d'impulsions inexplicables et le plus souvent sans chercher à se soustraire par la fuite à l'action de la justice. Il n'y a pas en un mot de *stigmates juridiques* des actes violents ou criminels des épileptiques.

La *prédisposition* du sujet, ainsi que le caractère épileptique, ont bien, comme les actes, quelques traits particuliers ; mais que sont ces derniers à côté des innombrables traits communs qu'ils présentent avec une foule d'autres prédispositions ? Ce caractère instable, irritable, bizarre, capricieux, tout fait de déséquilibre, comprend-il d'autres éléments que celui des dégénérés, qui sont des prédisposés par excellence, presque des aliénés, des *frontiéristes* en tout cas.

Et dans l'*hérédité* elle-même, quels éléments véritablement spécifiques peut-on trouver ? L'alcoolique peut donner aussi bien l'idiot végétatif, l'hystérique halluciné, un aliéné quelconque qu'un épileptique ordinaire ou l'épileptique à délire incohérent et furieux ; l'hystérique donnera indifféremment des hystériques, des aliénés, des épileptiques ; l'aliéné fournira dans sa descendance des aliénations névroses à délire généralisé, mais on y observera la manie, la lypémanie, la folie circulaire, la folie psycho-sensorielle, aussi fréquemment que la folie épileptique ; l'épileptique lui-même fera souche d'individus normaux, aussi bien que d'épileptiques ou d'aliénés. On voit donc que si l'épileptique a une hérédité particulière, faite d'hérédité mentale, d'hérédité nerveuse ou d'hérédité alcoolique, ou de la combinaison de celles-ci, pas un de ces facteurs n'est spécial à l'épilepsie.

Aucun des caractères présentés par ces trois ordres d'éléments : les actes, la prédisposition, l'hérédité, n'est donc véritablement pathognomonique, exclusivement réservé à l'épilepsie.

Cependant, considérés dans leur ensemble, dans leur juxtaposition, ils fournissent une somme considérable de données convergentes, concordant toutes pour affermir les convictions les plus ébranlées ; ils forment un *syndrome subjectif* d'une valeur considérable, puisque lui seul a permis à Morel d'affirmer l'identité de nature de l'épilepsie et des troubles qu'il étudiait avec ces seules données. Seul, ce syndrome subjectif a présidé à la conception de l'épilepsie larvée, qui ne s'en est pas moins dégagée dans toute sa réalité, qui ne s'en est pas affirmée avec moins de certitude. Mais si convaincantes que soient les preuves apportées par cette méthode, elles n'en laissent pas moins subsister le doute dans maintes circonstances délicates, où l'on hésite à se prononcer faute de données plus certaines. Avant d'aborder l'étude de ces dernières, il sera donc utile d'indiquer quelques-uns des caractères différentiels qui pourront faire rapporter certains actes à l'épilepsie plutôt qu'à des vésanies quelconques.

1. — Beaucoup des symptômes attribués à l'épilepsie larvée peuvent se rapporter à la période prodromique de certaines *paralysies générales*, de celles notamment que l'on peut appeler : à longue incubation. Falret a souvent observé, au début de la paralysie générale, des symptômes intellectuels analogues à ceux qu'on retrouve dans l'épilepsie. Il n'est pas même jusqu'à l'accès convulsif qui semblerait devoir juger l'affection dans le sens épileptique, qui ne confirme, au contraire, le diagnostic de paralysie générale. Ce n'est pas seulement, comme on l'a cru longtemps, dans la période ultime de cette dernière affection que l'on observe ces accès sub-intrants auxquels on a donné le nom d'attaques épileptiformes, et qui ne sont, à proprement parler, que de véritables accès d'épilepsie symptomatique. C'est également au début de cette même paralysie

générale, dans sa période prodromique, plusieurs années même avant l'apparition des symptômes que l'on peut appeler pathognomoniques, et sous forme d'accès isolés ayant tous les caractères de l'accès d'épilepsie idiopathique, qu'on observe des attaques épileptiques (Falret).

La confusion est si aisée à cette période, que Morel lui-même, appelé en Allemagne pour se prononcer dans une affaire retentissante, l'affaire du comte Chorinski, posa le diagnostic d'épilepsie larvée là où son collègue bavarois, le docteur Meyer, affirmait celui de paralysie générale, qui fut d'ailleurs confirmé dans la suite par les événements. C'est ainsi que, dans le début de la paralysie générale, des hommes, jusque-là chastes, se livrent à des actes honteux. La tendance au vol est une aberration assez fréquente chez eux ; on retrouve même des phases d'irritation, avec impulsions dangereuses. Tout récemment, M. Berger a publié des observations vraiment curieuses d'accès de vagabondage chez des individus atteints de paralysie générale ; accès qui surviennent surtout à la période prodromique, et dont la connaissance peut, à l'occasion, permettre d'établir un diagnostic précoce ; mais les caractères d'incohérence qui marquent les actes des paralytiques, la semi-conscience qui persiste au moins à cette période, empêchent qu'il puisse y avoir confusion avec les impulsions des épileptiques. L'impulsion, en outre, n'a pas la soudaineté de l'épilepsie : avant d'accomplir son crime, le paralytique général avait déjà niaisement manifesté son intention ; il avait pu donner l'éveil ; il se rappelle, en outre, son méfait ; il expose volontiers, soit avec ostentation, soit avec indifférence, les circonstances qui ont accompagné son exploit. Mais on observe des idées de satisfaction, peu communes chez l'épileptique, une perte précoce de la mémoire et du raisonnement, qui ne survient pas aussi rapidement dans l'épilepsie ; entre ses accès, le paralytique général a perdu sa lucidité d'esprit, il ne raisonne jamais convenablement, tandis que l'épileptique jouit de toutes ses facultés ; chez le paralytique, il y a, en un mot, des troubles psychiques persistants, avec paroxysmes, tandis qu'ils sont passagers, transitoires, chez l'épileptique. Enfin, l'embarras de la parole, l'inégalité pupillaire, pourront servir à établir plus complètement le diagnostic.

2. — Très souvent l'*alcoolisme* produit des manifestations analogues à celles de l'épilepsie larvée. Souvent on a attribué à l'alcoolisme des faits qui ne relèvent que de l'épilepsie larvée ; et ceci, parce que le sujet avait bu un peu avant de présenter les troubles observés. Or, nous avons déjà signalé la susceptibilité toute spéciale des épileptiques vis-à-vis de l'alcool ; la moindre quantité de celui-ci suffit à favoriser la production du paroxysme, que l'on est alors tenté d'attribuer en entier à l'alcool. Mais souvent aussi l'alcoolisme donne naissance à des manifestations que l'on peut aisément confondre avec l'épilepsie larvée. Le délire alcoolique présente des hallucinations terrifiantes aussi bien que la manie épileptique. Mais habituellement le délire alcoolique est plus prolongé et ne se termine pas de la même manière que le délire épileptique ; les hallucinations y affectent surtout la vue, et le malade voit des animaux bizarres, des monstres effrayants, des hommes menaçants, genre de visions qui n'existe pas dans l'épilepsie, où c'est l'ouïe qui est le plus souvent affectée. D'ailleurs, l'apparition antérieure de tous les symptômes de l'intoxication chronique, les tremblements, les crampes, la dyspepsie, l'hyperesthésie, permettent de faire le diagnostic entre l'épilepsie et l'alcoolisme.

Enfin, on rencontre dans l'alcoolisme aigu, à l'occasion ou même en dehors de l'ébriété, des délires très aigus, connus des anciens sous le nom de *mania ebriorum*, des formes de folie transitoire de nature impulsive, dues à l'intoxication alcoolique, et dont le diagnostic, par rapport au délire de l'épileptique, peut présenter de réelles difficultés. Cette sorte de folie transitoire alcoolique débute assez brusquement ; les malades y sont pris d'impulsions subites, non motivées, principalement d'impulsions au suicide et à la violence ; après l'accès, ils tombent dans un état de prostration, de stupeur, d'hébétude, et finalement, ils reviennent à eux, n'ayant qu'un souvenir très confus des actes qu'ils ont pu commettre. Malgré les apparences sensiblement identiques de ce délire impulsif et des impulsions maniaques épileptiques, on pourra le reconnaître à ce fait que l'agitation du malade y est moins brutale que dans l'épilepsie, que l'impulsion y est moins brusque, moins entraînante ; en outre, il sera toujours possible d'apprendre que le malade a fait, à une époque voisine de l'accès impulsif, des excès de boisson. (V. Parant.)

3. — Les impulsions irrésistibles qui, dans certains cas, ressemblent le plus à celles des épileptiques sont celles des *hystériques,* notamment celles qui se présentent sous la forme de vagabondage, de fugues irrésistibles. Il est important de ne pas les confondre.

F. Voisin, Régis, Tissié, Géhin ont rassemblé les éléments de ce diagnostic différentiel. Dans l'épilepsie, l'entraînement est absolument automatique, tandis que dans l'hystérie, le sujet est véritablement en état de somnambulisme. L'amnésie de la fugue, bien que constante, n'est pas aussi profonde et aussi absolue que dans l'épilepsie, et des débris de la scène surnagent dans les souvenirs. En outre, chez l'hystérique, le *sommeil hypnotique* permet de faire revivre avec précision toutes les phases de l'accès de vagabondage ; à chaque nouvelle crise, il récupère le souvenir des accès antérieurs. Rien de tel chez l'épileptique, quoique Kowalewsky ait rapporté une observation où un épileptique, dans une seconde crise, se rappelait les actes commis dans la crise précédente.

En outre, chez l'hystérique, la crise est précédée d'un

certain nombre de prodromes, et se termine par un sommeil naturel ou par un retour tranquille à la raison ; chez l'épileptique, la crise survient brusquement et la terminaison de l'accès se fait avec stertor et avec une hébétude plus ou moins prolongée. Les actes de l'hystérique sont méthodiques et dans une coordination parfaite ; tandis que les épileptiques ne coordonnent pas leurs mouvements d'une manière aussi régulière. On les voit errer sans but, allant de droite et de gauche, s'emparant des objets qui sont à portée de leur main et renversant souvent personnes ou choses, tout ce qui leur fait obstacle. (V. Parant.)

Enfin, les *stigmates hystériques* permettent, le plus souvent, de différencier les deux névroses.

4. — Comme l'épilepsie, le *somnambulisme* naturel physiologique se manifeste par de l'automatisme ambulatoire. Inconscience, amnésie, rapprochent cet état de l'épilepsie. Mais la fixité du regard, l'anesthésie absolue, la pupille dilatée, l'absence de cette précipitation, de cette impulsion irrésistible que l'on observe dans les actes des épileptiques, seront de bons éléments de diagnostic. Il n'y a souvent pas solution de continuité entre l'état de veille et l'état second du somnambule, le malade achevant dans sa crise ce qu'il a commencé à l'état de veille ; il réalise automatiquement et avec calme, méthode, l'idée qu'il a conçue à l'état de veille. Ce passage progressif contraste avec l'apparition brusque, l'arrêt instantané de l'ictus épileptique.

5. — Les *dégénérés*, eux aussi, ont parfois des impulsions au vagabondage (dromomanie de Régis et Dubourdieu) ; mais, chez eux, l'inconscience, est tout à fait rare ; le souvenir des crises persiste et, en tout cas leur manière d'être, dans l'intervalle des crises, cst bien différente de celle des épileptiques ; à quelque moment qu'on les prenne, ils se montrent ce qu'ils sont réellement (V. Parant).

6. — Nous ne pouvons étudier en détail toutes les formes vésaniques qui peuvent à un moment donné se traduire par des manifestations rappelant celles de l'épilepsie larvée.

Le *persécuté* qui commet un crime l'a déjà fait prévoir par toutes ses protestations faites, en suivant une gamme hiérarchique, à toutes les autorités civiles et judiciaires.

Le *lypémaniaque* qui se suicide résiste longtemps, il hésite avant de passer à l'exécution de l'acte; il y a un état d'angoisse qui précède celui-ci. Enfin, dans tous ces cas, il y a conscience et conservation du souvenir.

Enfin nous avons vu que les troubles psycho-épileptiques peuvent se traduire par des impulsions se produisant au milieu de l'appareil de l'*excitation maniaque*. Le début brusque, les tendances agressives, violentes, la cessation le plus souvent soudaine après une durée relativement courte, la phase de stupeur et d'hébétude qui caractérisaient la manie épilepti que ne se retrouvent pas dans la manie aiguë, franche. Jamais l'agitation de l'épileptique n'est pure, nette, comme celle du maniaque ; jamais on n'y retrouve ce délire exubérant, expansif qui accompagne la manie. L'épileptique est au contraire sombre, farouche.

Enfin il est une forme d'excitation suraiguë, connue sous le nom de *manie transitoire*, si rare qu'elle a été niée par certains auteurs (Dagonet), que notre connaissance plus complète des états épileptiques et spécialement de l'épilepsie psychique doit fatalement faire un jour rentrer dans celle-ci (Lombroso). Cette forme vésanique est constituée par de courts accès psychomoteurs, qui brusquement éclatent comme un éclair dans un ciel serein (Schule). Elle est caractérisée par son apparition brutale au milieu de la santé la plus parfaite, par la tendance aux actions violentes contre les personnes ou les choses, par la brièveté de l'accès (2 à 24 heures), par la terminaison s'effectuant dans un sommeil de durée variable, par l'amnésie complète de l'accès, par l'absence fréquente de récidive (Venturi). Enfin Leidesdorf, Krafft-Ebing, Dagonet, Verga, Gonzalès, insistent sur ce fait qu'elle se développe chez un individu physiquement et psychiquement sain avant et après l'accès. Schwarzer voudrait même, pour la distinguer de la manie épileptique, se baser sur ce que la manie transitoire surviendrait chez des sujets ne présentant aucune hérédité. Mais des cas assez nombreux de répétition de cet accès soudain, d'autres où l'attaque de manie transitoire s'est prolongée pendant plusieurs jours (Berliner), joints à certains des caractères qui précèdent, plaident très suffisamment en faveur de la nature épileptique de cette forme.

Nous ne reviendrons pas à nouveau sur ce que nous avons déjà dit des vésanies, décrites sous les noms de manie homicide, folie impulsive, folie périodique : tous leurs caractères les confondent avec l'épilepsie larvée.

On voit que dans bien des cas on peut arriver à poser un diagnostic très probable par le moyen de la méthode subjective. La nature des actes, la répétition identique des accès, la similitude de leur évolution (soudaineté, violence, amnésie) sont des caractères très significatifs. On ne doit pas l'oublier, et c'est par leur étude que l'on doit commencer l'examen de tout malade que l'on suppose atteint d'épilepsie larvée. C'est avec juste raison que M. J. Falret disait : « Quand vous rencontrerez des actes isolés, violences, attentats à la pudeur, homicides, suicides, incendies, que rien ne semble avoir préparés, examinez attentivement et, si vous trouvez la perte de mémoire après l'accès terminé, la périodicité dans le retour des mêmes actes, la brièveté dans la durée, vous pourrez penser à une épilepsie larvée ».

Le syndrome subjectif constitue donc un tout homogène assez démonstratif pour fixer l'opinion et asseoir un bon diagnostic, avec beaucoup de chances de probabilité.

II. Méthode objective.— Abordons maintenant l'étude de la méthode véritablement scientifique, de la méthode directe, établissant l'existence de l'épilepsie par la recherche de modifications fonctionnelles constantes.

De tout temps, les observateurs ont senti la nécessité de baser la démonstration de l'épilepsie sur autre chose que sur les signes subjectifs soumis à tant de causes d'erreur, prêtant si facilement à la simulation. Depuis longtemps on a cherché à établir sa religion sur la névrose, sur des phénomènes objectifs, palpables en quelque sorte, échappant à l'influence de la volonté du malade, impossibles à simuler. On a cherché, en un mot, à substituer au syndrome subjectif un syndrome objectif, ayant des qualités de certitude presque absolues.

Nous ne rappellerons pas les diverses tentatives faites dans ce sens par une multitude d'observateurs ; citer tous leurs travaux serait une tâche considérable. Successivement Voisin appliquait le sphygmographe à l'étude de l'épilepsie ; l'état de la pupille était étudié par Landon Carter Gray, Musso, Browning, Bosc ; l'œil et la vision des épileptiques fournissaient d'intéressants mémoires entre les mains de Féré et Vignes, Ottolenghi, Knies, Pichon, Bickerton ; Donaggio, Féré, Roncoroni, Diettrich, faisaient l'ergographie ; Beewoor et Vassilieff étudiaient les réflexes tendineux ; Agostini, Lombroso, Albertoni, Tonnini, Venturi, étudiaient les modifications de la sensibilité générale ; Tanzi, Tonnini, Tamburini, trouvaient des modifications de l'équation personnelle ; Kowalewsky, Jolly, Schüchardt, Krantz, étudiaient les modifications du poids du corps.

Enfin, des recherches de la plus haute importance, tant au point de vue du diagnostic qu'au point de vue de l'éclaircissement de la pathogénie de l'épilepsie, donnaient des résultats dont nous allons maintenant parler. Un grand nombre portent sur les modifications imprimées à l'urine des malades par la névrose, modifications que l'on suppose résumer l'action de celle-ci. M. le professeur Mairet, Féré, Lépine, Haig, étudiaient tour à tour : l'élimination de l'acide phosphorique chez l'homme sain, l'aliéné, l'épileptique et l'hystérique (Mairet, 1884); l'acide phosphorique dans l'urine des épileptiques (Lépine, 1884); l'état des phosphates terreux et alcalins (Féré, 1891); l'excrétion de l'acide urique (Haig 1890) ; Voisin et Péron, l'albuminurie post-paroxystique, 1890. Ainsi, étudiait-on les modifications des échanges organiques produites par les attaques d'épilepsie.

L'attention se portait également sur les modifications de la toxicité de l'urine dans l'épilepsie. Deny et Chouppe, Féré, Voisin et Péron, Mairet et Bosc, Mairet et Vires, donnaient des résultats importants.

Enfin, Bourneville, Witkowski, Lemoine, Benedikt, Mairet et Bosc établissaient l'existence de modifications importantes de la température au cours des paroxysmes épileptiques.

Si nous reprenons toutes ces données en essayant de les coordonner, nous voyons qu'elles fournissent des renseignements précieux pour servir à démontrer, soit l'équivalence, soit l'épilepsie directement. Certains de ces résultats, en effet, concernent exclusivement l'attaque, la manifestation de la névrose ; certains autres s'adressent à la seule épilepsie, à la névrose, à la nature même de la maladie.

1. *Paroxysme.* — A la suite d'un paroxysme épileptique on constate des modifications dans les *échanges organiques*, dans la *toxicité de l'urine* et dans la *marche de la température générale.*

a) *Modifications des échanges organiques.* — D'une façon générale, le paroxysme augmente ces échanges ; l'azote et les phosphates éliminés par les urines sont augmentés.

*L'urée* est augmentée.

*Les phosphates* surtout sont en excès. Cette augmentation des phosphates porte sur les phosphates alcalins et sur les phosphates terreux, mais davantage sur ces derniers. Par suite, le rapport qui existe entre ces deux espèces de phosphates est modifié. Tandis qu'à la normale ce rapport est environ comme 33 est à 100, sous l'influence de l'attaque, il devient comme 50,60 est à 100 et même davantage (Mairet).

Pour J. Voisin, l'augmentation en masse de l'acide phosphorique à la suite des accès pourrait servir au diagnostic différentiel de l'épilepsie et de l'hystérie, de préférence à l'inversion des phosphates qui se présente dans l'hystérie aussi bien que dans l'épilepsie.

Enfin, dans la moitié des cas, il existerait de l'*albuminurie post-paroxystique,* fugace et variable en quantité ; mais rencontrée dans tous les modes d'épilepsie et constante chez les mêmes malades (Voisin et Péron).

En outre, des *peptones* existeraient presque constamment dans cette urine.

b.) *Modifications de la toxicité de l'urine.* — D'une façon générale, l'attaque d'épilepsie diminue la toxicité de l'urine. Cette hypotoxicité est due exclusivement aux urines émises après l'attaque (*urines post-paroxystiques*) ; elle n'existe plus pour les urines émises dans les heures qui précèdent immédiatement l'attaque (*urines pré-paroxystiques*).

En effet, tandis qu'il faut 140, 175, 190, 217, 220 centim. cubes et même davantage d'urine post-paroxystique pour tuer 1 kilogr. de lapin, l'urine pré-paroxystique tue à des doses bien inférieures, oscillant entre 86 et 50 cent. cubes par kilogr. d'animal, c'est-à-dire oscillant dans les limites de la toxicité de l'urine normale.

Quant aux caractères toxiques, ces urines et surtout les

pré-paroxystiques ont une action convulsivante plus marquée que l'urine normale (Mairet et Bosc).

c) *Perturbations de la température générale.* — D'une manière générale, on peut dire que l'attaque d'épilepsie augmente la température, et, si on étudie les cas de plus près, on voit que l'augmentation thermique se produit dans les heures qui suivent l'attaque, pendant une période qu'on peut désigner sous le nom de *période de réaction*, tandis que pendant le stertor la température est généralement abaissée.

1° Dans la *période convulsive*, il y a tantôt abaissement, tantôt augmentation légère de la température ; cette différence semble tenir au plus ou moins d'intensité des convulsions.

2° Dans la *période de stertor*, si le stertor est calme, il y a baisse notable ; si le stertor est agité, il y a augmentation de température.

3° Dans la *période de sommeil*, la température est diminuée lorsque le sommeil est calme, augmentée lorsque le sommeil est agité.

Lorsque le sommeil calme survient après un stertor agité, la température, qui était au-dessus de la normale du fait de ce dernier, est ramenée à la normale ou même au-dessous.

Lorsque le sommeil agité survient après un stertor calme, la température, abaissée au cours du stertor, s'élève au-dessus de la normale.

4° *Au réveil*, que la température soit en hausse ou en baisse sur la normale antérieure, elle a de la tendance à revenir à la normale.

Si elle était en baisse antérieurement, ou bien elle n'arrive pas à atteindre la normale et lui reste inférieure tout le reste de la journée (rare), ou bien, au contraire, elle la dépasse et lui devient supérieure (fréquent). Cela constitue, dans ce dernier cas, une vraie réaction, de sorte que, si l'on établit une moyenne de la température du jour de l'attaque et une moyenne de la température normale, la moyenne du jour de l'attaque est supérieure à la moyenne normale.

Si elle était en hausse antérieurement, la température, tout en revenant vers la normale, n'arrive pas à celle-ci, mais lui reste supérieure.

Il y a donc, d'une façon générale, une réaction au moment du réveil, réaction de 3 à 6 dixièmes de degré, durant le plus souvent plusieurs heures. Donc, dans tous les cas, le paroxysme modifie la marche de la température générale. Quel que soit le résultat final, élévation ou abaissement, il y a toujours au réveil tendance au retour à la normale. A ce moment, la température ne reste que très rarement au-dessous de celle-ci, mais s'élève, au contraire, pour donner une réaction dont le résultat est l'augmentation de la température moyenne (Mairet et Bosc).

Tous les éléments qui précèdent caractérisent donc l'attaque d'épilepsie. Quand on voudra savoir si un acte a été commis en état de crise, il faudra rechercher ce syndrome objectif; il faudra le rechercher à plusieurs reprises, à l'occasion de nouveaux paroxysmes analogues au premier, afin de les bien identifier. On fera ainsi la preuve que les manifestations étudiées sont bien des équivalents épileptiques.

2. *Névrose ; période interparoxystique.* — Les modifications que nous venons d'étudier caractérisent le paroxysme épileptique. En dehors des attaques, n'existe-t-il pas quelque stigmate permanent propre à la névrose épilepsie ?

En suivant les épileptiques jour par jour pendant un certain temps et en étudiant tous les jours leur toxicité urinaire, qu'ils aient ou qu'ils n'aient pas d'attaques, MM. Mairet et Vires ont constaté que l'hypotoxicité existait même pendant les jours intercalaires. Partant de cette remarque, ces auteurs se sont demandés si cette hypotoxicité intercalaire n'existait pas, même dans les cas où les attaques étaient suspendues depuis longtemps, depuis des semaines, des mois, par exemple, en d'autres termes si elle n'était pas *constante* dans l'épilepsie ; si elle n'était pas *fonction* de l'épilepsie. Se plaçant à ce point de vue, MM. Mairet et Vires ont étudié la toxicité de l'urine chez un grand nombre d'épileptiques qui n'avaient pas d'attaques depuis un temps plus ou moins long. Les urines de ces malades, recueillies par vingt-quatre heures, ont été injectées à des lapins dans les veines auriculaires. Voici, résumés dans le tableau ci-dessous, les résultats de ces expériences :

**ÉPILEPSIE**

| NOMS DES MALADES | TEMPS DEPUIS LEQUEL LES ATTAQUES SONT SUSPENDUES | DEGRÉ DE TOXICITÉ PAR KILOG. DU POIDS DU CORPS | | |
|---|---|---|---|---|
| 1. Cal . . . | 5 jours . . . . . . . . . . | 180 | 190 | |
| 2. Cay . . . | 5 — . . . . . . . . . . | 210 | 220 | 275 |
| 3. Besk . . | 8 — . . . . . . . . . . | 180 | | |
| 4. Mort. . . | 8 — (attaques rares). . | 210 | 220 | |
| 5. Peil. . . | 12 — . . . . . . . . . . | 190 | 220 | 210 |
| 6. Irl. . . . | 14 — . . . . . . . . . . | 210 | | |
| 7. Gol . . . | 15 — . . . . . . . . . . | 320 | | |
| 8. Fau . . . | 15 — . . . . . . . . . . | 180 | | |
| 9. Pas . . . | 20 — . . . . . . . . . . | 240 | 180 | |
| 10. Cait. . . | 25 — . . . . . . . . . . | 300 | | |
| 11. Bres. . . | 1 mois . . . . . . . . | 200 | 170 | 190 |
| 12. Jal . . . | 1 — . . . . . . . . . . | 145 | 180 | |
| 13. Sal . . . | 1 — . . . . . . . . . . | 310 | | |
| 14. Maf . . . | 1 mois 1/2 . . . . . . . | 480 | 450 | |
| 15. Her . . . | 6 semaines (attaques rares) | 275 | 280 | 300 |
| 16. Gir . . . | 2 mois . . . . . . . . | 265 | | |
| 17. Ver . . . | 2 — . . . . . . . . . . | 185 | 400 | |
| 18. Vel . . . | 3 — . . . . . . . . . . | 200 | 300 | |
| 19. Vill . . . | 3 — (attaques très rares) | 320 | 195 | 250 |
| 20. Gél . . . | 9 — . . . . . . . . . . | 300 | 180 | |
| 21. Per . . . | 1 an. . . . . . . . . . | 250 | 210 | 270 |
| 22. Mell. . . | 2 ans . . . . . . . . . | 450 | 350 | |
| 23. Ben . . . | Plus de 2 ans . . . . . . | 195 | 195 | 170 |
| 24. Th . . . | 2 ans 1/2 . . . . . . . . | 210 | 220 | 250 |

Ces résultats sont nets, car, si le degré de toxicité oscille dans des proportions considérables entre 145, chiffre minimum, et 450, chiffre maximum, l'hypotoxicité n'en est pas moins constante, même chez les malades dont les attaques sont suspendues depuis plusieurs semaines, plusieurs mois et même plusieurs années. Elle existe enfin chez les malades atteints d'épilepsie larvée.

Ainsi la conclusion suivante paraît indiscutable :

*L'hypotoxicité urinaire est constante dans l'épilepsie ; elle existe en dehors de toute attaque, même lorsque les attaques sont suspendues depuis des années. Elle est donc bien fonction de la névrose et en constitue un stigmate permanent.*

Malheureusement, l'hypotoxicité n'est pas propre à la seule épilepsie. On la retrouve dans l'hystérie... Tandis que, comme l'ont démontré MM. Mairet et Bosc, dans toutes les formes d'aliénation mentale autres que la démence sénile le degré de toxicité de l'urine est augmenté, il est au contraire diminué dans l'hystérie. Cette hypotoxicité, M. Bosc l'a rencontrée lorsqu'il étudiait et complétait la formule urinaire de cette névrose.

*a*). Mais, si les urines des hystériques sont peu toxiques dans l'intervalle des attaques, cette hypotoxicité n'est jamais aussi grande que celle observée dans les périodes correspondantes de l'épilepsie. La toxicité de l'urine hystérique se rapproche beaucoup à ce moment de la toxicité de l'urine normale.

*b*). Les urines qui précèdent immédiatement l'attaque d'hystérie seraient plus toxiques que les autres, mais n'atteindraient jamais un degré de toxicité supérieur aux urines de l'homme sain (Bosc). La même augmentation de la toxicité se produit dans l'épilepsie pour les urines préparoxystiques. Mais la toxicité dans ce cas atteint ou même dépasse la normale (Mairet et Bosc).

*c*). Les urines qui suivent immédiatement le paroxysme,

aussi bien dans l'hystérie que dans l'épilepsie, sont remarquables par leur hypotoxicité. Mais, dans ce cas, on trouve un précieux moyen de diagnostic différentiel dans la *diminution* très marquée de l'azote total et du phosphore total, constatée dans l'hystérie, à la suite des grandes attaques ; l'attaque d'épilepsie, convulsive ou délirante, provoque *l'augmentation* manifeste des mêmes éléments portant surtout sur les phosphates unis aux terres, tandis qu'il y a une diminution extraordinaire des phosphates alcalins. C'est là, surtout, ce que l'on devra s'attacher à chercher.

*d*). Un autre élément de diagnostic différentiel sera tiré du caractère toxique des urines hystériques et épileptiques. La toxicité des urines hystériques rappelle celle des urines normales. Les urines des épileptiques sont beaucoup plus convulsivantes. Les attaques sont plus intenses et plus fréquentes.

*e*). Enfin, l'existence des stigmates de l'hystérie (zones, etc.) aidera à trancher les difficultés qui pourraient subsister dans certains cas.

En résumé, la méthode objective nous fournit deux ordres de moyens : les uns (modifications des échanges organiques, toxicité de l'urine, albuminurie post-paroxystique, modifications de la température) peuvent servir à démontrer qu'un paroxysme donné équivaut à une attaque d'épilepsie, et cette démonstration de l'équivalence sert à faire indirectement la preuve de l'épilepsie. Les autres (hypotoxicité urinaire) peuvent servir à démontrer directement l'épilepsie elle-même.

On saura donc, par l'emploi de ces moyens, démêler avec assez de certitude si un malade qui présente tantôt des crises convulsives, tantôt des troubles psychiques, est un épileptique larvé à crises psychiques, ou si ces troubles sont indépendants de l'épilepsie et relèvent d'une vésanie surajoutée. On pourra donc, en un mot, savoir s'il y a épilepsie psychique ou simplement coexistence, juxtaposition de deux états, de l'épilepsie et d'une psychose totalement indépendante de la névrose. Dans ce cas particulier, d'ailleurs, tout l'intérêt du diagnostic réside dans un besoin de précision scientifique, car, s'il y a vésanie simple, le degré de responsabilité ne sera guère plus modifié que s'il s'était agi d'épilepsie psychique. En outre, cette méthode offre l'immense avantage de ne faire porter les investigations que sur des éléments échappant à toute intervention volontaire, à toute falsification de la part du sujet, et de permettre, par conséquent, de dépister à coup sûr la simulation.

Enfin, ce syndrome objectif constitue un criterium nouveau, capable de juger définitivement toutes les questions en litige, concernant les rapports de l'épilepsie avec nombre d'autres affections.

III. Applications. — Nous allons appliquer à quelques exemples, les uns ayant fourni des résultats positifs, les autres des résultats négatifs, les données que nous venons d'établir dans les paragraphes précédents. Il est évident que dans tout diagnostic nous ferons intervenir successivement les deux méthodes subjective et objective, qui se contrôleront et s'appuieront réciproquement.

Il y aura donc deux étapes à parcourir. Une étape exclusivement clinique, consacrée à étudier les caractères des actes commis par le malade, le caractère du malade, ses antécédents tant personnels qu'héréditaires. Les renseignements ainsi obtenus pourront mettre sur la piste de l'épilepsie larvée. On parcourra alors la seconde étape, presque toute d'expérimentation, dans laquelle on recherchera l'hypotoxicité urinaire et, si l'occasion se présente d'observer une crise, les éléments d'équivalence (taux de l'urée et des phosphates, toxicité urinaire, température, etc....).

Nous avons deux groupes de faits : l'un comprend des cas dans lesquels on a pu conclure à l'épilepsie larvée ; et dans plusieurs d'entre eux le diagnostic a été vérifié d'une manière éclatante par des crises convulsives ultérieures ; l'autre comprend des cas où, malgré les apparences de probabilité fournies par l'analyse des symptômes subjectifs, on a dû les rejeter à la suite des résultats négatifs apportés par la méthode objective.

1° *Cas positifs :*

Observation LX (MM. Mairet et Vires). — P... est un homme de 22 ans, atteint d'imbécillité. Il s'est toujours montré vif, emporté, indiscipliné, et depuis son jeune âge est poussé à vagabonder. Il ne peut rester en place, va d'une ville à l'autre. Il y a quelques mois, de l'agitation s'est manifestée chez lui, et on a dû l'amener dans notre service. Là, nous constatons une agitation qui revient par accès avec irritabilité et offensibilité. Ces caractères nous font penser à l'existence d'une épilepsie larvée. Cependant les renseignements qui nous sont fournis par les parents sont absolument négatifs au point de vue de cette névrose. Pas d'attaques, pas de vertiges, pas même de convulsions dans l'enfance. Comme hérédité, pas d'hérédité épileptique ; le père seul est alcoolique.

Nous examinons les urines de cet homme pendant les périodes de calme : elles sont nettement hypotoxiques. Il faut 140, 200, 250, 350 centimètres cubes pour tuer un kilogramme de lapin. Ce dernier symptôme nous fait incliner davantage encore vers l'idée d'épilepsie, et, pour nous confirmer dans ce diagnostic, quelques semaines après, nous assistons à deux attaques d'épilepsie classique.

Le diagnostic surtout basé dans ce cas sur l'hypotoxicité urinaire s'est donc trouvé pleinement confirmé.

Observation LXI (Mairet et Vires). — Arb... est un homme de 25 ans, sur lequel nous ne possédons aucun renseignement lors de son entrée dans notre service. C'est un imbécile, à caractère irritable, agressif, rageur, et qui a, comme le précédent, des accès d'agitation. Ces accès s'accompagnent d'égarement intellectuel très marqué et d'offensibilité. Cette manière d'être du malade nous fait, ici encore, penser à l'épilepsie larvée. L'examen de l'urine, fait en dehors des accès d'agitation, nous révèle une hypotoxicité de 200, 220, 250 centimètres cubes. Or, des renseignements recueillis plus tard nous indiquent :

*a*) Que cet homme, dès l'âge de 15 mois, avait des accès de rage qui lui faisaient égratigner le sein de sa mère ; qu'il s'est toujours montré d'une violence extrême et que, s'il n'a pas eu d'attaques convulsives, il a eu, dans le courant de sa vie, quelques vertiges.

*b*) Qu'il est le fils d'un père alcoolique, qui était en état d'ivresse au moment de la fécondation, et il est démontré que l'alcoolisme des ascendants est dans ces conditions une cause d'épilepsie chez le descendant.

Observation LXII (Communiquée par M. le professeur Mairet). — Marie B...., 46 ans, domestique.

*Antécédents héréditaires.* — *Père* alcoolique ; mort à l'hôpital à 48 ans, après avoir craché du sang pendant quelque temps. *Mère* aurait eu des attaques convulsives au moment de l'âge critique. Il lui semblait toujours que quelqu'un lui courait après. Elle a eu des crises de délire au cours desquelles elle voulait toujours se tuer. Internée à Montdevergues en 1867, elle y serait morte d'un cancer au sein. Ni attaques, ni aliénation mentale du côté paternel. A fait deux séjours à l'asile de Montpellier.

*Antécédents personnels.* — Quand elle était jeune, a eu du mal à la tête ; sa mère lui mettait des vésicatoires pour le lui faire passer. Lors de sa première menstruation, elle a eu un érysipèle. Il y a cinq ou six ans, elle a été fatiguée à Avignon et a dû garder le lit pendant une semaine pour se reposer. Elle n'a pas eu de fièvre. Elle n'a jamais eu de convulsions.

*Premier séjour.* — Amenée à l'asile comme atteinte de lypémanie avec délire de persécution, elle se présente dans un état d'agitation et d'égarement assez marqué ; elle se déshabillait, jetait ses effets de tous côtés, après les avoir déchirés, et refusait toute nourriture. Cet état a duré deux ou trois jours et a fait place à une période de calme, pendant laquelle la malade est peu à peu revenue à elle et a ressaisi une partie de ses souvenirs. « Elle ne sait pas pourquoi on l'a amenée ici. Elle a dû avoir quelque chose ; une crise de nerfs peut-être ; mais ce n'était pas de la folie ; cela ne lui aurait pas si vite passé ». Quelques jours plus tard, elle se rappelle que la veille de son internement, elle a fait son travail comme à l'ordinaire. Elle se souvient qu'elle était devenue triste, pensive, chagrine, oublieuse de bien des choses. Elle pense, néanmoins, que son maître a eu une drôle d'idée de la faire mettre à l'asile. Sa maîtresse la détestait, ne pouvait la voir, la regardait comme sa bête noire. Mais elle ne pen sait pas que personne lui en voulût, ni la tracassât. Elle se rappelle maintenant qu'elle est entrée à l'asile il y a à peu près quinze-jours.

Peu à peu, les idées lui reviennent, et progressivement la malade rentre dans son état normal. Elle sort rétablie le 25 février 1898, après un séjour de 35 jours à l'asile.

*Deuxième séjour.* — Environ trois mois après sa sortie, la malade est ramenée à l'asile le 17 mai 1898, toute égarée, incapable de se rendre compte de ce qu'elle a. Son internement a été motivé par une violente crise d'agitation qu'elle aurait eue au dehors, et dont l'état d'étonnement cérébral actuel paraît n'être que le contre-coup. La première nuit de son séjour à l'asile, elle parlait avec incohérence, elle s'entourait de couvertures, retournait son lit sur elle, se mettait entièrement nue. Elle était très agitée, appelait l'infirmière : « Chut ! chut ! » Malgré son égarement très marqué à ce moment, elle ne souffrait pas de la tête, ne semblait pas avoir de perversions sensorielles. Elle entend, cependant, « comme un petit ruisseau qui coule ». Elle reste ainsi deux, trois jours, surexcitée, parlant beaucoup la nuit, très affaissée durant la journée. Puis, comme la première fois, l'éclaircissement de ses idées se fait peu à peu, le calme revient. Le 21 mai, questionnée sur ce qui s'est passé, elle se souvient que ses idées se sont obscurcies, qu'elle a perdu comme le souvenir et la mémoire, et que, petit à petit, la conscience lui a échappé. Elle ignore si, oui ou non, elle s'est agitée. Elle a eu la même chose au mois de janvier. Elle a dû avoir des idées de suicide; elle se couchait sous son lit, puis soulevait celui-ci pour laisser retomber le pied sur son ventre, elle s'entourait le cou de ficelles.

Le 1er juin, la malade est à peu près calme. Toujours triste, elle dit ne souffrir de rien, n'avoir aucune idée anormale. Interrogée, elle ne se souvient que d'une façon très incomplète de l'accès d'agitation qui a nécessité son admission dans l'établissement. Elle se souvient d'avoir été placée d'abord dans une salle de l'Hôpital-Général ; mais elle ne sait pas ce qu'elle y a fait ; pour venir ici elle est descendue par un grand escalier. Les phénomènes présentés par la malade, rapprochés de ceux observés lors de son premier séjour, où elle ne se rappelait plus ce qu'elle avait eu, cette perte du souvenir se reproduisant à nouveau, amènent à penser qu'on se trouve en présence d'une épilepsie larvée.

Les accidents actuels, cette agitation suivie de dépression, d'égarement, de perte du souvenir et de la conscience ; l'hérédité de la malade, dont la mère a eu des crises convulsives avec un délire lypémaniaque à tendances suicidiques, dont le père était alcoolique, tout parle en faveur d'une épilepsie psychique.

Le 29 mai, en pleine période d'accalmie, on examine la toxicité des urines.

Quantité d'urine émise en 24 heures : 1,050 cent. cubes. Un lapin de 3.525 grammes reçoit 590 cent. cubes, soit un coefficient de 167 par kilogramme du poids du corps. A 100 cent. cubes l'animal, en expérience, présente du myosis. A 300 survient de la somnolence, coupée à 530 par une violente attaque convulsive.

Le 1er juin, contre-expérience.

Quantité d'urine émise en 24 heures : 1.740 cent. cubes. Un lapin de 1.480 grammes reçoit 325 cent. cubes sans que la mort survienne. Il a reçu cependant 220 cent. cubes par kilogramme. Cinq heures après l'injection il vit encore, avec de la parésie des membres inférieurs et du ralentissement des mouvements respiratoires. On a noté à 100 cent. cubes un myosis de plus en plus accentué; et à 150 cent. cubes des contractions spasmodiques.

Cette hypotoxicité est encore plus marquée que la première fois. Pour avoir le même coefficient 160 que la première fois, il aurait suffi de 280 cent. cubes environ. Or, on est arrivé à 325 sans obtenir la mort.

L'hypotoxicité manifeste permet de conclure à l'épilepsie larvée.

Observation LXIII (Mairet et Vires).— *Un déterreur de cadavres.*— Gala..., 23 ans. Garçon vigoureux, fortement charpenté, à la physionomie intelligente, et qui, à part un faux trait du regard, ne présente aucun stigmate physique indiquant une prédisposition à l'aliénation mentale.

*Antécédents héréditaires.* — Père perclus de rhumatismes. Mère bien portante.

*Côté paternel.* — Grand-père et oncle paternel atteints d'épilepsie.

*Côté maternel.* — Oncle maternel aliéné (lypémanie avec démence consécutive).

Le malade, très émotif, présente, en outre, un certain degré de dépression mélancolique; il s'isole des autres malades et vit à l'écart. Les troubles psychiques actuels sont donc peu marqués, mais à certains moments, il s'en produit d'autres qui animent singulièrement le tableau qui précède. Soudainement, il est pris de ce qu'il désigne sous le nom d'*étourdissement*. « C'est, dit-il, comme si j'avais trop bu ». En même temps, la tête lui fait mal, c'est une compression, un serrement du cerveau, et des modifications se produisent dans l'être moral. Il lui semble alors qu'il n'est plus le même ; c'est « comme un naturel nouveau », et non seulement lui, mais encore le monde extérieur lui paraît changé. Non pas que les objets extérieurs soient modifiés dans leur forme, mais ils ne lui font plus la même impression qu'autrefois. En outre, il devient inquiet, ne peut se supporter, comme s'il était sous le coup d'une maladie inconnue, agacé dans son tempérament, dans son caractère naturel. Et cependant, malgré cette inquiétude, malgré cette tristesse, Gala... se sent beaucoup moins timide qu'auparavant ; il a, en lui, le sentiment qu'il peut faire certaines choses qu'il ne pouvait faire autrefois ; il n'a peur de rien, ne craint rien.

Sur ce fond morbide, naissent des impulsions. Ces impulsions sont de deux ordres : *impulsion à voler ; impulsion à déterrer les cadavres*. Mais, fait à noter, ces deux espèces d'impulsions n'existent jamais simultanément ; jamais même elles ne se succèdent dans le cours d'un même accès.

Nous les étudierons successivement, en commençant par celle qui consiste à déterrer les cadavres.

*a*) Cette impulsion peut se produire le jour et la nuit. Le jour, elle est peu intense, peu impérieuse : le malade lui échappe aisément par la distraction. La nuit, au contraire, elle est absolument tyrannique. Il faut qu'il lui obéisse. Et alors commence toute une scène des plus pathétiques.

Gala... se lève, s'habille, quitte sa maison, traverse le village, escalade le mur du cimetière, se rend à une fosse fraîchement remuée, et, soit avec un instrument qu'il a trouvé il ne sait où, soit avec ses mains, il enlève la terre et met à nu le cercueil. Il retire celui-ci de la fosse, rarement l'ouvre pour le refermer aussitôt, le charge sur ses épaules, franchit de nouveau le mur du cimetière et va jeter son sinistre fardeau dans un aqueduc situé à 300 mètres environ. Cela fait, il ne se préoccupe plus du cercueil, mais, envahi par un besoin irrésistible de sommeil, il se couche par terre et dort pendant une heure ou deux. Au réveil, il s'achemine vers sa maison, gagne son lit et s'endort de nouveau. Le lendemain, il se sent brisé, anéanti ; la tête est douloureuse et lourde ; il est triste ; son esprit est dans le vague et il ne se souvient de rien de ce qu'il a fait. Cet état dure trois à quatre jours, puis, peu à peu, il diminue, et Gala... revient à un état plus ou moins semblable à celui où il est actuellement.

*b*) L'impulsion au vol se produit sur le même fond morbide que celui qui accompagne l'impulsion à déterrer les cadavres. Là, comme ici, même étourdissement, mêmes maux de tête, même sentiment de changement de la personnalité et du monde extérieur, même sentiment de force. Il semble seulement qu'il y ait une certaine atténuation dans l'intensité de ces troubles. Puis l'impulsion se produit. Gala... va voler des outils aratoires, les réunit en paquets et les jette n'importe où, les abandonnant complètement. Cela fait, il se sent brisé, somnolent, mais ne s'endort pas cependant comme précédemment, et il reste pendant cinq ou six jours dans le vague, sans se souvenir.

Quelques points particuliers ont besoin d'être complétés, notamment en ce qui concerne la première impulsion :

Gala... a conscience du début de son accès, des modifications qui surviennent en lui... ; mais, à partir du moment où l'impulsion apparaît, la conscience s'efface : « Je dois être, dit-il, dans ces moments-là comme dans un état de somnambulisme ! » Une fois le cercueil déterré et jeté dans l'aqueduc, c'est alors seulement que le sentiment lui revient, mais très incomplet ; il se sent brisé, anéanti par un sommeil invincible. Au réveil, il ne se souvient pas davantage, et ce n'est qu'au bout de trois ou quatre jours que le souvenir reparaît. Mais ce souvenir est rudimentaire et fort incomplet. Certainement, il est allé au cimetière, mais par où est-il passé? Il a pris des instruments pour déterrer le cadavre; mais où? Il n'en sait rien. En outre, Gala.. , au moment où survient l'impulsion, a le sentiment d'une force intérieure qu'il ne se connaissait pas avant. Si quelqu'un l'avait surpris, « il aurait tout bravé, rien n'aurait pu l'arrêter ». Ce n'est pas une perversion génésique qui pousse Gala... à déterrer les cadavres. Il n'y trouve aucun plaisir, ne ressent aucun spasme voluptueux? Ce n'est pas un nécrophile. D'ailleurs ce malade n'est pas un excité génésique, il n'a jamais connu de femme et ne se masturbe pas.

La durée des accès est toujours la même ; de trois à cinq jours, soit qu'il s'agisse de vol, soit qu'il s'agisse de violation de sépulture. Leur retour, d'après le malade, se ferait quatre ou cinq fois dans le courant de l'année.

La genèse de ces accès est très intéressante ; leur première manifestation remonte haut, à l'âge de cinq ou six ans. Dès cette époque, il avait ce qu'il désigne sous le nom d'étourdissements, il devenait triste, il était poussé à voler les porte-plumes de ses camarades d'école, et, chose curieuse, rien que les porte-plumes. A ce moment, ces accès étaient beaucoup moins longs qu'actuellement.

Cet état persiste tel jusqu'à l'âge de douze à treize ans. A ce moment, il prend davantage d'importance. A vingt-et-un ans apparaissent pour la première fois les impulsions à déterrer les cercueils, de préférence les cercueils d'enfants. Au régiment, où il passe un an, il n'a que des impulsions au vol ; mais on ne s'en est pas aperçu, car il a eu un certificat de bonne conduite. De retour chez lui, il recommence de plus belle la série de ses méfaits. Mais la maladie de Gala... ne consiste pas seulement dans ces accès. En dehors d'eux, il ne revient pas complètement à la normale. Il reste un émotif, un déprimé mélancolique. Au dehors, il était inquiet, agacé, irritable, incapable de se livrer à aucun travail suivi. Les sentiments affectifs étaient considérablement émoussés. Quand son père, perclus de rhumatismes, faisait appel à son fils, celui-ci le brutalisait, lui criait des grossièretés et allait jusqu'à lui cracher à la figure...

Cet homme présente donc des accès impulsifs ; mais en dehors d'eux il reste malade. Il ne revient pas à son état ordinaire, comme cela se voit dans l'épilepsie. Il est atteint de folie rémittente avec accès impulsifs pendant lesquels il perd conscience de ses actes.

Le caractère de ces impulsions brutales, s'imposant d'emblée, avec inconscience, sommeil, égarement consécutifs, fait immédiatement songer à l'épilepsie larvée.

Or cet homme a une *hypotoxicité urinaire* très considérable, et suivant les jours elle a été de 230, 250, 240, 235, 260 centimètres cubes. En outre, ses urines sont convulsivantes. Le malade ne présente aucun stigmate d'hystérie. L'hérédité du côté paternel plaide encore en faveur de l'épilepsie.

Mais pourquoi Gala... a-t-il une épilepsie délirante ? L'hérédité maternelle peut ici expliquer à la fois, et l'état mental qui existe dans l'intervalle des attaques, état qui relèverait, non plus de l'épilepsie, mais de cette hérédité, et la forme revêtue par l'épilepsie, qui, au lieu d'être convulsive, est devenue délirante ? En d'autres termes, Gala... présente une double maladie : une vésanie et une épilepsie. L'épilepsie, délirante à cause de l'hérédité mentale du sujet, se manifeste par accès ; dans l'intervalle des accès le malade ne revient pas à son état ordinaire, et sa vésanie se déroule. C'est à la fois un aliéné et un épileptique larvé.

Observation LXIV (M. le professeur Mairet). — M... F..., (Elisabeth), 41 ans, sans profession.

*Antécédents héréditaires.* — Mère souffre de violentes douleurs de tête avec vertiges. On ne sait rien sur le père. Frère épileptique.

*Antécédents personnels.* — Souffre depuis longtemps de violents maux de tête. Est actuellement en pleine ménopause. Cette femme a tué son neveu, âgé de 28 mois, au cours d'une crise d'égarement. Après avoir tué celui-ci, elle a tenté de se suicider en se coupant la gorge. Elle aimait beaucoup cet enfant qu'elle avait élevé et soigné avec amour. Son acte n'a pas été prémédité et a revêtu, au contraire, quelque chose d'impulsif.

Depuis trois mois environ, elle éprouvait de violentes douleurs de tête, et ces céphalées existaient le jour même du meurtre, d'après les renseignements fournis par le mari ; elles s'accompagnaient même d'égarement et étaient si vives que la malade a eu dit à une de ses voisines qui l'a répété ensuite : « Je ne sais pas ce qui m'arrivera ». Au juge d'instruction la malade a déclaré que c'était un Monsieur qui était entré chez elle qui avait tué son neveu. A son entrée à l'Asile, la malade se plaint de violents maux de tête : « c'est comme si on lui donnait des coups très forts; la tête lui tourne»; elle a du bruit dans les oreilles ; elle ne veut pas dire ce qu'elle entend ; elle entend de tout et les personnes qui l'entourent se moquent toutes d'elle. Elle est affaissée, en proie à des idées hypochondriaques marquées ; à tout instant elle se plaint, tantôt d'une chose, tantôt d'une autre, et n'est satisfaite que lorqu'on s'intéresse à sa santé et qu'on s'occupe d'elle. Elle se plaint de la tête continuellement ; il lui semble que quelque chose la lui mange et lui fait mal; les céphalées sont à peu près continues, avec des exacerbations dans le courant de la journée. M... vit complètement isolée, ne parle jamais avec les autres malades, et reste parfois des journées entières assise sur son banc, absorbée, ne songeant même pas à manger, si bien qu'on est obligé de la pousser pour aller à table, de la faire manger et de la conduire au lit.

Les sentiments affectifs paraissent très émoussés. Ayant reçu la visite de son mari, elle lui a à peine parlé, ne répondant à ses questions que par « Je ne sais pas ». Très indifférente, elle n'a demandé des nouvelles d'aucun de ses parents et n'a fait que se plaindre d'être fatiguée et de souffrir de la tête.

Au début, elle se souvient encore un peu, mais d'une façon très contradictoire, des circonstances qui l'ont conduite ici. Elle ne sait pas où elle est ; elle n'a rien fait pour aller en prison ; elle n'a pas été devant un Tribunal, elle n'a ni enfants ni neveux. Elle a tué son neveu dans un moment d'égarement où elle ne savait où elle avait la tête. Elle ne sait pas pourquoi elle l'a tué ni avec quoi. Elle a voulu se tuer après avoir tué son neveu, parce qu'elle ne savait pas où elle avait ses idées. Elle a du bruit dans ses oreilles ; elle entend des voix et dit aux infirmières que parfois il lui semble entendre une personne à laquelle elle répond en elle-même. Elle leur dit que c'est dans un moment d'égarement qu'elle a tué son neveu qu'elle aimait beaucoup ; ce serait une fièvre qui lui aurait donné des maux de tête et des troubles cérébraux, aussi à ce moment aurait-elle aussi bien fait du mal à toute autre personne qui se serait trouvée là qu'à son neveu ».

Mais son récit devient bien plus contradictoire. « Je ne sais pas », « que voulez-vous », « ce n'est pas moi, je ne l'ai pas fait », telles sont les réponses qu'elle entremêle aux aveux qu'on arrive parfois à lui arracher. Puis, ses souvenirs deviennent de plus en plus confus, et une véritable amnésie retardée lui fait dire qu'elle ne sait pas comment s'appelait son neveu : elle ignore si son neveu est vivant ou mort; elle sait cependant qu'elle a un mari. Quand on lui dit qu'elle a tué son neveu, elle répond « que nous nous moquons tous d'elle ». Puis, son amnésie se précise de plus en plus; « elle n'a pas tué son neveu ; elle ne sait pas qui lui a fait ce qu'elle a au cou ». « C'est terrible, on me dit toujours la même chose », répond-elle quand on insiste pour savoir pourquoi elle a tué son neveu.

En outre, par moments, la malade devient violette, égarée, puis s'assoupit. Ces phénomènes permettent de se rendre compte de l'état d'affaissement particulier dans lequel elle est plongée si souvent.

Lorsque cette femme est dans cet état, nous avons constaté assez souvent, dans le courant de la journée, les troubles suivants : elle se congestionne, son regard devient plus fixe et plus égaré, puis elle ferme les yeux, s'assoupit et pâlit. L'assoupissement dure parfois quelques secondes seulement, d'autres fois plusieurs minutes. Elle met parfois un quart d'heure, une demi-heure à revenir à son état normal. Pendant cette période, si on interroge M..., elle ne répond pas et reste absorbée. Une fois la crise passée, si on lui demande ce qu'elle a eu et pourquoi elle ne répondait pas aux questions qu'on lui posait, elle dit qu'elle a eu un mauvais moment et qu'elle ne pouvait pas parler. Et, en effet, pendant ce temps il existe sinon une perte, du moins une obnubilation de la conscience. Ces crises ont un tel caractère clinique qu'elles ne nous semblent pas pouvoir être simulées. Elles exercent, en outre, sur la marche de la température générale, une influence remarquable qui se traduit par une *élévation de température* rappelant ce qui se produit au cours de l'attaque d'épilepsie. *(Voir les courbes ci-contre).*

L'amnésie, en ce qui concerne le crime, est désormais absolue. Interrogée sur ce sujet, la malade répond à chaque fois : « Je n'ai rien fait; je ne fais rien, mon Dieu ! » ou encore : « Je vous dis que je ne fais rien à personne ; je n'ai pas tué mon neveu, je ne fais rien ».

La pression des zones hystérogènes est négative Le réflexe pharyngien est très sensible. Pas de zones d'anesthésie.

Les caractères de l'acte impulsif, accompli au milieu d'un égarement certain, l'absence de motif, l'amnésie retardée, les céphalées, les troubles sensoriels certains, les crises que nous venons de signaler avec les modifications concomitantes de la température, l'obnubilation intellectuelle, le peu d'affectivité de la malade, son hérédité, tout concorde en faveur de l'épilepsie larvée.

La recherche de l'hypotoxicité faite en temps opportun donne, suivant les jours, 430, 260, 300 et 445 cent. cubes par kilogramme de lapin. Elle est, on le voit, considérable, et telle qu'on ne la rencontre jamais dans l'hystérie. L'absence des autres stigmates de cette névrose, le caractère convulsivant des urines, achèvent de corroborer notre opinion, qu'il s'agissait là d'une épilepsie larvée à forme psychique.

# Observation LXIV

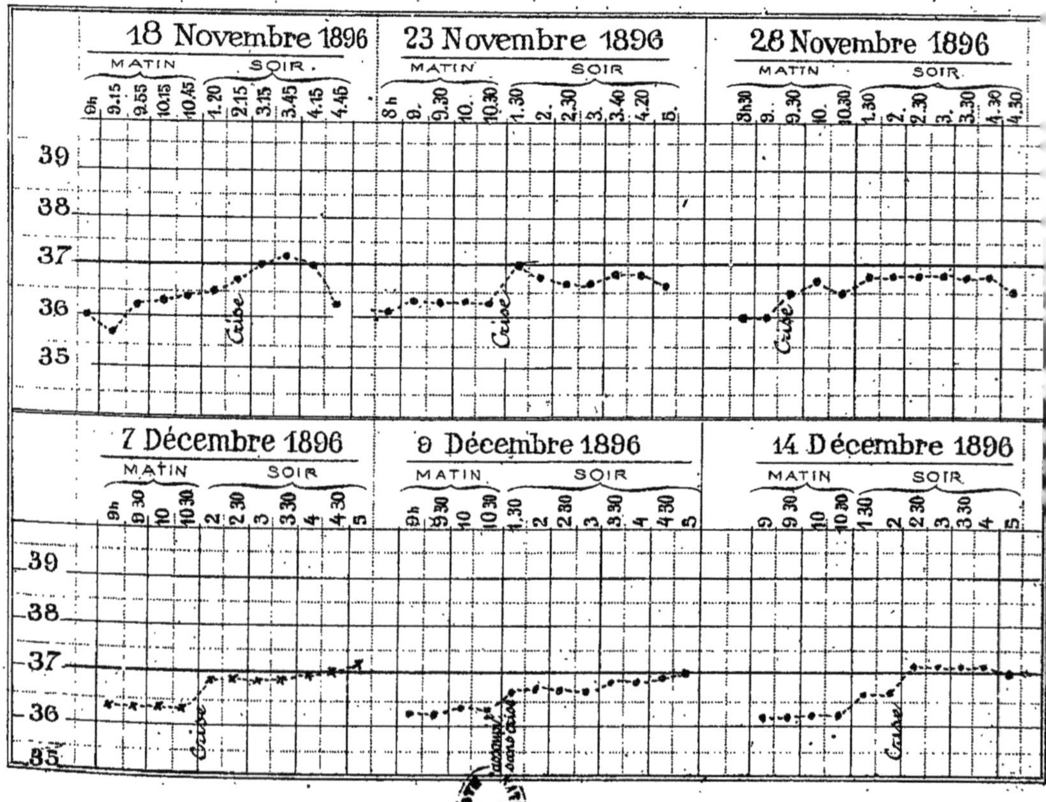

2° *Cas négatifs.* — Passons maintenant à l'examen de quelques cas qui ont donné des résultats négatifs, qui auraient pu être de l'épilepsie larvée, mais que la recherche du syndrome objectif ou du moins de certains de ses éléments a fait rejeter. L'évolution ultérieure a d'ailleurs confirmé pour certains cette exclusion.

Observation LXV (communiquée par M. le professeur *Mairet.*) — G. M..., 24 ans, sans profession.

*Antécédents héréditaires.* — Père deviendrait ataxique depuis trois ans. (Douleurs fulgurantes. Va à Lamalou). Mère a eu, il y a trois ans, une légère attaque suivie d'une parésie de la paupière supérieure droite. Frère mort à 22 ans, de pneumonie grippale.

*Côté paternel.* — Grand'mère morte phtisique à 23 ans. Grand-père mort à 58 ans, d'une rupture d'anévrysme. Avait des coliques néphrétiques.

*Côté maternel.* — Grand'mère morte d'accident. Grand-père mort de la suette miliaire. Un oncle maternel goutteux. Une tante bien portante. Une autre, sujette à de fréquentes névralgies, s'est noyée dans un puits.

*Antécédents personnels.* — Ne s'est jamais alitée depuis sa naissance. Réglée à 15 ans. Sujette à de fréquentes migraines. Constipation permanente.

A fait deux séjours à l'asile.

*Premier séjour.* — Entre à l'asile en mai 1895, en proie à une vive agitation survenue quelques jours après un accouchement aidé du forceps et suivi d'une légère fièvre puerpérale. A son entrée, est dans un état d'extrême agitation avec égarement intellectuel très marqué et perversions sensorielles. Sujette à de fréquentes poussées congestives du côté de la tête, elle chante, elle crie, prend des poses théâtrales ; parfois elle prend des manières enfantines d'une grande niaiserie. Refusant toute nourriture pendant quelques jours, elle passe par des phases d'agitation et de dépression alternant irrégulièrement. Agitée, elle court, elle crie, elle chante, se déshabille, frappe les gardiennes. Déprimée, elle pleure. Elle est toujours égarée, croit à tout instant reconnaître son père, sa mère, son mari, des personnes de son pays dans ceux qui s'approchent d'elle. Elle est très embrouillée et ne se rend pas compte des choses.

En août 1895, elle a un violent accès d'agitation, se précipite sur une gardienne, se roule par terre en poussant de grands cris et se frappant la tête sur le sol ; puis survient une forte crise de nerfs, avec suffocation, tremblement généralisé, puis raideur tétanique des membres inférieurs, l'empêchant de marcher.

Les accès d'agitation cessent progressivement, mais la malade reste dans un état d'égarement accentué ; elle se trompe continuellement sur la personnalité des gens qui l'entourent.

En novembre 1895, son intelligence s'éveille peu à peu. Il lui tarde de revenir chez elle et de revoir sa fillette. Elle commence à se souvenir de ce qu'elle a eu pendant sa maladie. Mais, maintenant, elle est bien ; elle n'a plus de visions ; elle n'a plus de voix dans les oreilles ; elle n'a plus de bourdonnements. Elle dit qu'elle a toujours été nerveuse. Le jour de son mariage, elle s'est évanouie à l'église, car on la mariait contre son gré. Peu à peu, son embrouillement intellectuel disparaît. Elle devient raisonnable, et, le 2 décembre 1895, on la remettait en liberté, sur la promesse de son mari de surveiller sa convalescence et de l'entourer de soins et de précautions.

*Deuxième séjour.* — Un calme relatif persiste pendant deux ans environ, quand, le 4 avril 18..., survient une catastrophe aussi épouvantable qu'inattendue.

Après le déjeuner du matin, n'ayant pas mangé depuis trois jours pour se laisser mourir de faim, dans un moment d'égarement, elle se lève, prend un fusil qu'elle charge de deux cartouches, fait faire sa prière à sa petite fille, âgée de 3 ans, lui décharge un coup en pleine poitrine, puis dirige l'arme contre elle-même.

Après une nuit d'insomnie et d'agitation, elle ne reconnaît personne, voit du sang sur son lit, veut s'en aller avec sa fille, mais est exténuée et facilement maîtrisée.

Placée d'office à l'asile le 10 avril, la malade est en proie à des hallucinations multiples. Dans sa tête, un serpent de feu se tend et se détend sans cesse, s'enroule et tournoie. Un bruit de trains qui se croisent, des sons de cloches lui assourdissent les oreilles. Des spectres, des fantômes, des yeux bleus et noirs flottent autour d'elle dans un brouillard, dans un voile de sang. Elle voit autour d'elle de petites pierres comme elle en a dans le jardin. Elle ne se souvient de rien de ce qui s'est passé ces derniers jours. Les jours suivants, le calme revient peu à peu, et la mémoire reparaît. Elle ne se rappelle pas avoir tiré sur quelqu'un ni sur elle-même. Pour expliquer la blessure qu'elle porte à l'épaule gauche, elle dit qu'elle se souvient d'être tombée avec quelque chose de lourd qui a fait de la fumée. Elle dit n'avoir jamais eu l'idée de tuer personne. On recherche l'hystérie. Pas de douleurs dans les régions classiques. Légère hyperesthésie dans la région ovarienne droite.

Le 14 avril, elle se souvient de ces derniers temps. Elle voulait se détruire, mais pas avec une arme à feu. Elle aurait voulu mourir en se jetant par la fenêtre ou dans un puits, ou en se laissant mourir de faim. Souvent elle a eu cette idée depuis les premiers jours de son mariage.

17 *avril.*— La malade est revenue au calme et commence à se souvenir.

18 *avril.*— Le serpent la tracasse toujours. Elle a des sifflements, des bourdonnements d'oreilles. Elle se souvient peu à peu davantage. Elle a eu plusieurs fois envie de se détruire... Elle avait comme pensée de se détruire et de détruire sa fille en même temps qu'elle .. Dans ces derniers temps, elle voulait se laisser mourir de faim... Elle n'avait pas mangé depuis le vendredi... Elle était énervée, surexcitée, avait des idées d'agitation dans la tête. Elle voulait s'échapper. Elle avait envie de se faire du mal, mais pas de faire du mal aux autres... Elle se souvient très bien avoir eu, dans la nuit du dimanche au lundi, l'idée de tuer sa fillette et de se tuer ensuite. Il y avait très longtemps qu'elle avait cette idée-là. Ce jour-là, plus surexcitée et plus faible, plus inanitiée que jamais, vivement contrariée, ses yeux tombent sur une panoplie de chasse. Un vertige la prend. Elle saisit le fusil, l'arme, fait faire la prière à sa fillette, lui tire dessus, puis dirige l'arme contre elle-même. Alors elle a été contente, elle s'est dit qu'on les mettrait dans le même cercueil. Elle aimait son enfant à la folie. C'était l'être qu'elle aimait le plus au monde... Elle a fait cela dans un moment où elle ne pouvait saisir aucune idée.

24 *avril.*— La nuit elle a des cauchemars, des fantômes. Elle est souvent congestionnée dans le courant de la journée ; elle se plaint alors de la tête. Par moments elle se demande si c'est vrai qu'elle a tué son enfant. Au commencement elle ne l'a pas dit, parce qu'elle ne le savait pas ; elle n'aurait pas ri comme elle l'a fait, ni chanté, ni fait de la musique.

*25 avril.*— A bien dormi. Elle se souvient de mieux en mieux. Le jour du meurtre elle sentait comme une boule qui lui contractait la gorge, l'étranglait, l'empêchait d'avaler. Elle a tué sa fille quelques minutes après la sortie de son mari.

*26 avril.*— Se sent mieux de la tête ; a son cerveau dégagé. Elle travaille, s'occupe. Elle pense à des choses tristes ; il lui semble qu'elle n'a pas tué son enfant, que c'est un rêve. Elle voudrait pleurer, elle ne le peut pas. Elle se souvient de sa première maladie et de son premier séjour à l'asile. L'idée de tuer son enfant ne la poursuivait pas depuis longtemps. L'été dernier, au mois de juillet, elle voulait se jeter dans un puits avec son enfant. Son père l'en empêcha à temps. Lorsque ces idées la prenaient, elle souffrait énormément de la tête.

*3 mai.*— Elle ne s'est réellement pas souvenue pendant quelque temps de ce qu'elle avait fait. Lorsqu'elle est arrivée ici, elle avait les idées embrouillées ; elle ne se rappelait rien. Elle n'a rien à cacher ; pourquoi le cacherait-elle ? C'est bien vrai qu'elle ne se le rappelait pas.

*4 mai.*— Elle est tout à fait bien. A toutes ses idées. N'a plus de serpents, de cauchemars.

*12 mai.*— Elle est comme quelqu'un qui n'entend pas, ne comprend pas. La tête lui fait mal. Les oreilles lui sifflent.

*30 mai.*— Hier soir, dimanche, la malade est prise subitement de violents maux de tête et tombe bientôt dans un état d'affaissement marqué en même temps qu'elle perd la notion des personnes et des choses qui l'entourent. Aujourd'hui elle est fortement congestionnée. Elle prend l'interne pour son père. Elle voit autour d'elle des ombres et de grosses pierres qui l'entourent. Elle se croit dans un caveau avec son frère Jules, qui l'a prise avec lui. Elle y est trop bien. Elle entend le rossignol chanter sur le cyprès. Elle a avec elle sa fille qui est morte de boutons rouges. Elle est morte de chagrin,

*31 mai.*— La malade est en plein égarement, fortement congestionnée. Pas de fièvre. Température axillaire 37°, pouls 100. Elle délire toujours, revit son passé, ses jeunes années. Tous ceux qui l'entourent, médecins, infirmières, sont des membres de sa famille. Elle voit et sent des pierres qui l'entourent et l'étouffent; elle demande qu'on les lui enlève. Elle se croit toujours dans un caveau avec son frère et sa fille.

Pression des ovaires douloureuse. Légère hyperesthésie cutanée. On la nourrit à la sonde. Le soir est un peu plus calme.

*1er juin.*— Même égarement. Elle veut qu'on lui coupe le petit doigt pour ls mettre dans le cercueil de sa fille ; cette dernière embrassait souvent ce doigt. Elle se méprend encore sur tous ceux qui l'entourent. A 3 heures 1|2, brusquement, elle semble s'éveiller d'un long sommeil, reconnaît les infirmières, les appelle et leur demande combien de temps elle a dormi. Elle se rappelle vaguement son délire,

*2 juin.*— Affaissement marqué. Le souvenir de son forfait la ronge. Elle voit tout rouge et sent une odeur de poudre. Point sous-mammaire gauche douloureux. Réflexe pharyngien aboli.

*4 juin.*— La malade est revenue à elle. Elle pense constamment à ce qu'elle a fait. Elle songe tout le temps à sa fille; elle est triste, elle est seule, elle n'est utile à personne. Elle voudrait partir, voyager, changer de milieu, aller bien loin. Elle est beaucoup plus triste depuis sa crise.

En présence de l'impulsion homicide, de l'égarement, des hallucinations et des illusions présentées par la malade, on a tout d'abord supposé qu'il s'agissait d'une épilepsie larvée. Mais la période d'obsession qui a précédé l'impulsion, le désir souvent caressé de tuer sa fille et de se tuer, la persistance du souvenir, tout un ensemble de caractères parlaient peu en faveur de cette hypothèse. Cependant les zones hystérogènes ne répondaient pas. (On a vu qu'elles ont pu être excitées dans la dernière crise présentée par la malade.)

Aussi se décida-t-on à rechercher quelle était la toxicité urinaire de cette malade. Une série d'expériences eurent lieu et donnèrent les résultats suivants :

Le 17 avril, *en pleine période de calme*, en plein intervalle paroxystique, les urines donnent une toxicité de 90 cent. cubes par kilogramme d'animal, c'est-à-dire *se rapprochant beaucoup de la toxicité normale*. D'ailleurs ces urines ne présentent aucun caractère toxique anormal au point de vue des qualités toxiques.

Le 30 mai, en *plein paroxysme* psychique qui a commencé la veille, avec illusions, hallucinations terrifiantes (la malade est dans un caveau, voit son frère mort, sa fille ; réflexes exagérés, disparition du réflexe pharyngé, pression des zônes hystérogènes déterminant de vives douleurs, avec constriction épigastrique et déglutitions nombreuses ; on trouve une toxicité de 240 cent. cubes par kilogramme, c'est-à-dire une *hypotoxicité manifeste.*

Le 1er juin, la quantité d'urine totale émise étant de 200 cent. cubes, on obtient un chiffre de 53 cent. cubes, qui, ramené à une quantité d'urine normale, répond à une hypotoxicité représentée par 318.

Les 2 et 3 juin, la toxicité ainsi calculée se relève et tend à remonter vers la normale, 197 et 97 cent. cubes ; la malade est encore en crise. Tout porte à croire que l'on se trouve en présence d'un délire essentiellement alimenté par l'hystérie de la malade.

Observation LXVI (M. le professeur Mairet). — M. X... — *Antécédents héréditaires.* — Très chargés. L'ascendant direct immédiat de ce malade a présenté une crise d'aliénation mentale. Des troubles vésaniques ont été observés chez différents membres de la famille.

Le malade a présenté lui-même brusquement à un moment donné une violente crise d'agitation à direction suicidique et homicide, au cours de laquelle on a pu constater un éréthisme vasculaire très marqué avec congestion violente.

On s'est demandé, en présence des caractères présentés par les actes de ce malade et par les autres symptômes observés, si l'on ne se trouvait pas en présence d'un cas d'épilepsie larvée.

La recherche de l'hypotoxicité urinaire, faite en temps opportun, a été entièrement négative et a permis de rejeter le diagnostic d'épilepsie.

L'évolution ultérieure de la maladie est venue démontrer le bien fondé de cette affirmation. On a assisté au développement d'une lypémanie avec prédominance d'idées de changement de la personnalité.

Cette double série de cas dans lesquels la recherche de l'hypotoxicité urinaire a permis de faire un départ exact entre ceux qui relevaient de l'épilepsie larvée et ceux qui lui étaient étrangers, est particulièrement instructive en ce que beaucoup de ces observations qui ont pu être poursuivies ultérieurement ont, par l'évolution de la maladie, confirmé le diagnostic antérieurement posé, grâce aux renseignements précis fournis par la méthode objective.

Il semble donc que l'on soit enfin en possession d'un moyen certain de diagnostiquer l'épilepsie, d'aller la découvrir sous ses plus étranges aspects, d'établir si oui ou non il y a simulation. On comprend toute l'importance médico-légale de l'emploi de pareils moyens.

Enfin, nous pouvons entrevoir le moment où un classement rigoureux pourra être établi de formes pathologiques douteuses et auxquelles on n'a pas encore pu assigner une place exacte, faute de connaître leurs véritables affinités. Cette méthode doit être *appliquée* sans retard à l'étude des équivalents moteurs, sensitifs, sensoriels de l'épilepsie, pour limiter exactement ces groupes cliniques importants.

---

# CHAPITRE II

## MÉDECINE LÉGALE

Sommaire : I. Généralités. — Certificat préventif.
II. Conditions de l'irresponsabilité criminelle.
III. Conditions de l'irresponsabilité pénale de l'épileptique larvé. — Responsabilité dans l'intervalle des accès. — Responsabilité au voisinage des accès ; états pré et post-épileptiques. — Responsabilité pendant les accès.
IV. Responsabilité civile. — Capacité civile des épileptiques larvés.
V. L'internement des épileptiques criminels. — Durée de la séquestration. — Séquestration perpétuelle. — Séquestration conditionnelle. — Sortie.
VI. Asiles spéciaux.

I. Généralités. Certificat préventif. — La question de la responsabilité légale des épileptiques est assurément une des plus difficiles de la médecine légale, et les opinions à ce sujet ont jusqu'ici été en opposition assez marquée. Ces divergences proviennent de la difficulté d'interpréter beaucoup d'actes marqués au sceau de la spontanéité et de la conscience, alors qu'ils échappent absolument en réalité au contrôle de la volonté libre.

Cette difficulté était encore plus grande en ce qui concernait l'épilepsie larvée, dont il était difficile de faire une démonstration rigoureuse, certaine, scientifique, capable de s'imposer avec netteté à l'esprit des magistrats.

Or, les conclusions qui précèdent nous paraissent de nature à permettre désormais la possibilité de cette démonstration. On conçoit, en effet, tout le poids que peut acquérir, au cours d'une instruction ou dans les débats d'un procès, l'apport d'une preuve convaincante et capable de lever tous les doutes. On conçoit toute la clarté jetée dans une affaire par la production subite de cette affirmation :

« L'homme que vous accusez est un malade ; c'est un épileptique, mais un épileptique atteint d'une forme particulière de la névrose, d'épilepsie larvée ».

Toute l'attention, toute la sympathie des juges sont dès lors acquises à l'inculpé, et c'est en toute connaissance de cause que ceux-ci peuvent désormais se prononcer sur la valeur de ses actes et instruire impartialement son procès.

L'épileptique est en effet un malade, mais un malade d'une sorte particulière. C'est un malade intermittent, dont les actes sont tantôt lucides, voulus, raisonnés, tantôt obscurcis, déviés, transformés par l'affection dont il souffre. Le problème serait d'une solution enfantine si le mal dont il est atteint pesait à tous les instants sur lui. Mais il en est tout autrement, ainsi que nous l'avons vu, et la difficulté consiste à savoir si tel acte a été accompli ou non au cours d'un état pathologique.

C'est pourquoi, toutes les fois que le médecin se trouvera en présence d'un épileptique, et surtout d'un épileptique larvé, il devra, suivant en cela les conseils et l'exemple des autorités les plus compétentes en la matière, je veux dire Legrand du Saulle, Charcot, Brouardel, prendre immédiatement la précaution de rédiger un écrit attestant la maladie, qu'on pourra plus tard présenter en justice, si c'est nécessaire. Mais que l'on s'attende à rencontrer alors la plus grande opposition dans les familles, qui ne veulent pour rien au monde qu'on sache qu'elles renferment un épileptique; c'est là une tare que chacun tient à cacher le plus possible.

Et cependant, dit Legrand du Saulle, à un moment donné la sauvegarde du malade et de toute sa famille peut dépendre de cette simple précaution médicale. Toutes les fois que l'on se trouve en face d'individus qui ont présenté des singularités psychiques et somatiques analogues à celles que nous avons signalées, on doit les attester dans une pièce datée, quasi-authentique, presque officielle, que l'on remet entre les mains du plus proche parent du malade, à l'insu de celui-ci.

Comme il y a toujours lieu de prévoir la possibilité de rechutes semblables et de faits ultérieurs peut-être plus graves, cette pièce doit être légalisée par l'autorité administrative, déposée chez un notaire, de façon que l'on puisse avoir toujours sous la main quelque chose qui fasse foi. Qu'on le sache bien, l'oubli de cette constatation peut faire envoyer au bagne un épileptique larvé. Si l'évènement prévu ne se réalise pas, la précaution a été simplement inutile ; mais s'il se présente un trouble intellectuel subit et des actes délictueux ou criminels, dans des conditions semblables à celles qui ont été spécifiées dans la pièce datée et tenue secrète, l'accusation tombe aussitôt, et la prévoyance perspicace du médecin s'élève à la hauteur d'un véritable bienfait ! (Legrand du Saulle).

Cette ligne de conduite est pleine de sagesse et évite que le malade apprenne par la pièce les caractères ordinaires de son délit et puisse en abuser à l'état de conscience. Mais ce me semble là une précaution un peu exagérée que cette suspicion de la bonne foi du malade. Il nous semblerait logique, au contraire, que celui-ci fût toujours porteur (à l'exemple des malades de Charcot et de Voisin, dont nous avons cité les observations) d'un double du certificat médical, pour que, le cas échéant, la preuve puisse être faite incontinent. Tous les magistrats ne sont heureusement pas du calibre de celui qui ne tint aucun compte d'une ordonnance signée : Charcot.

Mais ceci n'est pas à dire qu'il suffise pour un malade d'être atteint d'épilepsie convulsive ou d'épilepsie larvée pour être immédiatement déclaré irresponsable de tous les actes qu'il a commis. Bien loin de là. En dehors de ses attaques, il faut reconnaître qu'en principe, tout épileptique est responsable. L'épilepsie est une maladie nerveuse, au même titre que l'hystérie ; elle peut donner lieu à des accidents qui ôtent à un individu son libre arbitre ; mais elle peut tout aussi bien le laisser entièrement sain d'esprit. Un épileptique n'est irresponsable que s'il se trouve, soit momentanément, soit d'une manière habituelle, dans un état d'aliénation mentale.

Tout revient donc à une question de diagnostic, qui peut se résumer dans les deux points suivants :

1° Le malade est-il un épileptique?

2° A-t-il agi, ou non, sous l'influence de son épilepsie ?

Nous nous sommes attaché d'une manière toute spéciale, dans le chapitre précédent, à résoudre ces deux questions, et nous avons indiqué les moyens d'y parvenir ; nous avons montré que la plupart du temps la solution était désormais possible. Nous supposons donc ces deux points acquis à la connaissance de l'expert et du magistrat. Ceci posé, nous pouvons aborder avec fruit la discussion de la responsabilité de l'épileptique larvé.

II. Conditions de l'irresponsabilité criminelle. — D'après la *loi française*, une des plus simples et des mieux conçues, la question est jugée par l'art. 64 du Code pénal : « Il n'y a ni crime ni délit si le prévenu était en état de démence au moment de l'action ». L'existence de la folie est laissée à l'appréciation libre des juges ; notre législation est, sous ce rapport, très libérale.

En *Allemagne*, à côté du critérium scientifique, la loi pose un critérium philosophique et abstrait ; la législation établit que : « Un acte n'est pas punissable lorsque, au temps de l'action, son auteur était dans un état d'inconscience ou de maladie mentale excluant la libre détermination de la volonté ». Cette double solution imposée à l'expert présente, dans certains cas, de grandes difficultés. Aussi, l'illustre Griesinger, à la fin de sa carrière, se contentait-il de répondre à la première question (existence du dérangement mental), la réponse à la seconde (influence de l'état mental sur la liberté morale) lui paraissant de nature à soulever des scrupules et des difficultés de conscience souvent insurmontables. Le libre exercice de la volonté est la condition expresse de toute liberté humaine. Dans les deux législations, si les termes sont différents, la conclusion qui s'impose est la même :

*Tout individu dont la volonté n'est plus libre doit être considéré comme irresponsable de ses actes.*

C'est de là qu'il faut partir pour examiner quels sont les rapports de l'épilepsie impulsive avec la loi pénale.

Or, l'analyse des faits nous a montré que dans le paroxysme épileptique l'atteinte à la volonté était constante et complète. On doit donc en déduire que :

*Tout acte commis au cours d'un paroxysme épileptique est non imputable ; l'auteur est irresponsable.*

Mais il ne faut pas croire que cette irresponsabilité est une ; elle varie suivant les individus, et chez le même individu suivant les moments. Examinons les diverses conditions dans lesquelles un épileptique peut se trouver, pour poser les conditions de sa responsabilité à divers moments.

III. — Conditions de l'irresponsabilité pénale de l'épileptique larvé. — Nous supposons l'épilepsie du sujet connue et démontrée. Or, cet individu peut se trouver dans des conditions tout à fait différentes pour lesquelles sa responsabilité ne sera pas la même : (1)

1° Il est dans l'intervalle des accès ;

2° Il est au voisinage d'un accès ;

3° Il est dans un accès.

---

(1) Consulter : Responsabilité, 19, 80, 88, 129, 151, 205, 227, 245, 251.

Pour bien remplir son mandat, l'expert doit avant tout préciser si la maladie, au moment où tel acte a été accompli, agissait sur l'individu, oblitérait son intelligence ou annihilait sa volonté.

1. *Responsabilité dans l'intervalle des accès.* — Dans les intervalles lucides, l'épileptique, d'une façon générale, peut être considéré comme jouissant de toutes ses facultés mentales et partant, comme responsable de ses actes. Mais cette proposition générale est susceptible d'être modifiée d'une façon restrictive dans diverses circonstances. En effet, au cours des périodes de calme, l'épileptique peut se trouver dans des conditions mentales tout à fait différentes.

Tantôt, mais rarement, la névrose n'exerce aucune influence sur la vie morale et intellectuelle de l'épileptique, qui conserve dès lors toutes ses facultés morales et intellectuelles. Ceci ne se produit que lorsque les paroxysmes sont rares et suffisamment espacés.

Tantôt, et ceci est plus fréquent (que les paroxysmes soient espacés ou non), la névrose a modifié la manière d'être du malade en lui imprimant les stigmates que nous avons attribués au *caractère épileptique*. Les facultés affectives sont altérées ; le sujet est bizarre, irritable à l'excès, méchant, querelleur, sournois ; il existe chez lui une sorte de spontanéité impulsive qui se traduit par une grande irritabilité, par des violences de caractère, et qui, sans qu'il y ait insconscience ou amnésie, met souvent le malade dans un état où il ne ne se possède réellement plus. Il peut arriver ainsi qu'un épileptique se laisse aller à des colères excessives, à des emportements irréfléchis, sous l'influence desquels il pourra commettre des violences ou d'autres actes du même genre.

Tantôt, et en dernier lieu, lorsque les attaques sont fréquentes et tenaces, elles peuvent atteindre à un point tel la vie intellectuelle et morale de l'épileptique que, dans les intervalles, celui-ci est dans un état de démence complète.

Les intervalles lucides peuvent donc se présenter sous un triple aspect moral et intellectuel :

*a*) Il n'existe aucune atteinte aux facultés mentales.

*b*) Le sujet présente tous les attributs du caractère épileptique.

*c*) Il existe une atteinte profonde aux facultés mentales.

Chacune de ces divisions emporte avec soi un degré correspondant de responsabilité.

*a*) *Il n'existe aucune atteinte aux facultés mentales.* — Les sujets de cette catégorie doivent être considérés comme absolument sains dans les intervalles lucides ; ils ont conservé intactes leurs facultés morales et intellectuelles.

*La responsabilité est complète ;* le crime doit être puni comme celui d'un homme sain. Mais il faudra apporter une réserve et une prudence extrêmes pour démontrer que le crime n'a été commis ni pendant une attaque, ni pendant les états pré ou post-paroxystiques.

*b*) *Le sujet présente tous les attributs du caractère épileptique.* — Il peut agir alors avec discernement, même avec ruse ; ses actes sont calmes, réfléchis, voulus, combinés, exécutés en toute conscience. Il semble que le malade doive être *entièrement responsable,* surtout si les accès sont rares, les impulsions peu vives, si le crime est nettement le résultat d'un calcul, si les mobiles sont en corrélation avec le fait imputé.

Mais, dans d'autres circonstances, si l'irritabilité, l'impulsivité dominent la scène, si ces dispositions se manifestent de telle sorte que l'individu en arrive à être véritablement dans des conditions identiques à celles de l'épileptique impulsif qui a agi dans l'inconscience, alors on doit demander pour lui le bénéfice des *circonstances atténuantes*, et même aller plus loin et poser nettement la question de la *responsabilité atténuée*.

Mais nous ne croyons pas, comme le voudrait M. Parant, que le sujet puisse être déclaré *irresponsable* de tous les actes qui sont la conséquence directe de cette sorte d'impulsion. Il agit alors avec conscience, il a la connaissance de ses actes; il en conserve le souvenir; sa volonté est diminuée, je le veux bien, mais elle n'est pas abolie comme au cours du paroxysme. L'irresponsabilité dans ces circonstances est une exagération. Il faut admettre une responsabilité atténuée.

c) *Il existe une atteinte profonde aux facultés mentales.* — Un pareil individu, dont les facultés intellectuelles et morales ont été ruinées par la fréquence et la ténacité des attaques, est un imbécile ; ses actes sont ceux d'un imbécile et, de ce fait, non imputables. *L'irresponsabilité est complète* dans les intervalles, et *à fortiori* pendant l'attaque.

2° *Responsabilité au voisinage des accès ; états pré et post-épileptiques.* — La question devient fort délicate lorsqu'il s'agit de juger les modifications psychiques qui précèdent ou suivent les accès, modifications connues depuis longtemps pour l'épilepsie convulsive, et depuis longtemps considérées comme un indice d'irresponsabilité absolue. Elles constituent comme une exagération du caractère épileptique ; elles sont une sorte d'intermédiaire entre celui-ci et l'acte paroxystique qu'elles préparent ou suivent, dont elles ne sont que le prélude ou la conséquence, et dont elles font, par suite, presque partie. Les actes commis sous leur influence doivent donc participer en partie à la responsabilité fortement atténuée des impulsions conscientes du caractère épileptique et à l'irresponsabilité absolue des actes commis au cours du paroxysme. Mais le point délicat consiste précisément à fixer le rapport de proximité de ces états pré et post-paroxystiques avec le paroxysme proprement dit.

Zacchias voulait que tout épileptique fût regardé comme complètement irresponsable pour tout acte commis pendant les trois jours précédant ou suivant l'accès. C'est là une limite tout arbitraire, et qui, suivant les circonstances, est beaucoup trop considérable ou par trop restreinte. Souvent l'attaque arrive subitement ; ou les périodes pré et post-épileptiques durent si peu de temps qu'on les perçoit à peine, ou qu'elles passent inaperçues. Evidemment, dans ces cas, l'irresponsabilité ne peut s'étendre aux trois jours d'avant l'attaque et aux trois jours d'après. De plus, lorsque les périodes pré et post-épileptiques existent, leur durée peut varier de quelques secondes à quelques semaines, pendant lesquelles le sujet présente une série de troubles croissants ou décroissants qui mènent jusqu'au paroxysme ou s'éloignent de celui-ci. Il y a donc un mélange de santé et de troubles morbides difficilement dosable, dont l'évaluation est particulièrement délicate. Il faut alors étudier avec soin les anamnestiques, savoir si le sujet présente habituellement ces périodes pré ou post-paroxystiques, quelle est leur durée ordinaire, quel est le caractère des actes compris dans ces deux phases, quel est le degré d'irritabilité existant alors chez le sujet. Il faudra de plus établir un rapport de similitude entre le caractère des impulsions ou des actes impulsifs accomplis à ce moment et le caractère des actes accomplis dans le paroxysme.

L'expert, on le voit, devra se livrer à des recherches capables de lui démontrer s'il y avait prédominance de la raison sur la passion maladive ou *vice-versa*, mais on conçoit toute les difficultés que l'on aura à surmonter dans ces conditions.

On ne peut donc pas admettre pour tous les cas un principe aussi général que celui de Zacchias, et l'on doit se ranger à l'opinion fort sage de Kowalewsky, pour qui la *responsabilité pénale et l'imputabilité (incriminabilité) pendant les périodes pre et post-épileptiques, ne doivent être que relatives.*

En résumé, admettre la *responsabilité complète ou atténuée,* si les périodes pré et post-paroxystiques font défaut ; admettre l'*irresponsabilité absolue*, ou tout au moins une *responsabilité fortement atténuée* s'il existait avant ou après l'accès, dans un espace de temps englobant l'acte, des modifications notables du caractère liées à l'épilepsie, sont les conclusions auxquelles il faut s'arrêter. Et, dans ce dernier cas, on réservera l'irresponsabilité absolue pour les actes commis immédiatement avant ou après l'accès, tandis que la responsabilité limitée s'appliquera aux actes compris dans les périodes que nous envisageons, mais à un moment assez éloigné de l'accès.

3° *Responsabilité pendant les accès.*— Tout se borne ici à un diagnostic ferme, et nous ne revenons pas sur lès éléments que le médecin a à sa disposition pour arriver à l'établir avec une certitude à peu près absolue. Si l'on se fiait aux apparences, si l'on persistait à vouloir trouver dans l'état de la conscience ou du souvenir le critérium de la responsabilité, en graduant celle-ci d'après les modifications correspondantes de la conscience et de l'amnésie, on risquerait de commettre de graves erreurs de diagnostic, lourdes de conséquences matérielles et pénales pour les pauvres malades. Une responsabilité proportionnelle basée sur les variations de la conscience ou du souvenir serait le plus formidable déni de justice que l'on puisse rêver.

« Le malade, dit M. J. Falret, prononce des paroles ou se livre à des actes qui pourraient faire douter de la nature réellement épileptique de son accès et faire attribuer aux actes accomplis au milieu de cet état tout particulier du système nerveux un caractère de liberté et de volonté morale qu'ils ne possèdent à aucun titre... Le malade à certains moments paraît même complètement revenu à lui-même ; il entre en conversation avec les personnes qui l'entourent, il se livre à des actes qui paraissent commandés par sa volonté ; il semble en un mot rentré dans son état normal. Mais malgré ces manifestations apparentes de raison, l'épileptique impulsif ne peut pas, ne doit pas être considéré comme responsable de ses actes.

Si le malade peut paraître accomplir des actes commandés par la volonté, il arrive encore que certains, une fois entrés dans la phase d'impulsion, continuent les actes qu'ils étaient en train d'exécuter et agissent comme ils le faisaient avant le début de l'accès impulsif. Outre qu'ils paraissent agir avec conscience et volonté, ces malades paraissent obéir à un motif.

Dans d'autres cas, qui sont encore plus spécieux que les précédents, les impulsifs accomplissent des actes qui sont en rapport avec des idées qui avaient précédemment occupé leur intelligence, et en vertu desquels ils paraissent agir. Ils se trouvent tout à fait dans les conditions matérielles de la préméditation ; car la direction donnée à leurs actes est conforme à des idées, à des intentions qu'ils ont pu avoir, mais dont cependant la réalisation se fait sans la participation de leur volonté. Que, par exemple, un épileptique, dans un accès impulsif, se livre à des voies de fait, à une agression homicide contre un ennemi personnel, à l'égard duquel il aura pu avoir des idées de vengeance, la préméditation peut sembler évidente alors qu'elle n'existe pas. L'impulsif arrive alors à réaliser involontairement ou inconsciemment un acte auquel il avait pensé, mais que cependant la volonté, en dehors de l'état d'impulsion, ne l'aurait point amené à réaliser. C'est alors surtout qu'un crime inconscient peut prendre toutes les apparences d'un crime passionnel.

Il se rencontre même des épileptiques que le choc impulsif amène à regarder comme réalisées des idées qu'ils avaient avant leur accès. Il est facile de comprendre quelles conséquences graves peut avoir une disposition de ce genre. Ces épileptiques peuvent ainsi être amenés à formuler contre autrui des imputations fausses, mensongères, à dire qu'ils ont été témoins ou acteurs de faits en réalité absolument imaginaires, mais qui, pour eux, sont tout à fait vrais ; dans des cas semblables ils peuvent accuser autrui, faire des dénonciations qui peuvent en imposer, ou, au contraire, s'accuser eux-mêmes de crimes invraisemblables, tel le malade de M. Féré.

Enfin il est des malades qui, sachant qu'ils sont épileptiques et arrivant à comprendre ce qu'ils font dans leurs accès impulsifs, préfèrent endosser la responsabilité de leurs actes plutôt que de laisser connaître ou d'avouer leur maladie. Il peut arriver que cet épileptique se prenne pour ainsi dire en flagrant délit, lorsque dans une fugue inconsciente il reprend connaissance loin de l'endroit où il se rendait ; il ignore comment cela se fait, mais il ne doute pas. Parfois il se réveillera, l'instrument du crime à la main, ou tellement entouré de pièces à conviction qu'il lui sera impossible de ne pas reconnaître que c'est lui l'auteur de l'acte. Dans ces circonstances il arrive que l'épileptique, humilié, reconnaisse son acte sans chercher à l'expliquer ou à en atténuer les conséquences ; parfois, tout en se soumettant à la fatalité, son fatalisme lui fait chercher des raisons pour expliquer ses actes inconscients (Féré).

Enfin il ne faut pas oublier toutes les contradictions surgies des différentes manières d'être de l'amnésie. Tel qui, au sortir de son accès, ne se souvient absolument de rien, pourra renouer plus tard le lien interrompu de ses actes et récupérer des bribes de souvenir ; après avoir nié, il avouera. Tel autre, qui n'est pas encore sorti de son état épileptique au moment où on l'arrête, reconnaîtra, dans son état de subconscience, les actes imputés, signera, paraphera des procès-verbaux, et dans quelques heures, dans quelques jours, une amnésie tardive viendra effacer complètement le souvenir de tout ce qui s'est passé ; après avoir avoué, il niera ; il niera même sa signature. L'amnésie rétrograde enfin pourra pousser les malades à la dénégation de faits accomplis en état hygide.

Dans toutes les éventualités que nous venons d'envisager, l'*épileptique est essentiellement irresponsable de ses actes*. Le tout est de savoir distinguer entre les actes vraiment conscients et ceux qui ne font que le paraître. Toutes les considérations qui précèdent, empruntées en partie au rapport de M. V. Parant, ont donc une importance capitale. Le médecin, aussi bien que le magistrat, devra être familiarisé avec ces déviations de la conscience et de la mémoire. Perte complète de la conscience avec amnésie totale, état hypnagogique avec amnésie absolue, état hypnagogique avec amnésie incomplète, état crépusculaire prolongé ou second état épileptique avec conscience et souvenir, amnésie secondaire, amnésie retardée, amnésie rétrograde, devront être toujours présents à l'esprit de l'expert.

Le médecin légiste doit se former une conviction, et tâcher ensuite de l'établir et de la faire éclater. Rechercher si un acte commis fait partie du délire habituel à tel malade, rechercher s'il a été commis en état de délire, devront être ses premières préoccupations.

Chaque épileptique, en effet, en vertu de la répétition photographique de ses actes, a une criminalité propre, qui lui est particulière, et à laquelle il ne peut se soustraire. Legrand du Saulle, interpellé à propos d'un malade accusé d'actes honteux, et pour l'irresponsabilité complète duquel il plaidait, se vit objecter que c'était un excellent comptable, c'est-à-dire un homme jouissant de ses facultés morales. Et le grand criminaliste répondit : « Le vol ne fait pas partie de sa criminalité maladive ; si ce malade avait seulement détourné dix sous, je dirais qu'il est un voleur ! » Un premier point sera donc d'établir si l'acte incriminé relève de la criminalité du malade.

Mais encore faut-il savoir si cet acte a été accompli sous l'influence du délire, sous le couvert de l'irresponsabilité ou en dehors de tout paroxysme avec la responsabilité pour corollaire, si oui ou non, c'est un équivalent psycho-épileptique. C'est ici que l'étude des caractères de l'acte, révélant quelques-uns des points que nous avons établis dans l'étude des équivalents psychiques, la soudaineté, la répétition du même méfait dans les mêmes conditions, etc., etc... pourra apporter des données précieuses à l'instruction médicale.

Mais c'est surtout dans l'étude des modifications fonctionnelles consécutives à l'accès, si le malade a pu être étudié à un moment assez rapproché de celui-ci, dans la recherche de l'albuminurie post-paroxystique, de l'hypotoxicité urinaire post-accessuelle, de l'augmentation de l'élimination de l'urée des phosphates, de l'altération de leur formule, des variations de la température, c'est dans ce syndrome objectif que le médecin ira chercher la preuve irréfutable que l'acte a été commis au cours d'un paroxysme.

En résumé, de tout ce qui précède on peut tirer les conclusions suivantes :

Il existe, pour les épileptiques larvés, comme pour tous les épileptiques, trois degrés de responsabilité : responsabilité complète, responsabilité conditionnelle, avec circonstances atténuantes et irresponsabilité complète (Kowalewsky).

La responsabilité complète n'existe que dans les intervalles lucides et ne s'applique qu'aux cas dans lesquels les facultés morales et intellectuelles restent intactes.

La responsabilité conditionnelle n'existe que dans les intervalles lucides ; elle se rapporte aux cas où la névrose a imprimé son sceau sur les manifestations même hygides de la personnalité des malades ; elle s'applique aux cas où les déductions logiques de la raison saine de l'épileptique se trouvent sous l'influence des altérations passionnelles ou autres, liées à la maladie.

L'irresponsabilité complète s'applique : toujours aux actes commis pendant l'attaque ; parfois aux actes commis pendant les états pré et post-épileptiques, si ceux-ci sont d'une existance manifeste ; toujours aux actes commis par un malade dont les facultés morales et intellectuelles sont notablement affaiblies par les attaques (période de passage de l'esprit sain à la démence, et démence).

IV. Responsabilité civile ; capacité civile des épileptiques larvés. — La valeur civile des actes accomplis par les épileptiques doit marcher de pair avec leur valeur pénale. Seront reconnus non valables : tous les actes accomplis dans les cas précédemment indiqués où la loi doit déclarer l'individu irresponsable de ce qu'il fait, c'est-à-dire les actes accomplis au cours d'un état épileptique plus ou moins prolongé, mais ayant la valeur d'un paroxysme, d'un équivalent ; les actes accomplis dans les périodes pré et post-épileptiques, lorsque l'existence de celle-ci est démontrée ; les actes accomplis dans les intervalles, lucides au cas où une atteinte considérable a été faite aux facultés morales et intellectuelles.

Ici se pose la question de l'interdiction et du conseil judiciaire. Facile à résoudre dans certains cas, elle est très délicate dans d'autres.

Un malade parvenu à la démence devra être interdit. Mais celui dont l'intelligence est simplement menacée par des attaques trop rapprochées, qui n'apportent pas encore une perturbation permanente dans l'exercice des facultés intellectuelles, devra-t-il être interdit ? Il est des moments où cet homme peut se guider, où ses actes sont ceux d'un être sain, où il peut vouloir librement, agir sainement. Peut-on raisonnablement entacher préventivement d'incapacité tous les actes de cet homme ?

Nous ne faisons qu'esquisser ce point intéressant de la juridiction civile relatif à l'épileptique psychique. Sans prétendre aborder la discussion d'un problème aussi important, aussi délicat, pour lequel nous n'avons point la compétence nécessaire, car il relève autant, sinon plus, de la jurisprudence que de la médecine, nous nous contenterons de rappeler le principe général que nous avons posé plus haut, à savoir que la compétence criminelle d'un malade est en tous points superposable à sa compétence civile.

V. L'INTERNEMENT DES CRIMINELS ÉPILEPTIQUES. — Quelles sont les mesures à prendre à l'égard des épileptiques qui, dans un accès impulsif, ont commis un crime ou un délit? Doit-on les séquestrer? Et, si on le fait, combien de temps devra durer leur séquestration ? La situation est d'autant plus complexe, qu'elle comprend des éléments contradictoires. D'un côté, en effet, il y a à considérer les prescriptions légales sur la séquestration des individus réputés aliénés, et, d'autre part, les éventualités morbides. (Parant.)

Un premier point s'impose avec toute évidence : *Il semble naturel et nécessaire que la séquestration suive tout acte délictueux ou criminel commis involontairement par un épileptique impulsif.* L'épileptique est, à ce moment, un véritable aliéné, et, comme tel, doit être mis dans l'impossibilité de nuire. Mais quelle devra être la durée de cette séquestration ?

*Doit-on séquestrer perpétuellement cet aliéné impulsif et dangereux ?* Beaucoup de médecins, se basant sur le fait de la répétition presque fatale des mêmes actes par l'épileptique, penchent pour la séquestration à perpétuité. Esquirol déclarait que la folie homicide ne guérissait jamais radicalement, et était sujette à des rechutes. Magnan, sans se prononcer d'une façon aussi catégorique, pense que chaque cas doit être étudié et pesé séparément, mais que rien d'immuable ne saurait régir et trancher la question.

La séquestration perpétuelle paraît, en effet, arbitraire, et constituerait, si on l'appliquait systématiquement, une véritable illégalité. L'épileptique larvé est essentiellement un *aliéné par accès;* il est justiciable des lois sur les aliénés. Or, ces lois veulent que tout aliéné guéri soit mis en liberté. Par conséquent, s'il vient à sortir de son accès, à guérir momentanément, ce qui est la règle ordinaire, cet impulsif, cet épileptique larvé, qui a été homicide, devra, aux termes de la loi, en dépit de son acte criminel, dont il a été déclaré irresponsable, être rendu à la liberté.

Le principe de la séquestration perpétuelle est donc légalement inadmissible. Un expert serait mal fondé à demander dans ses conclusions qu'un épileptique larvé soit pour toute sa vie enfermé dans un asile d'aliénés. Il outrepasserait, ce faisant, ses droits et ses devoirs. Pour ne point manquer à sa mission, il doit demander la séquestration, sans préciser de limites à celle-ci, car, conformément aux lois, il doit tenir compte des éventualités d'une guérison.

*A quel moment doit-on rendre ces malades à la liberté?*— Certains médecins veulent les laisser sortir aussitôt après la guérison de l'accès, sans rien préjuger des accès à venir. Cette conduite est bien peu sage, et peu en harmonie avec les méthodes de prudence et d'expectation si développées dans l'art médical. Ce ne sont pas les indications de la sortie qu'il suffit de trouver ; ce sont les *contre-indications à la mise en liberté* qu'il faut savoir peser avec sagacité.

Peut-on savoir en effet ce que va durer la trêve qui, pour un temps, mettra un frein aux manifestations morbides, suspendra toute tendance impulsive, et autorisera le malade à reprendre la lourde charge de la vie commune avec les responsabilités qu'elle entraîne? Ne doit-on pas, pour un temps, protéger cet être irritable contre toutes les causes extérieures qui vont de nouveau l'assaillir, exaspérer ses tendances morbides, réveiller et entretenir son impulsivité?

On le voit, c'est là une véritable question de clinique, c'est à dire de cas particuliers. On ne peut donner de solution ferme, de réponse générale, de formule certaine, satisfaisant entièrement aux conditions du problème. C'est dans l'étude et la connaissance approfondie du malade que l'on ira chercher les éléments susceptibles d'apporter les éclaircissement voulus à la question posée plus haut.

C'est au médecin de l'asile d'aliénés à qui ces individus sont confiés que le soin incombe de déterminer ce qu'il convient de faire à leur égard. Nul doute que ce médecin sera prudent et qu'il ne proposera la sortie d'un épileptique impulsif qu'après une très longue période de contrôle, pendant laquelle il aura pu constater la disparition de toute tendance impulsive, si faible qu'elle soit. Il y aurait lieu assurément de ne pas considérer comme guéris les épileptiques qui, bien que n'ayant plus ni grandes attaques, ni vertiges, ni absences, ni impulsions d'aucune sorte, conserveraient néanmoins la moindre irritabilité. Et encore, alors même que cette irritabilité n'existerait pas, le médecin de l'asile ferait bien de ne pas prendre seul la responsabilité d'une mise en liberté. M. Berlureaux donne à cet égard un conseil très sage, qui est de demander une consultation écrite de plusieurs confrères. Il faut encore, à notre avis, aller plus loin et spécifier que ces confrères consultants devront avoir un mandat officiel et avoir été désignés par l'autorité compétente, administrative ou judiciaire. (Parant.)

Mais encore, même en s'entourant de toutes ces précautions, il est certainement très aléatoire de provoquer la mise en liberté d'un épileptique impulsif, et certains faits sont propres à rendre exagérément réservé sur la mise en liberté des malades qui ont eu des impulsions irrésistibles. Ainsi, tout en posant le principe de cette *séquestration conditionnelle* qui satisfait pleinement aux exigences de la loi sur les aliénés, entrevoit-on la possibilité, dans certains cas, mais non dans tous, d'une *séquestration indéfiniment prolongée*. Mais cet euphémisme dissimule mal la séquestration perpétuelle.

VI. Asiles spéciaux. — Y a-t-il lieu de confondre l'épileptique, l'aliéné criminel avec le commun des aliénés, et de les interner avec ceux-ci sans aucune distinction, ou doit-on leur faire subir leur séquestration dans des asiles spéciaux créés à cet effet?

Tout d'abord, il est nécessaire d'établir que ces malades, si criminels soient-ils, ne sont que des malades, des irresponsables absolus. Il ne peut donc être question de leur faire subir une forme particulière de détention, rappelant plus ou moins la punition légale ; aussi doit-on rejeter absolument l'expression d'*asile-prison* qui avait été proposée pour caractériser les locaux destinés à recevoir ces malades. Rien ne doit rappeler le châtiment social; tout, au contraire, devrait parler de miséricorde et de pitié, et rappeler l'hôpital, le lieu où l'on soigne les malades.

Malheureusement, quelque lénitive que soit l'expression employée, *asile spécial*, *asile criminel*, les précautions que l'on est obligé de prendre dans un pareil milieu, où le crime s'agite sans cesse, tendent à en faire une véritable maison de détention, un vrai quartier de la force.

Magnan se montre peu partisan « de ces maisons mixtes, moitié prison, moitié asile qui, sans avoir les avantages de l'un, auraient tous les inconvénients de l'autre, et qui, du reste, par la force même des choses, perdant de plus en plus le caractère de la maison de santé, finiraient par devenir uniquement de véritables prisons. »

Un besoin unique se fait sentir pour tous ces malheureux : c'est la nécessité d'une surveillance étroite, continue, de tous les instants, destinée à prévenir les funestes conséquences de leurs tendances morbides spéciales. On avait supposé que la création d'asiles spéciaux répondrait pleinement à ce désideratum. Brière de Boismont, Falret, avaient conçu et demandé en France la réalisation d'une pareille institution. Mais c'est en Angleterre d'abord, en Italie ensuite que l'on a, pour la première fois, créé des établissements spéciaux pour les aliénés criminels. C'est à Bedlam que la première tentative fut faite ; les deux ailes de l'asile primitivement affectées à cette destination furent abandonnées en 1863 et un asile spécial a été ouvert à Broadmoor, à vingt milles de Londres. En Irlande, un asile semblable a été construit à Dundrum, près Dublin. Eh bien ! quels enseignements peut-on tirer de l'expérience faite à ce sujet en Angleterre ? Le docteur Wiedemeister, d'Osnabrück, les formulait comme il suit :

« La surveillance, qui est facile lorsque les aliénés à impulsions criminelles sont disséminés dans les asiles et mêlés aux autres malades, devient impossible lorsqu'ils sont concentrés sur un seul point.

» Le recrutement des gardiens, malgré les avantages exceptionnels qu'on leur offre, est extrêmement difficile.

» La tendance à conspirer, rare chez les aliénés, est permanente à l'asile spécial ; les accidents, meurtres, tentatives d'évasion sont à l'ordre du jour, grâce à la contagion de l'exemple. *L'asile spécial n'est et ne peut être qu'une prison*. Ce fait est en opposition formelle avec la psychiatrie, la morale, la législation ».

L'aliéné qui a le malheur de commettre un meurtre n'en est que plus digne de compassion, puisqu'il s'ajoute quelque chose encore à sa maladie, le crime. La place de ces malheureux est au milieu des aliénés de nos asiles ordinaires. Si la société a le droit de se protéger contre les actes dangereux que commettent ces malades pendant leur délire, elle a aussi le devoir de leur rendre la vie aussi facile, et on peut même dire agréable, que le comporte leur séquestration ; ce n'est pas dans ces sortes de prisons qu'ils trouveront les bons soins, la douceur, la compassion même que réclame leur raison égarée ; loin de là, ils n'y rencontrent que les violences de la répression.

« Que l'on installe dans chaque Asile des quartiers présentant moins de moyens d'évasion, qu'on augmente le personnel chargé de les surveiller, si l'on ne veut les laisser avec les autres malades, mais que l'on se garde d'élever ces maisons mixtes qui feraient reculer d'un siècle notre civilisation. Pinel a fait tomber les chaînes ; ne les remplaçons pas par quelque chose de pire ! (Magnan) ».

Pareilles craintes sont certainement exagérées ; et, puisque l'on reconnaît la possibilité, sinon la nécessité d'un quartier spécial et d'une surveillance spéciale dans les asiles, pourquoi ne les admettrait-on pas dans une maison spécialement affectée à cet effet ? Le nom seul change ; la destination est la même. Évidemment, il faut aussi prendre en considération les intérêts moraux des familles. Elles, qui rougissent déjà d'avoir un aliéné parmi elles, se croiraient définitivement déshonorées et seraient peut-être en réalité poursuivies par l'absurde mépris public, si on internait un des leurs dans une maison spéciale où on met les fous criminels ! Mais, d'autre part, peut-on hésiter entre ce sentimentalisme et les intérêts de la société, qui exigent, eux, que l'on prenne des précautions toutes particulières vis-à-vis de tous les êtres dangereux, qu'ils soient aliénés ou non, qui font courir des risques à leurs semblables ?

On le voit, il y a de part et d'autre des avantages et des

inconvénients. Mais l'obstacle le plus invincible réside certainement dans la répugnance instinctive que certaines idées font naître en nous. Il suffit qu'une maison de santé reçoive des malades qui ont commis des crimes, pour que le toit commun à ces meurtriers par fatalité prenne l'aspect sinistre d'une bastille, pour que ce groupement de pauvres malheureux nous rappelle le bagne. C'est donc plus pour nous que pour eux, que notre esprit s'effare à l'idée de la création des asiles spéciaux.

---

# CONCLUSIONS

1. En dehors de ses phénomènes convulsifs et de ses troubles ordinaires, et à l'exclusion de ceux-ci, l'épilepsie peut donner lieu à des manifestations inusitées dans les diverses sphères motrice, sensitive, sensorielle, psychique. L'épilepsie ainsi caractérisée est dite épilepsie larvée.

2. De toutes ces formes, l'épilepsie psychique est la plus importante au point de vue social et médico-légal. Elle se traduit le plus souvent par des actes délictueux ou criminels.

3. Cette épilepsie psychique, fréquemment d'origine héréditaire, prend assez souvent la forme d'une folie psycho-sensorielle périodique.

4. Le trouble psychique surajouté qui fait de cette forme de la névrose une épilepsie délirante, une aliénation mentale, peut être lui-même d'origine épileptique, ou relever d'une hérédité mentale surajoutée.

5. Dans toute épilepsie, au moment du paroxysme, la volonté libre du sujet est entièrement paralysée vis-à-vis des phénomènes morbides.

6. Pour savoir qu'il y a atteinte possible à la volonté, il faut faire le diagnostic de l'épilepsie. Ce diagnostic, incomplètement réalisable en se basant sur les seuls symptômes, est éclairé et corroboré par la recherche de l'hypotoxicité urinaire, fonction de la névrose et stigmate permanent de l'épilepsie.

7. Tous les incidents survenant chez un épileptique ne reconnaissent pas l'épilepsie pour origine. Pour démontrer qu'un acte paroxystique est un équivalent épileptique, on se basera sur la recherche des modifications de l'urée, de l'acide phosphorique, de la toxicité urinaire, de l'albuminurie post-paroxystique, des variations de la température, démontrant d'une façon certaine l'existence de la crise comitiale, convulsive ou non.

8. Tout acte commis au cours d'un paroxysme psychique est non imputable.

9. L'épileptique psychique qui a commis un crime est un aliéné et doit être considéré comme tel ; il ne relève que de la loi sur les aliénés.

# INDEX BIBLIOGRAPHIQUE (1)


1. D'Abundo. — Ricerche cliniche sui disturbi visivi nell' epilessia. La Psichiatria. Napoli, 1885.

2. D'Abundo. — Un caso di pazzia morale. Arch. di Psich., 1889.

3. A. Addisson et Howden. — Notes cliniques sur la folie épileptique. Journ. of. ment. Scien., 1866.

4. Agostini. — Sul chimismo gastrico e sul ricambio materiale degli epilettici, in rapporto alla valore delle auto-intossicazioni nella genesi dell' accesso convulsivo. Riv. Sper. di frenatr., 1896, t. XXII, pp. 267-435.

5. Agostini. — Sulle variazioni della sensibilita generale negli epilettici. Arch. di Psich., 1890, p. 105.

6. Algeri e Cividali. — Contributo all' anatomia patologica della frenosi epilettica. Atti del quatro Congresso de la Soc. freniat. Ital.

7. Algeri. — Epilessia larvata ; stato epilettico protratto per piu mesi. Riv. sper. di fren. et med. leg., 1889.

8. Althaus. — Altérations mentales post-épileptiques. Brit. med. Journ., 1883. Med. Times, 1885.

9. Althaus. — Automatisme épileptique. The Brit. med. Journ., 1886, p. 294.

10. André (C.). — De epilepsia dubia. Th. Bonn., 1831. Ind. Catal.

11. Andry et Thouret. — Rapport de la Société royale de médecine, 1780.

12. Anjel. — Accès intermittents d'érotomanie. Arch. f. Psych., XV, B. 2 Hft.


---

(1) Les numéros placés dans les observations en regard des noms d'auteurs, renvoient aux numéros correspondants de l'index bibliographique.

13. Antonini. — Di una rara forma di impulsione ambulatoria in istero-epilettico per traumatismo. Riv. sper. di fren., 1894, p. 193, t. XX.

14. Aris (P.). — Considérations cliniques sur la folie épileptique et particulièrement sur l'Aura. Th. Paris, 1881, n° 277.

15. Aussoleil. — Quelques observations d'épilepsie larvée. Th. Montpellier, 1889-90, n° 17.

16. Auzouy. — L'épilepsie larvée devant la juridiction criminelle. Ann. med. psych., 1874, t. XII, p. 353.

17. Bacon (J.-M.). — On the treatment of epileptic insanity. Practitioner London, 1869, pp. 334-340.

18. Baker. — Epilepsie psychique. Boston med. Journ., 28 avril 1887.

19. Baillarger. — De la responsabilité des épileptiques. Académie Impériale de médecine. Union médicale, 1861.

20. Ball. — Leçons sur les maladies mentales. Paris, 1880.

21. Ball. — Considérations sur l'ischémie cérébrale fonctionnelle. Des impulsions intellectuelles. Encéphale, 1881, p. 26.

22. Ball. — De la dipsomanie. Encéphale, 1882, p. 385.

23. Ball. — Note sur un cas d'épilepsie avec conscience. Epilepsie larvée. Encéphale, 1886, p. 427.

24. Ballet (G.). — Exhibitionnistes. Semaine Médicale, 25 mai 1893.

25. H. Banister. — The conditions of consciousness in the epileptic attack and its equivalents. Amer-Journ. of Insan., Chicago, 1896, pp. 345-365.

26. Bewoor. — Réflexes tendineux chez les épileptiques. Brain, 1881.

27. Berger (Ch.). — Des fugues dans la paralysie générale. Arch. cliniques de Bordeaux, 1895, p. 25.

28. Berkan (O.). — Eigenthümliche mit Einschlafen verbundene Anfaelle. Deutsch. Zeitsch. f. Nervenk. Leipsik, 1892.

29. Berliner. — Fall von mania transitoria epileptica. Centralbl. f. ger. med., 1875.

30. Berthier. — Transformation tardive de la manie en épilepsie. Ann. méd. psych., 1873, t. II, p. 139.

31. Billod. — De l'épilepsie. Annales méd. psych., 1843, t. II, p. 408.

32. Billod. — Discussion sur l'épilepsie larvée. Ann. méd. psych., 1873.

33. Boccalari e Borsari. — Resistenza ed eccitabilita elettrica in paralitici ed epilettici. Riv. sper. di fren., 1889.

34. Boileau de Castelnau. — De l'épilepsie considérée dans ses rapports avec l'aliénation mentale au point de vue médico-judiciaire.

35. Bonfigli. — Vertigini epilettiche ; accessi d'epilepsia incompleta. Riv. sperim de fren. e di med. leg., 1878.

36. Bosc. — Formule urinaire complète de l'attaque d'hystérie. Soc. de Biol., 1892.

37. Botkin (J.-A.) — Epileptisches Irressein. Eine ger. med. Analyse. Centralbl. f. ger. med., 1875.

38. Bouchard. — Les familles d'épileptiques. Th. de Bordeaux, 1878.

39. Bouchet et Cazauvieilh. — De l'épilepsie dans ses rapports avec l'aliénation mentale. Arch. de médecine, 1825., p. 513.

40. Bourdin. — De l'impulsion et spécialement de ses rapports avec le crime. Th. de Paris, 1894.

41. Bourneville. — Recherches cliniques sur l'épilepsie, l'hystérie et l'idiotie. Paris, 1883.

42. Bourneville. — De la température centrale chez les épileptiques. Rev. de méd., 1891.

43. Brissaud. — Leçons sur les maladies du syst. nerveux., 1896.

44. Brouardel. — Le criminel. Gaz. des Hôpitaux., 1890.

45. Browning. — Inequality of the pupils in epileptics. Journ. of. nerv. and. ment. disease., 1891.

46. Brown-Séquard. — Faits nouveaux concernant la physiologie de l'épilepsie. Arch. de physiol., 1870, p. 516.

47. Brunati. — Un caso di pazzia morale congenita con rapporti coll' epilessia. Arch. ital. per le mal nerv., 1888.

48. Bundt. — Ueber Aequivalente der gewohnlichen Aeusserungen ; psychische Storungen., 1891, Greifswald.

49. Busdraghi.—Sur un cas d'épilepsie politique. Arch. di psich., t. X.

50. Cabadé. — Un cas d'automatisme ambulatoire comitial. Arch. clin. de Bordeaux, 1895, t. IV., p. 145.

51. Calmeil. — Influence de l'épilepsie sur les maladies mentales. Th. de Paris, 1824.

52. Capelletti. — Un caso di epilessia psichica. Bullet. del. manicom. provinc. di Ferrara, 1895.

53. Carrara. — Tipo complete di pazzia morale a base epilettica. Rif. med., 1894, vol. III, n° 44.

54. Catzaras. — Contributo allo studio delle stigmate psichiche della degenerazione mentale. Riv. sper. di fren., 1893.

55. Cavalier. — De la fureur épileptique. Th. de Montpellier, 1851.

56. Chalmers da Costa. — Trois cas de manie épileptique. The Journ. of. nerv. and ment. disease, 1887.

57. Charcot. — Leçons du mardi à la Salpétrière, 1887-88-89.

58. Charpentier. — De quelques troubles morbides pouvant indiquer l'épilepsie. Union médicale, Paris, 1885, p. 795-98.

59. Charrin (A.) — Epilepsie expérimentale. Arch. de Phys. normale et pathol., 1897.

60. Chatelain. — Un cas de psychose épileptique. Ann. méd. psch., 1889.

61. Christian. — Folie épileptique. Epilepsie. Paris, 1890.

62. Clark. — A case of consciousness during an epileptic seizure. The alien. and neurol. July., 1882.

63. Clark. — Mental. automatism in epilepsy ; a psychological study. Bost. med. and Sc. Journ., 1897.

64. Cleveland (de Cincinnati). — L'épilepsie dans ses rapports avec la folie. The Cincinnati Lancet and Clinic., 1880.

65. Clouston. — Préméditation d'un délit pendant une crise mentale post-épileptique. Complicité. Mental Diseases., p. 415.

66. Cognetti. — I disturbi visivi degli epilettici. Giorn. del Roy. exercite et della R. marina, 1894.

67. Colmann. — Actes automatiques inconscients post-épileptiques. Lancet, 5 july 1890.

68. J. Combret. — De l'épilepsie larvée. Th. Paris, 1896.

69. Cullere. — Arithmomanie chez les épileptiques. Ann. méd. psych., 1890.

70. H. Dagonet. — Traité des maladies mentales.

71. Dana. — On morbid. drowsiness or somnolence. Journ. of new. and ment. dis., 1884, p. 153-176.

72. Déjerine. — De l'hérédité dans les maladies nerveuses. Thèse d'agr., 1886.

73. Delasiauve. — Traité de l'épilepsie. Paris, 1854.

74. Delasiauve. — Discussion et mémoire sur l'épilepsie larvée. Ann. méd. psych., 1873.

75. Desfosses. — Essai sur les troubles de l'intelligence causés par l'épilepsie. Th. Paris, 1878.

76. Dezwarte. — De l'origine épileptique de l'automatisme ambulatoire. Progrès médical, 1895, t. II, p. 357.

77. DICKSON. — Remarkable cases of « le petit mal ». Med. Tim. and Gaz., 1871.

78. A. DIDIER. — De l'emploi de l'électrisation faradique comme moyen de diagnostic de l'hystérie et de l'épilepsie. Lyon-méd., 1888.

79. DONAGGIO. — Indice dinamometrico, sviluppo degli arti e reflessi in 34 epilettici. Riv. sper. di fren, 1894.

80. DORTEL. — Responsabilité atténuée. Th. Paris, 1891.

81. DOTTO. — Epilessia psichica. Palermo, 1894.

82. DE BONO E DOTTO. — L'occhio negli epilettici. Palermo, 1893.

83. DOUTREBENTE. — Manie rémittente ; double forme ; épilepsie larvée. Ann. méd. psych., 1886, t. IV, p. 177.

84. ECHEVERRIA. — De la violence et de l'inconscience des épileptiques dans leurs rapports avec la médecine légale. Amer. Journ. of Insan, avril 1873.

85. ECHEVERRIA. — De la folie épileptique. Ann. Journ. of. ins., juillet 1873.

86. ECHEVERRIA. — Mariage and hereditariness of epileptics. Journ. of ment. sc., July 1880.

87. ECHEVERRIA. — De la violence épileptique. Journ. of ment. sc., avril 1885.

88. ERHARDT et MÜLLER. — Libre arbitre des épileptiques. Ann. méd. psych., 1848.

89. ESQUIROL. — Maladies mentales, 1838.

90. J. FALRET. — De l'état mental des épileptiques, 1861.

91. FÉRÉ. — Note pour servir à l'étude des actes impulsifs chez les épilept. (Préméditation inconsciente). Rev. de méd., 1885.

92. FÉRÉ. — Les épilepsies et les épileptiques, Paris, 1890.

93. FÉRÉ. — De l'apathie épileptique. Revue de médecine, 1894.

94. DE FILPO. — Un caso di automatismo ambulatorio di natura epilettica. Rif. med., 1892.

95. FINLAY. — Epileptic insanity. The Glascow med. Journ., 1889.

96. FISCHER. — Epileptoïde Schlafzustände. Arch. f. psych., t. VIII.

97. FISCHER. — Zur lehre vom epilep. Irresein. Arch. f. psych. und. Nervenkr, Bd. XV, p. 741.

98. FISCHER. — Ueber die sogenannte photographische Gleichheit aller Irreseinsanfälle bei demselben Epileptiker. Allg. zeitsch. f. psych., 1885, t. XLI.

99. Foot (A. Wynne). — Narcolepsy ; sudden periodical sleep seizures. Dubl. Journ. of med. sc., 1886, p. 465.

100. Foville. — Recherches cliniques et statistiques sur la transmission héréditaire de l'épilepsie. Ann. méd. psych., 1868, t. XI.

101. Franzolini et Celotti. — Prolungato attaco di epilessia larvata sotto forma di lipemania attonita e mutismo. Arch. ital. p. le mal. ment. et nerv., 1881, t. XVIII, p. 503.

102. Frenkel. — Etude psycho-pathologique sur l'automatisme dans l'épilepsie et dans les autres maladies nerveuses. Thèse Lyon, 1890, n° 527.

103. Fusier. — Lypémanie. Epilepsie à forme irrégulière. Encéphale, 1884.

104. Garimond. — Contribution à l'étude de l'épilepsie dans ses rapports avec l'aliénation mentale. Ann. méd. psych., 1878.

105. Garnier. — Délire épileptique avec idées de persécution et délire mystique passager chez un épileptique. Gaz. hebd., 1881.

106. Garnier. — Du vertige épileptique. Bull. de l'Académie de médecine, 1883.

107. Garnier. — Un cas d'exhibitionnisme de nature probablement épileptique. Arch. de neurologie, 1894.

108. Gélineau. — De l'épilepsie compliquée d'agoraphobie. Tribune méd., 1880.

109. Gerstacher. — Un cas d'épilepsie psychique. Allg. Zeits. f. Psych., 1889.

110. Gnauck. — Ueber die Entwickelung von Geistes Krankheiten aus Epilepsie. Arch. f. Psych. und Nervenkr., 1880.

111. Gowers. — Leçons sur l'épilepsie. Med. Times and Gazet., 1881.

112. Gowers. — De l'épilepsie et autres maladies convulsives chroniques. Traduc. franç. par le Dr Albert Carrier, 1885.

113. Grasset. — De l'automatisme psychologique à l'état physiol. et pathol. Leçons cliniques, 1896.

114. Francesco del Greco. — Tempérament épileptique. Il Manicom. modern., 1893.

115. Griesinger. — Traité des maladies mentales. Traduct., 1873.

116. Guillermin. — Etude sur la manie épileptique. Paris, 1857.

117. Haig. — Contribution à la relation entre certaines formes d'épilepsie et l'excrétion d'acide urique. Arch. de Neur., 1890.

118. HALLAGER. — Les troubles psychiques dits équivalents d'un accès d'épilepsie. Allg. Zeitsch. f. Psych., 1886.

119. HENNOCQ. — De l'épilepsie avec conscience.

120. HERPIN. — Des accès incomplets d'épilepsie. Paris, 1867.

121. HJERTSTRÖM. — Ueber die epilept. Geistesstör. Nord. med Ark., 1885.

122. HOTZEN. — Exhibitionen auf epileptischer basis. Friedreichs Blaetter fur Gerichtl. med., 1890.

123. HOWDEN. — Les sentiments religieux chez les épilept. Ann. méd. psych., 1876.

124. ISNEL. — Un cas de phobie chez un épilept. neurasth. Dauphiné Méd., 1895.

125. JACOBY. — Periodical sleep seizures of an epileptic nature. New-York méd. Journ., 1893.

126. JANCKEN. — Etats épileptoïdes. Vienn. méd. Wochensch., 1887.

127. JANET. — L'automatisme psychologique. Paris, 1889 (Alcan).

128. JANNIN. — De l'épilepsie larvée. Th. Paris, 1875, n° 352.

129. JAUMES et MAIRET. — Responsabilité des épileptiques. Nouveau Montp. médic., 1893.

130. JOFFROY. — Leçons cliniques sur l'épilepsie. (Ste-Anne, 1896).

131. JOLLY. — Le poids du corps dans les accès épileptiques. Arch. de neurol., 1883.

132. KADAR. — Les équivalents psychiques de l'épilepsie. Orvosi Hetilap., 1884.

133. KNIES. — Etat du fond de l'œil pendant l'accès d'épilepsie. Berlin Klin. Woch., 1888.

134. KOSTER. — Epileptisches Aequivalent. Allg. Zeits. f. psych., 1886.

135. KOUNETZOFF. — De l'automatisme alcoolique. Rev. neurol., 1896.

136. KOWALEWSKY. — Diminution du poids du corps à la suite des attaques d'épilepsie. St-Pétersbourg, Med. Wochensch., 1879.

137. KOWALEWSKY. — L'épilepsie, son traitement et sa signification médico-légale. St-Pétersbourg, 1898.

138. KOWALEWSKY. — Ueber perversion des Geschlechtsinnes bei epileptikern. Jahrb. f. psych., VII, 1889.

139. KRAFFT-EBING (V.). — Etats épileptoïdes hypnagogiques. Ann. méd. psych., 1879.

140. KRAFFT-EBING. — Un cas d'épilepsie larvée intermittente. Wiener, Med. Presse, 1892.

141. Kuhn. — Ueber epileptiforme hallucinationen. Berlin, Klin. Woch., 1881, p. 378.

142. Lafargue et Bulard. — Epilepsie larvée. Bordeaux-Méd., 1875.

143. Lagardelle. — L'épilepsie délirante au point de vue clinique et médico-légal. Gazette des Hôpitaux, 1879, p. 181.

144. Lasègue. — Exhibitionnistes. Union médicale, 1877.

145. Lasègue. — Des délires par accès au point de vue médico-légal. Arch. génér. de méd., 1878.

146. Legrain. — Perversion sexuelle avec épilepsie. Arch. de neur., 1887.

147. Legrand du Saulle. — Habitudes et mœurs des épileptiques. Ann. méd. psych. 1862 (Extr.).

148. Legrand du Saulle. — De la valeur symptomatologique de l'incontinence nocturne d'urine au point de vue du diagnostic méd.-légal de l'épilepsie. Ann. méd. psych., 1872.

149. Legrand du Saulle. — De l'épilepsie larvée. Ann. méd. psych., 1873 et 1876.

150. Legrand du Saulle. — Des actes commis par les épileptiques (discussion à la Société de méd. lég.). Ann. d'hyg., 1875, pp. 401, 421, 422.

151. Legrand du Saulle.— Etude médico-légale sur les épileptiques. Paris, 1877.

152. Legrand du Saulle. — Vertiges épileptiques. Arch. de Neurol. 1883.

153. Leidesdorf. — Traité des maladies mentales.

154. Leidesdorf. — Ueber die sogenannten psychisch epilep. Æquiv. Wien. med. Woch., 1887.

155. Lépine. — Sur l'acide phosphorique dans l'urine des épileptiques. C. R. de la Soc. de Biol., 1884.

156. Lloyd Andriezen. — On some of the newer aspects of the pathology of insanity. (Psychical epilepsy). Brain, 1894.

157. Lombroso. — Notes sur l'épilepsie criminelle. Archiv. di Psich., 1879.

158. Lombroso. — Identita dell' epilessia colla follia morale et delinquinza congenita. Arch. di psich., 1885, t. VI.

159. Lombroso. — L'uomo delinquente. Torino., 1891.

160. Lunier. — Discussion sur l'épilepsie larvée. Ann. méd. pysch. 1873.

161. Luys. — Traité des maladies mentales, 1882.

162. Maccabruni. — Note sull' epilessia larvata. Arch. ital. per..., 1886.

163. Machucuo. — Epilepsia venerea y delirio emotivo. Indép. méd. Barcel., 1873.

164. Magnan. — Des troubles intellectuels dans l'épilepsie. Gaz. des Hôpitaux, 1881.

165. Magnan. — Leçons classiques sur l'épilepsie. Progrès Méd., 1882.

166. Magnan. — De la dipsomanie. Prog. Méd., 1884.

167. Magnan. — Des anomalies, des aberrations sexuelles. Ann. Méd. psych., 1885.

168. Magnan. — Exhibitionnistes. Soc. de méd. lég., 1890.

169. Magnan. — Délires dans l'épilepsie et l'hystérie. Progrès Méd., 1896.

170. Mairet. — Recherches sur l'élimination de l'acide phosphorique chez l'homme sain, l'aliéné, l'épileptique et l'hystérique, 1884., Paris, Masson.

171. Mairet et Bosc. — Recherches sur la toxicité de l'urine normale et pathologique. Masson, 1891.

172. Mairet et Bosc. — De l'influence des accès isolés d'épilepsie sur la température, 1892, Paris, Masson.

173. Mairet et Bosc. — Recherches sur la toxicité de l'urine des épileptiques. Soc. de Biol., 1895, et Arch. de Phys., 1896.

174. Mairet et Vires. — Un stigmate permanent de l'épilepsie. Commun. à l'Acad. de Méd., 1897.

175. Mairet et Vires. — Un déterreur de cadavres. Epilepsie larvée. Bull. méd., 1897, nos 58-59.

176. Manouvrier. — Dynamométrie. Bull. de la Soc. d'Anthr. de Paris, 1883.

177. Marro. — Ptomaïne nelle orine di alienati. Arch. di fren., 1886.

178. Martinencq. — Epilepsie larvée et folie morale. Arch. de psych., 1889.

179. De Mattos. — La Pazzia. Studio clinico in rapporte alle principale questioni di diritto civile e penale. Traduz. del portogheze. Torino, 1890.

180. Mendel. — Ueber Anfälle von Einschlafen. Allg. zeit f. psych., 1881.

181. Mendel. — Ueber Jackson'sche Epil. und psychose. Allg. zeit. f. psych., 1888.

182. Milier. — De l'épilepsie dans ses rapports avec l'alién. ment. Th. Paris, 1888.

183. Morel. — Traité des maladies mentales. Paris, 1860.

184. Morel. — D'une forme de délire suite d'une surexcitation nerveuse se rattachant à une variété non encore décrite d'épilepsie. Epilepsie larvée, 1860. Paris, Gaz. hebd.

185. Morel. — Discussion sur l'ép. larvée. Ann. méd. psych., 1873.

186. Mosher. — L'épilepsie mentale. The journ. of nerv. and ment. dis., 1893.

187. Motet. — Des délires instantanés transitoires consécutifs à des crises épileptiques au point de vue méd. lég. Acad. de méd., 1883.

188. Moundlic.— Du délire hypochondriaque chez les épil. Th. Paris, 1895.

189. Mulheron.— A case of « petit mal ». Penins J.-M., détroit, 1875.

190. Musso. — Diametro pupillare negli epilettici. Riv. sper. di fren., 1884.

191. Nardelli.— Homicide dans l'épil. larvée. Arch. de psych., 1889.

192. Noott. — A case for diagnosis. J. ment. Sc. London, 1894.

193. J. Oliver. — The epileptic. paroxysm. Brain, 1888.

194. Ottolenghi. — Il visus nei criminali. Arch. de psich., 1886.

195. Ottolenghi. — Il ricambio materiale nei delinquenti. Giornale delie R. Academia di médic., 1888.

196. Ottolenghi. — Le epilessie psichiche. Torino, 1890.

197. Ottolenghi. — Le ricerche perioptometriche nella semeiotica medico-forense. Riv. sper. di fren., 1895.

198. Pace. — Uxoricida ed epilessia psichica. Il Pisani, 1890.

199. Pacetti. — Arithmomanie chez les épil. Réf. méd., 1893.

200. Parant. — Note sur la pathogénie des hallucinations. Ann. méd. psych., 1884.

201. Parant. — Les impulsions irrésistibles des épileptiques. Paris, Doin, 1896.

202. Paris. — Quelques consid. sur une forme partic. d'agit. maniaq. altern. av. des attaques d'épil. Encéphale, 1886, p. 744.

203. Paris. — Epil. somnamb. avec accid. cataleptif. Arch. de neurol., 1889.

204. Du Pasquier. — Les épilepsies. Bull. méd., 9 décembre 1891.

205. Peltre. — Etude méd. psych. sur les mœurs des épilept. Th. Strasbourg, 1869.

206. Pichon. — De l'épilep. dans ses rapp. avec les fonct. visuelles. Th. Paris, 1885, n° 296.

207. Pick. — Etude clinique des troubles de connaiss. épilept. et contrib. à l'étude du trait. de l'ép. réflexe. Zeitsch. f. Heilk, 1890.

208. Poggi. — Raptus melancolicus. Arch. Ital. per le mal. nerv., 1885.

209. Poggi. — Le amnesie. Arch. Ital. per le mal. nerv., 1886.

210. Pribat. — Exhibitions chez les épilept. Th. Paris, 1894, n° 335.

211. Prioleau (de Brive). — Epilepsie. Tentative d'assass. en dehors de l'ét. épil. Condamn. à 3 ans de prison. Ann. d'hyg. et de méd. lég., 1891.

212. Raymond. — Leçons cliniques sur le syst. nerv. Paris, 1895.

213. Respaut. — Influence de l'action épileptique sur l'état psychique. Th. Paris, 1883, n° 306.

214. Reynolds. — Epilepsie. London, 1861.

215. Rieger. — Erwider. auf. den Artik. von Stromer und Epileptiker. Zeitsch. f. Behandl. Epilept. und Schwachsin, 1887.

216. Riu. — Quelques observ. sur le délire épilept. Ann. méd. psych., 1885.

217. Rivano. — Ricerche sull, eliminazione dell., acido fosforico per le orine degli epilettici. Ann. di fren., vol. I.

218. Rivano. — Della peptonuria nelle frenosi epilettiche. Ann. di fren., 1888.

219. Roncoroni. — Trattato clinico dell' epilessia con speciale riguardo alle psicosi epilettiche.

220. Rosenbaum (G.). — Ueber postepil. Bewusstseinstör. und. epil Aequiv. Zeitsch f. medicinalbeamte, 1889.

221. Roskam. — Epilepsie et volonté. Ann. de la Soc. méd. chir. de Liège, 1895.

222. Rossi. — Richerche analitiche sopva la presenza de la creatinina nelle orine degli epilettici. Ann. di fren., 1894.

223. Rothe — Oblakanie padczçowa. (Ep. larv.) Medycyna Warszawa, 1877.

224. Rousseau. — Narcolepsie. Encéphale, 1881.

225. SAMAIN. — Narcolepsie ; ses rapports avec l'hystérie et l'épilepsie. Th. de Paris, 1893-94, n° 496.

226. SAMT. — Epileptische Irresseinformen. Arch. t. Psych. t. V et VI.

227. SARDA (G.) — Les aliénés devant la loi pénale. Nouv. Montpellier méd , 1898.

228. DE SARLO. — L'attivita psich. inconscienta in path. ment. Riv. Sper. di. fren. 1891.

229. SAVAGE. — Some of the relationships beetween epilepsy and insanity. Brain, 1887.

230. SAVAGE. — Case of epilep. in wich there are periods of automatism... Brain, 1888.

231. SWARZER. — Die transitorische Tobsucht. Vien., 1880.

232. SCHUNCK. — Etude sur les psychoses épileptiques. Tubingue, 1890.

233. SÉGLAS. — Considér. clin. et méd. lég. sur l'amnésie rétrograde dans l'épil. Ann. d'Hyg. pub. et de Méd. lég., 1897.

234. SEMELAIGNE. — Automatisme ambulat. Ann. méd. psch., 1894.

235. SIEMENS. — Zur Lehre von epileptischen Schlaf und vom Schlaf.

236. SIGHICELLI e TAMBRONI. — Pazzia morale ed epilessia. Riv. Sper.

237. SOUS. — De l'automatisme comitial ambulatoire, Th. de Paris, 1890.

238. SPITZKA. — Some not generally known forms of mental alienation related to epilepsy. St-Louis, Clin. Rec., 1880.

239. SPITZKA. — Epileptiform states of a peculiar character associated with imperative conceptions. Amer. J. of neurol., 1883.

240. STEVENS et HUGHES (C.-H.) — Apparently conscious epileptic automatism with a sequel of aphasia.

241. TAMBURINI. — L'amnesia non e carattere costante delle epilessia larvata. Riv. sp. di fren., 1878.

242. TAMBURINI. — Sulla mania transitoria. IV Congresso freniatrico. 1884.

243. TAMBURINI. — L'equazione personale degli epilettici. Arch. ital., 1887.

244. TANZI. — L'equazione personale degli epilettici. Arch. di Psich. 1886.

245. THIERRY. — Responsabilité atténuée. Th. de Paris, 1891.

246. Thorne. — On masked epilepsy. St-Barth., Hosp. Rep. London, 1870.

247. Tissot. — Traité de l'épilepsie, 1770.

248. Tonnini. — Le epilessie, 1885.

249. Toselli. — Sulla religiosita degli epilettici. Arch. ital., 1879.

250. Trousseau. — Clinique médicale de l'Hôtel-Dieu, 1868.

251. Vallon. — Responsabilité des épileptiques. Ann. d'hyg. et méd. lég., 1893, et Ann. méd. psych., 1896.

252. Vasilieff. — Le réflexe rotulien dans l'épilepsie. Vratch, Lancet, 1891.

253. Véjas. — Un cas d'épilepsie avec conscience. Arch. f. psych. und nervkr, 1886.

254. Ventra. — Equivalente psico-epilettico protratto sotto forma di delirio paranoïco. Manicom. moderno, 1893.

255. Venturi. — Sull' udito negli epilettici. Arch di psich., 1886.

256. Verga. — Mania transitoria. Arch. ital., 1876-1883.

257. Verga. — Epilepsia larvata. Stato psico-epilettico protratto per piu mesi, omicidio e ferimenti. Rivist. di fren, 1889.

258. Verga. — Un caso di determinismo ambulatorio in un ladrunculo. Arch. di psich., 1792.

259. A. Voisin. — Leçons cliniques sur les maladies mentales et les maladies nerveuses. Paris, 1883.

260. J. Voisin. — L'épilepsie. Paris, 1897.

261. Vulpian. — Phénomènes qui se produisent dans la vie organique durant les accès épilept. C. R. de l'Acad des Sc., 1885.

262. Weibel. — Zur diagnose der epileptischen Æquivalente corresp. Bl. f. Schweiz. Aerzte, 1882.

263. Weiss. — Nouvel apport à la clinique de l'épilepsie larvée. Allg. zeitsch. f. psych., 1878.

264. Westphal. — Anfälle larv. épilep. dem Ausbruche paralyt Geistesstör. Jahre lang. Vorausgehend. Arch. f. psych., 1877.

265. Westphal. — Eigenthümliche mit. einschlafen verbundene Anfälle. Arch. f. psych. Bd. III.

266. Witkowski. — Einige Bemerkungen ueber die epil. Allg. zeit. f. psych., 1880.

267. Workmann. — Narcolepsy. Amer. J. of. insan., 1882.

268. Zuccarelli. – Polluzioni notturne ed epilessia, L'anomalo, 1894.

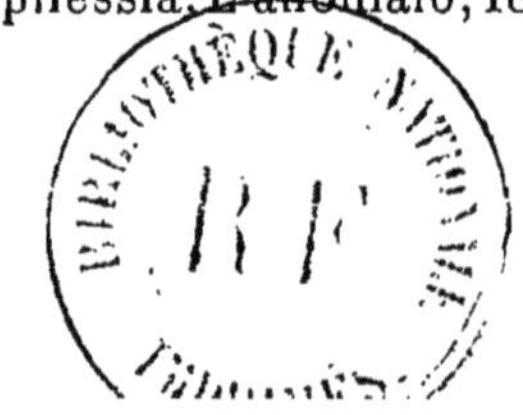

# TABLE DES MATIÈRES

www.ingramcontent.com/pod-product-compliance
Ingram Content Group UK Ltd.
Pitfield, Milton Keynes, MK11 3LW, UK
UKHW020205250726
13967UKWH00003B/1286